耳鼻咽喉头颈外科
常见疾病照护与康复
指导手册

主　编　周　颖　刘新颖

副主编　宋慧娜　吴奎玲　房　琳

编　者　（以姓氏笔画为序）

于婷婷	王伟娜	车东方	尹自芳	左海威	巩芝莹
朱玉芳	任艳军	刘　雪	刘　淼	刘金营	刘春梅
刘海芳	刘维维	刘燕京	刘鑫垚	闫晓宇	安玉芳
孙　彩	李　慧	李芳芳	李顺丽	李晓菲	肖蝴蝶
谷燕红	张　阳	张玉单	张丽娜	张国华	张星满
张晓明	张雅娜	陈梦莹	林牡丹	金　伟	郑元媛
项园园	赵　岩	赵白银	赵素萍	赵喜格	郝　莹
胡　静	姚　佳	袁　慧	袁丽娟	郭　蕾	郭菲菲
龚俐丹	龚楠楠	韩　莹			

人民卫生出版社
·北京·

图书在版编目（CIP）数据

耳鼻咽喉头颈外科常见疾病照护与康复指导手册 /
周颖，刘新颖主编 . —北京：人民卫生出版社，2021.6
ISBN 978-7-117-31083-3

Ⅰ.①耳… Ⅱ.①周…②刘… Ⅲ.①耳鼻咽喉病 —
护理 — 手册②头部 — 疾病 — 护理 — 手册③颈 — 疾病 — 护理
—手册 Ⅳ.①R473.76-62

中国版本图书馆 CIP 数据核字（2021）第 007939 号

人卫智网	www.ipmph.com	医学教育、学术、考试、健康，
		购书智慧智能综合服务平台
人卫官网	www.pmph.com	人卫官方资讯发布平台

耳鼻咽喉头颈外科常见疾病照护与康复指导手册
Erbiyanhou Toujingwaike Changjian Jibing
Zhaohu yu Kangfu Zhidao Shouce

主　　编：周　颖　刘新颖
出版发行：人民卫生出版社（中继线 010-59780011）
地　　址：北京市朝阳区潘家园南里 19 号
邮　　编：100021
E - mail：pmph @ pmph.com
购书热线：010-59787592　010-59787584　010-65264830
印　　刷：北京顶佳世纪印刷有限公司
经　　销：新华书店
开　　本：710×1000　1/16　印张：27
字　　数：499 千字
版　　次：2021 年 6 月第 1 版
印　　次：2021 年 8 月第 1 次印刷
标准书号：ISBN 978-7-117-31083-3
定　　价：99.00 元

前　言

随着广大人民群众生活水平和对生活质量要求的提高，耳鼻咽喉科疾病的诊断与干预手段逐渐丰富，耳鼻咽喉头颈外科的专科护理和照护越来越引起专业人员的重视。作为专业的从业者，我们为了能够提供给患者更好的治疗和康复效果，也在不断地学习和更新国内外先进的技术和经验。基于我们此前的专业储备，更是基于编写者们多年临床护理、照护经验的汇总梳理，我们推出这本《耳鼻咽喉头颈外科常见疾病照护与康复指导手册》，希望使之成为临床护理工作中随手可用的经验参考和实践学习中的理论依据。

本书是首部比较全面介绍耳鼻咽喉头颈外科常见疾病照护与康复相关知识的专业书籍，既包含了相关疾病的基础理论知识介绍，也提供了临床实际操作的具体指导。本教材可供专业耳鼻咽喉头颈外科专科护理人员、康复行业从业者等相关专业人士学习阅读，也可作为专科疾病居家康复、照护的实用参考书。

本书共分为六篇，涵盖了常见耳、鼻、咽、喉科、头颈外科疾病的照护与康复指导，以及耳鼻咽喉头颈外科的内镜治疗。在第一篇中，主要介绍了常见外耳、中耳、内耳疾病的照护与护理，对临床常见病如耵聍栓塞、分泌性中耳炎、眩晕、大前庭水管综合征、突发性耳聋等进行了病因机制、临床表现、治疗要点进行概述，并重点对相关疾病的护理措施和出院后康复指导做了详述。对于耳科最基本的专科护理技术，如外耳道冲洗法、外耳道滴药法、咽鼓管吹张法、耳部加压包扎法等做了详尽介绍，特别是针对听力损失患者的干预，专门介绍了助听器、人工耳蜗等相关知识。第二篇主要是对常见鼻科疾病的照护与康复进行指导。鼻外伤、外鼻和鼻腔炎症、鼻窦炎、鼻息肉和肿物等疾病均有涉及，对鼻腔冲洗法、鼻窦负压置换法、上颌窦穿刺冲洗法、鼻骨骨折复位法等核心护理技术进行了介绍。第三篇和第四篇是咽喉科常见疾病照护和康复相关内容，对临床上比较常见的咽喉部炎症、外伤、肿瘤、先天性疾病以及阻塞性睡眠呼吸暂停低通气综合征等疾病的护理要点均有阐述。对咽部涂药法、扁桃体周围脓肿穿刺抽脓、雾化吸入法、气管切开患者吸痰法、更换全喉套管法等护理操作进行了规范化讲解。在第五篇中,针对颅底肿瘤如前颅底脑膜瘤、脊索瘤、侧颅底肿瘤以及颈部疾病如颈动脉瘤、颈动脉体瘤、甲状腺癌、颈部转移性淋巴结癌等患者的照护与康复要点做了介绍和梳理。第六篇是本书具有特色的篇章,紧跟耳鼻咽喉头颈外科领域最新进展和热点,介绍了耳鼻咽喉头颈外科的内镜治疗。对于内镜室的建设和规划,多功能纤维鼻咽喉镜的消毒和操作方法流程,均做了详细介绍,对于临床专科护理人员是非常好的参考内容。

编著本书,也是我们作为编写者的一次深入的学习机会。通过整个编写过程,我们系统复习并丰富了耳鼻咽喉头颈外科的临床知识和护理康复体系,对我们的临床护理工作提供了很好的帮助,也同样希望能为本书的读者们带来新的专业知识和技术支持。由于编写时间仓促,编写人员也有拘于专业背景的知识局限性,故本书会有部分疏漏和不足之处,请各位专家和读者批评指正。我们希望本书抛砖引玉,在未来能够看到有对耳鼻咽喉头颈外科专科护理照护更加全面和精细介绍的专著问世。最后衷心感谢本书所有编著者的辛苦工作,为本书投入了大量的时间和精力,以及出版社的工作人员为本书的出版给予的支持和帮助。

编者

2020 年 12 月

目　录

第一篇

常见耳科疾病的照护与康复指导

第一章

外 耳 疾 病

第一节　耳廓假性囊肿

一、病因与发病机制

耳廓(又名耳郭)假性囊肿是指耳廓软骨夹层内的非化脓性浆液性囊肿,临床上也称为耳廓非化脓性软骨膜炎、耳廓浆液性软骨膜炎、耳廓软骨间积液等,多发生于一侧耳廓的外侧面前上半部,内有浆液性渗出液,形成囊肿样隆起,男性多于女性,多发病于 30~40 岁。

病因尚不明确,可能与局部受到机械性刺激有关,如硬枕压迫,不适当地触摸或挤压耳廓等,引起局部微循环障碍,组织间出现反应性渗出液聚积有关。也有学者认为与先天性发育不良有关,即胚胎第 1、2 鳃弓的 6 个耳丘融合异常所致。

二、临床表现

耳廓前上方局限性隆起,逐渐增大,囊性隆起多位于舟状窝、三角窝,少数可波及耳甲腔,但不侵及耳廓后面。囊肿小者可无症状,大者可有波动感、胀痛、痒感或灼热感,无压痛。

三、治疗要点

1. 早期无明显积液者,可用氦氖激光、冷冻或超短波等治疗,以控制渗出,促进吸收。

2. 穿刺抽液加压包扎法　有积液者,可在无菌操作下行局部穿刺抽液,并给予加压包扎;或用磁力片(约5角硬币大小)加压72小时,磁力片与皮肤间垫棉片以保护皮肤。期间平均每3小时自行取下松解,防止静脉回流受阻。

3. 囊腔内注药 于穿刺抽液后,将2%碘酊或肾上腺皮质激素等药物注入囊腔内,并加压包扎,以促进囊壁粘连。

4. 手术治疗 经上述治疗无效者,可在局麻或全身麻醉下,在隆起突出处切开积液腔,吸尽积液,再充分搔刮囊腔,并放置引流条,最后缝合切口,加压包扎,24~48小时抽取引流条,加压包扎5~7天后拆除缝线。

5. 近些年,也有报道从免疫学角度,即本病病因出发,采用囊壁部分切除术加地塞米松联合治疗的方法,此方法具有一定的临床应用价值,但尚未见广泛应用的报道。

四、常见护理诊断/护理问题

1. 舒适受损 与耳廓软骨间积液有关。
2. 知识缺乏 缺乏耳廓假性囊肿防护及治疗的相关知识。
3. 自我形象受损 与耳廓软骨囊肿有关。

五、护理措施

1. 关心患者,讲解疾病相关知识,提高患者对本病的认识,取得配合。
2. 行局部理疗时,严格遵守理疗仪的操作规程,合理使用功率,避免烫伤。
3. 在无菌操作下行穿刺抽液、囊腔内注药或切开引流术,遵医嘱按时换药,保持敷料清洁、干燥。
4. 使用磁力片加压包扎者,注意观察患者局部血运情况,有无耳鸣、耳闷等不适。

六、出院后的康复指导

1. 指导患者及家属观察伤口敷料,有轻微陈旧性渗出液污染时可自行取下磁力片,碘伏消毒伤口及周围皮肤,更换棉片,再固定磁力片。渗出液为新鲜血液或量多不能自行停止要及时就医。
2. 女性患者尽量将头发扎好,暴露伤口部位,防止感染。
3. 术后取健侧卧位。
4. 局部保持清洁、干燥,以免继发感染引起化脓性软骨膜炎而导致耳廓畸形。
5. 居家护理枕头不宜过硬,避免对耳廓的机械性刺激,切勿经常触摸或挤压耳廓等。

6. 磁力片加压固定时,若感觉耳部明显灼热、疼痛,随时就诊。

7. 饮食指导,恢复期间应禁烟禁酒,避免辛辣刺激性食物,选择富含维生素、蛋白质的食物,增强机体抵抗力,促进康复。

8. 疾病恢复期间保持良好的心理状态,避免紧张、焦虑等情绪,以利于康复。

9. 对患者及家属做好健康教育,讲解相关知识,帮助其做好自我防护。

第二节　外耳道疖

外耳道疖发生于外耳道软骨部,是外耳道皮肤急性局限性化脓性病变,又称局限性外耳道炎。多为单发,亦可多发,是耳科常见疾病之一,夏秋季多见。

一、病因及发病机制

外耳道疖为外耳道软骨部皮肤毛囊或皮脂腺被葡萄球菌等细菌感染所致。疖肿的发生与下列因素有关:①挖耳时引起外耳道皮肤损伤,导致感染。②游泳时污水从皮肤破损处进入,引起感染。③中耳炎长期脓液刺激及外耳道湿疹等可诱发本病。④全身因素,如糖尿病营养不良等疾病使全身及局部抵抗力下降。

二、临床表现

早期以剧烈耳痛为主,张口、咀嚼时加重,可放射至同侧头部,疖肿堵塞外耳道可影响听力,疖肿成熟破溃后有黏稠带血的脓液流出,疼痛减轻,可伴有发热及耳周淋巴结肿大。婴幼儿外耳道疖肿表现为原因不明的哭闹,伴体温升高。

三、治疗要点

1. 局部治疗　①早期可局部热敷或行超短波理疗,促进炎症消退,缓解疼痛。②疖肿未成熟时,可用10%鱼石脂甘油纱条敷于患处,每日1~2次。疖肿成熟后及时挑破脓头或切开引流(避免在外耳道内做横行切口,以免日后引起外耳道狭窄),再用3%过氧化氢溶液清洗外耳道脓液及分泌物。

2. 全身治疗　①疼痛较剧时给予镇痛剂。②全身应用敏感抗生素。

四、常见的护理诊断 / 护理问题

1. 急性疼痛　与外耳道疖肿有关。

2. 知识缺乏　缺乏本病治疗及自我护理的相关知识。

五、护理措施

1. 观察外耳道肿、痛情况,并向患者讲解,当其张口、咀嚼时,因外耳道软骨部皮肤张力增加使疼痛加剧。必要时遵医嘱使用止痛剂,合理使用抗生素。

2. 行局部理疗时,严格遵守理疗仪的操作规程,正确使用功率,避开眼、鼻部,避免烫伤。

3. 疖肿未成熟时,取适量 10% 鱼石脂甘油纱条敷于患处,每日 1~2 次。疖肿成熟切开引流后,可用一次性注射器抽取 3% 过氧化氢溶液清洗外耳道。

4. 患者及家属疾病相关知识教育。

六、出院后的健康教育

1. 取健侧卧位。
2. 进清淡饮食,多饮水,忌辛辣、坚硬等刺激性食物。
3. 纠正挖耳的不良习惯,避免损伤外耳道皮肤。
4. 日常应保持外耳道清洁、干燥,游泳、洗头或淋浴后应及时将外耳道拭干。

第三节　外 耳 道 炎

外耳道炎为一类外耳道皮肤的弥漫性炎症,又称弥漫性外耳道炎,是耳科较为常见的疾病,本病的发病与温度、湿度有密切关系,在热带与亚热带为常见,故又称之"热带耳"。另一类为坏死性外耳道炎,是指外耳道皮肤和骨质的进行性坏死性炎性疾病,临床上并不多见,常发生于老年糖尿病或机体免疫力低下的患者。

一、病因及发病机制

弥漫性外耳道炎为细菌或病毒感染所效。其诱因有:外耳道进水,温湿度变化,外耳道皮肤破损,急、慢性化脓性中耳炎脓性分泌物刺激等,当机体抵抗力下降时易发病,常见致病菌为金黄色葡萄球菌、链球菌、铜绿假单胞菌和变形杆菌等。坏死性外耳道炎病因尚未明确,可能与机体免疫力低下、糖尿病患者代谢异常、营养不良和贫血等有关,外耳道外伤后合并感染可引发本病。致病菌主要为假单胞菌属,以铜绿假单胞菌最为多见,约占 90%。

二、临床表现

弥漫性外耳道炎急性者表现为耳痛、灼热感,可有少量分泌物,检查有耳廓牵拉痛及耳屏压痛,外耳道皮肤弥漫性红肿,外耳道腔变窄,耳周淋巴结肿痛。慢性者耳道内有痒感,外耳道皮肤增厚,分泌物积存,甚至可造成外耳道狭窄。

坏死性外耳道炎起病急,耳痛剧烈,较一般外耳道炎严重,夜间明显,可放射至颞部,有脓性分泌物耳溢,检查有明显触痛和牵拉痛。常引起外耳道骨髓炎和广泛的进行性坏死,可导致颞骨和颅骨骨髓炎,并发多发性神经麻痹,其中以面神经麻痹最为常见。

三、治疗要点

1. 弥漫性外耳道炎　①全身应用抗生素控制感染,服用止痛剂。②用10%鱼石脂甘油纱条敷于外耳道红肿处,外耳道有分泌物时,可用3%过氧化氢清洗后再滴用抗生素滴耳液。③慢性者可用抗生素与糖皮质激素类(如泼尼松、地塞米松等)合别或霜剂局部均匀涂敷。④积极治疗感染病灶如化脓性中耳炎,加强慢性疾病如糖尿病,贫血等的诊治。⑤因本病外耳道狭窄者,可在炎症消退后行外耳道成形术。⑥有文献报道用半导体激光治疗弥漫性外耳道炎,可促进血液循环,促使局部渗出液吸收,达到消炎止痛、愈合创面的目的。

2. 坏死性外耳道炎　①全身抗感染治疗:疑为坏死性外耳道炎者应及早作细菌培养和药物敏感试验,选用敏感抗生素,做到早期、大剂量、足疗程用药。②早期实施根治性清创手术,如发现面神经或颅底受侵犯,应行乳突根治术和颅底部分切除术。手术应达到彻底清除病灶,防止炎症扩散的目的。病灶清除后用过氧化氢溶液充分冲洗术腔,放置引流条,术后用抗生素溶液冲洗。③积极治疗和控制糖尿病,加强支持疗法,治疗贫血和营养不良,增强机体抵抗力。

四、常见的护理诊断/护理问题

1. 急性疼痛　与外耳道炎症有关。
2. 潜在并发症　外耳道狭窄、面神经麻痹等。
3. 知识缺乏　缺乏本病治疗及自我护理的相关知识。

五、护理措施

1. 观察外耳道肿、痛情况,讲解疼痛的原因及本病相关知识,取得患者的配合,遵医嘱合理、足量使用抗生素,必要时使用止痛剂。

2. 外耳道有分泌物者,可用一次性注射器抽3%过氧化氢溶液清洗外耳道,并用棉签拭干后再滴入抗生素滴耳液。使用滴耳液时,注意滴耳液的温度应与体温接近,以免引起眩晕。

3. 外耳道狭窄者,待炎症消退后行外耳道成形术。配合医生做好术前准备,术后观察外耳道皮肤生长情况,保持患耳清洁、干燥。

4. 坏死性外耳道炎者,多关心、安慰患者,进行心理疏导,以取得患者的配合。协助医生做好术前准备,争取尽早实施手术,彻底清除病灶,防止炎症扩散。若引起骨髓炎者,应严密观察有无口、眼歪斜等面神经麻痹的表现,发现异常,及时报告医生处理。

六、出院后的健康教育

1. 锻炼身体,提高身体素质,积极预防和治疗上呼吸道感染。

2. 进行卫生宣教,尤其对患耳的卫生保健。出院后半年内禁止游泳,3个月内禁止乘坐飞机,1个月内禁止用患侧咀嚼坚硬食物,勿食辛辣刺激性食物。

3. 定期复查,病情有变化时及时就诊。

4. 给患者提供安静、舒适的休息环境。

5. 积极治疗全身性疾病如糖尿病、贫血营养不良等,增强机体抵抗力。

第四节 耳廓外伤

耳廓外伤在外耳创伤中较为常见,是指由于各种外力因素造成的耳廓损伤,常见有机械性挫伤、撕裂伤、冻伤、烧伤等。临床以挫伤和撕裂伤多见,可单独发生,也可伴发头面部的外伤。

一、病因及发病机制

因耳廓暴露于头颅两侧,容易遭受各种外力的撞击,同时由于耳廓软骨及附着的皮肤薄,血管位置表浅,受到外力后很容易造成损伤。挫伤多由钝物撞击导致;撕裂伤可由锐器或钝器所致;冻伤多因天气寒冷或使用冰枕时,局部保暖或保护不足所致;热蒸汽、某些高浓度化学药品或火灾时可致耳廓烧伤。

二、临床表现

耳廓创伤因其致病因素和受力程度的不同,出现的症状也不同。早期多表现为血肿、出血和耳廓撕裂、受损处感染、疼痛等;后期则表现为耳廓缺损和畸形。

1. 出血 多见于耳廓撕裂伤,轻者有少量出血,重者可累及颞浅动脉或耳后动脉受损,则出血量大。

2. 血肿　多见于挫伤时的出血积于皮下或软骨膜下,局部出现紫红色血肿,面积与所受外力程度有关,较大的血肿可波及外耳道。

3. 疼痛　耳廓损伤后可出现急性疼痛,局部因感染等原因肿胀明显时,可压迫耳廓感觉神经而引起剧痛。

三、治疗要点

1. 及时处理伤口　应尽早进行伤口清创、止血、缝合,撕裂伤应尽量保留皮肤,对位准确后用细针细线缝合,疏松包扎。耳廓血肿形成时,应早期进行抽吸,血肿面积较大者,则应尽早手术切开,清除积血和血凝块,局部可用碘仿纱条填塞或缝合后加压包扎。

2. 控制感染　应选用合理有效的抗菌药物,以预防和控制感染,避免感染造成软骨坏死液化。

3. 预防畸形　及时妥当的处理可预防畸形的发生,如处理裂口时应将皮肤与软骨膜对位缝合,外耳道皮肤伴有裂伤时应同时清创处理,预防瘢痕性外耳道狭窄或闭锁。

四、常见的护理诊断 / 护理问题

1. 有感染的危险　与耳廓完整性受损、污染有关。
2. 急性疼痛　与耳廓损伤有关。
3. 焦虑　与局部症状较重、担心疾病预后有关。
4. 自我形象紊乱　与耳廓完整性受损、耳廓畸形有关。
5. 潜在并发症　脑脊液耳漏等。
6. 知识缺乏　缺乏疾病预防与康复的知识。

五、护理措施

1. 协助医生及时处理伤口,清除周围血迹或外耳道异物等,并用消毒棉球堵塞外耳道口,以防处置时消毒液或出血过多再次流入,如有脑脊液耳漏则禁止堵塞外耳道。

2. 观察伤口情况,注意耳廓修复后的皮肤有无红肿、触痛,发现异常及时通知医生。

3. 观察患者生命体征,注意体温变化,询问有无不适主诉,遵医嘱对症处理;合并脑外伤时注意有无脑脊液耳漏。

4. 告知遵医嘱按时用药,以预防和控制感染,改善微循环,促进上皮愈合等。

六、出院后的健康教育

1. 绝对卧床休息,给予床头抬高 30° 患侧卧位,可防止脑脊液逆流引起的颅内感染,以及低头位导致颅内压过度降低出现的头痛症状。

2. 严密观察意识、瞳孔、生命体征变化,以及脑脊液颜色、性质和量,注意患者有无头痛、呕吐、颈项强直等脑膜刺激征,有无头晕、视物模糊、尿量增多等低颅压症状,发现异常及时通知医生。

3. 给予高蛋白、高维生素食物,注意水盐的摄入,预防便秘。

4. 预防感染,严禁使用棉球等堵塞患者外耳道口。

5. 讲解疾病治疗相关知识,使患者能积极配合治疗与护理。

6. 指导患者平时注意保护外耳,避免外力碰撞,冬季注意耳部保暖,防止耳廓冻伤。

7. 对耳廓缺损者给予心理疏导,建议用适当发型增加美观,帮助患者减轻心理压力。

第五节　外耳道异物

外耳道异物为临床常见病,是指外界小的物体或虫类进入外耳道。儿童、成人均可发生。

一、病因和发病机制

小儿多因好奇,玩耍时将弹珠、塑料片等小物体塞入耳内;成人多为挖耳或外伤时异物遗留所致;偶有虫类侵入耳内。常见异物大致分为植物性、动物性和非生物性三种。

1. 植物性异物　如豆类等,进入外耳道遇水膨胀易引起患耳胀痛并感染。

2. 动物性异物　如蟑螂、飞虫等,侵入外耳道内,因其爬行扑动可致患者耳内轰鸣,奇痒难忍,也可因其刺激鼓膜或外耳道后壁迷走神经耳支,引起耳痛和反射性咳嗽。

3. 非生物性异物　如棉片、小纱条、棉签遗留、石子、木屑、铁屑等,体积较小者初期可无明显变化,后期可因感染流脓或被耵聍包裹形成耵聍栓塞。

二、临床表现

1. 一般小的无刺激性的异物无明显症状,体积较大者可有耳闷胀感、耳痛和反射性咳嗽等症状。

2. 豆类异物遇水膨胀后可加剧外耳道疼痛,患儿多表现为用手不停抓挠患耳,哭闹不止。活虫类异物可致耳内奇痒难忍,并有明显的轰鸣声。坚硬锐利的异物可损伤鼓膜,疼痛明显。

三、治疗要点

1. 选择合适的器械和正确的方法将异物取出。

2. 对嵌入外耳道皮下或骨质中的异物,可考虑在麻醉状态下手术取出。对躁动不合作、异物较难取出的小儿,需在全麻下进行。

3. 外耳道感染者,可将异物取出后积极治疗外耳道炎。如耳道肿胀严重,异物不易取出,可先进行抗感染治疗,待炎症控制后再取出异物。

四、常见护理诊断 / 护理问题

1. 急性疼痛   与外耳道异物刺激或感染有关。

2. 有鼓膜损伤的危险   与异物性质或操作不当有关。

3. 知识缺乏   缺乏相关外耳道异物的预防和处理知识。

五、护理措施

1. 配合医生取出外耳道异物。

2. 观察患者症状,遵医嘱应用抗生素,预防和控制外耳道感染。

3. 患者及家属健康教育。

六、出院教育与延续护理

1. 指导家长看护小儿不要将小玩物塞入耳内,成人应改掉用棉签棒、火柴棍等物品挖耳的习惯,以防异物残留耳内。

2. 卧室内消灭蟑螂,尽量不要放置土载植物等,野外露宿时应加强外耳防护,以免昆虫进入耳内。

3. 告知患者一旦异物进入耳内,应及时就医,切勿盲目自行取出,以免将异物推至耳道深部误伤鼓膜。

第六节   耳廓化脓性软骨膜炎

耳廓化脓性软骨膜炎是指耳廓损伤后在软骨和软骨膜间形成脓液,疼痛较严重,并能造成耳廓软骨坏死及畸形的耳廓软骨膜的急性化脓性炎症。中医称之"断耳疮",是一种较为顽固而痛苦的外耳疾病,需加强重视,及早诊治。

一、病因及发病机制

常因外伤、烧伤以及手术感染、耳廓血肿继发感染等所致,铜绿假单胞杆菌为最多见的致病菌,其次为金黄色葡萄球菌。

二、临床表现

先出现耳廓肿痛、灼热感,红肿热痛逐渐加重,且范围增大,患者疼痛难忍。检查可见耳廓红肿、明显触痛,脓肿形成后有波动感,部分出现破溃出脓。

三、治疗要点

1. 早期可做局部理疗,以促进炎症消退,尚未形成脓肿时全身应用敏感抗生素控制感染。

2. 已形成脓肿者,宜在麻醉下行脓肿切开,清除脓液,刮除肉芽组织,切除坏死软骨,避免日后耳廓畸形。术中用敏感抗生素溶液彻底清除术腔,术毕将表面皮肤贴回创面,放置引流条,不予缝合,选用敷料适当加压包扎。根据具体情况,隔日或每日换药。

3. 有文献报道,采取中西医结合的方法治疗本病。前期使用清热解毒的药物,结合全身使用敏感抗生素,若有脓肿,切开引流,清除坏死和肉芽组织,后期用活血化瘀的中药治疗。

四、常见的护理诊断/护理问题

1. 急性疼痛　与耳廓软骨间形成脓液有关。
2. 潜在并发症　耳廓畸形。

五、护理措施

1. 关心、安慰患者,观察耳廓红肿热痛情况,并讲解疼痛的原因及本病相关知识,取得患者的配合。

2. 行局部理疗时,严格遵守理疗仪的操作规程,合理使用功率,避免烫伤。

3. 遵医嘱合理使用抗生素,脓肿形成者,配合医生行脓肿切开排脓术及创面换药。

4. 进行耳针治疗或耳部手术时,严格执行无菌技术操作,避免损伤软骨。耳廓外伤应彻底清创,防止感染,以避免日后耳廓畸形。

5. 患者或家属健康教育。

六、出院后的康复指导

1. 锻炼身体,提高身体素质,积极预防和治疗上呼吸道感染。

2. 进行卫生宣教,尤其对患耳的卫生保健,出院后半年内禁止游泳,3 个月内禁止乘坐飞机,1 个月内禁止用患侧咀嚼坚硬食物,勿食辛辣刺激性食物。

3. 定期复查,病情有变化时及时就诊。

4. 给患者提供安静、舒适的休养环境。

第七节　外耳道胆脂瘤

外耳道胆脂瘤(cholestearona of external acoustie meatus)是阻塞于外耳道骨部含有胆固醇结晶的脱落上皮团块,又称外耳道阻塞性角化病。其组织学结构同中耳胆脂瘤,但常混有耵聍碎屑,又有学者应用"原发性外耳道胆脂瘤"这名称,以与继发于中耳的胆脂瘤相区别。继发性胆脂瘤常继发于因各种原因引起的外耳道狭窄或闭锁,多发生于成年人,男女发病率相当。可侵犯双耳,但以单侧多见。

一、病因及发病机制

病因不明,有关学说:

1. 外耳道皮肤受到各种病变的长期刺激,如耵聍栓塞、炎症、异物、真菌感染等。

2. 呼吸道黏膜及外耳道皮肤先天性脱落学说。

3. 外耳道局限性骨膜炎及猩红热病因说等,但支持者甚少。

二、临床表现

无继发感染的小胆脂瘤可无明显症状,较大的胆脂瘤可出现耳内闭塞感、耳鸣、听力下降(堵塞外耳道管径 2/3 以上时)。如继发感染可有耳痛、头痛,外耳道有脓性或脓血性分泌物流出,具有臭味。

检查可见外耳道深部被白色或黄色胆脂瘤堵塞,其表面被多层鳞片状物质包裹。较大的胆脂瘤清除后可见外耳道骨质被破坏、吸收,巨大外耳道胆脂瘤可破坏外耳道后壁侵犯乳突,破坏乳突骨质,并继发胆脂瘤型中耳炎,也可引起周围性面瘫。

三、治疗要点

1. 未合并感染的胆脂瘤较易取出,清除方法同耵聍取出术,可用 5% 碳酸氢钠溶液滴耳(合并感染时忌用),待其软化后再取出。

2. 合并感染时,由于外耳道肿胀,触痛明显,胆脂瘤嵌顿于扩大的外耳道深部,取出较为困难。此时应注意控制感染,但单纯的控制感染很难奏效,只有将胆脂瘤全部或部分清除后,才能促使炎症完全吸收。

3. 感染严重、取出十分困难者可在全麻及手术显微镜下清除胆脂瘤和肉芽组织,同时全身应用抗生素控制感染。

4. 外耳道胆脂瘤侵入乳突者,行乳突根治手术。

5. 有文献报道,采用内镜下外耳道胆脂瘤清除术,其具有直视下操作简单、微创出血少、恢复快、患者痛苦小等优点。

四、常见的护理诊断 / 护理问题

1. 感知紊乱 与胆脂瘤堵塞外耳道导致听力减退有关。
2. 知识缺乏 缺乏本病治疗与防护的相关知识。

五、护理措施

1. 未合并感染,使用滴耳液滴耳配合治疗者,应指导患者正确滴耳,如用 5% 碳酸氢钠溶液滴耳,每日 4~6 次,每次 3~4 滴。

2. 感染严重、取出十分困难、须全麻手术者,应按全麻手术做好准备(完善检查,术前至少禁食 6 小时),并遵医嘱合理使用抗生素控制感染。

3. 胆脂瘤侵入乳突行乳突根治术者,按中耳乳突根治术护理,术后密切观察有无面瘫的表现,发现异常及时通知医生处理。

4. 胆脂瘤取出后,应定期随访,及时清理耳道内脱落上皮防止复发。

5. 外耳道病变如耵聍栓塞、炎症、异物、真菌感染等,应及时治疗,避免外耳道皮肤受到各种病变的刺激。

六、出院后的康复指导

1. 术后 10~14 天门诊复查,拆除耳内纱条,术后 1 个月复查听力,了解听力情况。

2. 合理饮食,注意营养、避免辛辣刺激性食物,指导患者进食高蛋白,高热量,高维生素的易消化饮食,半流质饮食。

3. 勿用力擤鼻,以免增加中耳压力,要采取正确的擤鼻方法,可将鼻腔内分泌物先吸到口腔内,再经口吐出,或堵住一侧鼻孔,轻擤另一侧。

4. 锻炼身体,提高身体素质。

5. 进行卫生宣教,尤其对患耳的卫生保健,出院后半年内禁止游泳,3 个月内禁止乘坐飞机,1 个月内禁止用患侧咀嚼坚硬食物,勿食辛辣刺激性食物。

6. 定期复查,病情有变化时及时就诊。

7. 给患者提供安静、舒适的休息环境。

第八节　外耳道湿疹

一、病因与发病机制

外耳道湿疹是一种常见的皮肤病,发生在外耳道或者延伸到耳廓皮肤的变态反应性炎症,其病因和发病机制尚不十分明确,一般是由药物和其他过敏物质刺激诱发,外耳道长期的脓液刺激也可能诱发。主要特征为瘙痒、多形性皮炎,易反复发作。

二、临床表现

根据病程可分为急性湿疹、亚急性湿疹和慢性湿疹,不同阶段湿疹表现不同。

1. 急性湿疹　多见于婴幼儿,患者奇痒,多伴烧灼感,挖耳后流出黄色水样分泌物,凝固后形成黄痂。

2. 亚急性湿疹　多由急性湿疹未经治疗、治疗不当或久治不愈迁延所致。局部仍瘙痒,渗液比急性湿疹少,但有结痂和脱屑。

3. 慢性湿疹　急性和亚急性湿疹反复发作或久治不愈,就成为慢性湿疹,外耳道内剧痒,皮肤增厚,有脱屑。外耳道湿疹可能反复发作。

三、治疗要点

1. 病因治疗　尽可能找出病因,去除过敏原。病因不明者,停食辛辣、刺激性或有较强变应原性食物。

2. 全身治疗　口服抗过敏药物,如氯雷他定、西替利嗪等。如继发感染,全身和局部加用抗生素。

3. 局部治疗

(1)急性湿疹渗液较多者,到医院清洗,清洗后涂抹炉甘石洗剂至结痂后,用硼酸滴耳液涂抹。局部理疗照射也有帮助。

(2)亚急性湿疹渗液不多时,局部涂抹 2% 龙胆紫溶液,干燥后涂抹硼酸滴耳液。

(3)慢性湿疹,局部干燥者,局部涂抹硼酸滴耳液,抗生素激素软膏或艾洛松软膏等。干痂较多者先用双氧水清洗局部后再用上述膏剂。

四、常见护理诊断/护理问题

1. 舒适受损　与外耳道瘙痒有关。
2. 知识缺乏　缺乏外耳道湿疹防护及治疗的相关知识。
3. 疼痛　与疾病本身有关。
4. 焦虑　与缺乏疾病知识和担心疾病预后有关。

五、护理措施

1. 关心患者,讲解疾病相关知识,提高患者对本病的认识。
2. 进行清洗时,注意水的温度,避免患者的不舒适。
3. 局部忌用肥皂或热水清洗,严禁抓痒、挖耳。

六、出院后的康复指导

1. 饮食指导,避免食用或接触变应性物质,及时治疗中耳炎及头部的湿疹,改掉挖耳等不良习惯。
2. 避免受热出汗,保持皮肤清洁、干燥。
3. 小儿衣服要宽松,柔软,要棉织品。
4. 如发现耳流黄色液体,及时到医院进行清洗、上药。
5. 疾病恢复期保持良好的心理状态,注意休息,避免劳累。
6. 对患者及家属做好健康宣教。
7. 加强体育锻炼,增强机体抵抗力。

第九节　外耳道真菌

一、病因与发病机制

外耳道真菌是真菌侵入外耳道或外耳道内的条件致病性真菌,在适宜的条件下繁殖,引起的外耳道亚急性或慢性炎性病变,可合并细菌感染。肉眼可见外耳道内有青烟色、黑色或黄白色霉苔,可见菌丝,与皮肤接触处呈痂状。外耳道真菌感染有时可无症状,其常见症状主要有外耳道不适、胀痛或奇痒、外耳道阻塞感、听觉障碍等。

本病病因为真菌直接感染。常见诱因如下：

1. 环境的温度和湿度增加,改变了外耳道的 pH。

2. 耵聍缺乏。

3. 外耳道内长期滴用广谱抗生素。

4. 游泳、挖耳造成外耳道炎症。

5. 全身性慢性疾病,机体抵抗力下降,或全身长期大剂量应用抗生素。

二、临床表现

外耳道真菌感染常见症状主要包括：

1. 外耳道不适,胀痛或奇痒。

2. 由于真菌大量繁殖,堆积形成团块可阻塞外耳道引起阻塞感。

3. 真菌团块刺激,外耳道可有少量分泌物,患者感到外耳道潮湿。

4. 外耳道阻塞,鼓膜受侵,患者可有听觉障碍、耳鸣,甚至眩晕。

5. 如病变损害范围较大或较深,可有局部疼痛。

6. 有些真菌引起的改变以化脓和肉芽肿为主。

7. 严重的可致面瘫,真菌可致坏死性外耳道炎,有些真菌感染可引起全身低到中等发热。

三、治疗要点

用生理盐水或 3% 双氧水清洗真菌团块及痂皮,用卷棉子拭干后,局部喷制霉菌素或达克宁等抗真菌药物。外耳道皮肤肿胀、渗液时,向外耳道内置入1/4 氯可粉纱条,每日更换。保持外耳道干燥,戒除挖耳习惯。

四、常见护理诊断 / 护理问题

1. 舒适受损　与外耳道瘙痒有关。
2. 知识缺乏　缺乏外耳道真菌感染的防护及治疗的相关知识。
3. 疼痛　与疾病本身有关。
4. 焦虑　与外耳道胀痛、奇痒等不适有关。

五、护理措施

1. 进行清洗时,注意水的温度,避免患者的不舒适。
2. 关心患者,讲解疾病相关知识,提高患者对本病的认识。

六、出院后的康复指导

1. 饮食应清淡,多食水果、蔬菜。

2. 勿过食肥甘厚腻辛辣刺激的食物,宜清淡富含营养饮食。

3. 保持外耳道干燥,戒除挖耳习惯。

4. 不自行滥用抗生素和糖皮质激素。

5. 避免水进入外耳道内。

6. 消除紧张焦虑情绪,保持心情舒畅。

第十节 耵聍栓塞

一、病因与发病机制

耵聍具有保护外耳道皮肤和黏附外物(如尘埃、小虫子等)的作用,平时借咀嚼、张口等运动,耵聍可自行脱落排出。耵聍栓塞是指外耳道内耵聍分泌过多或排出受阻,使耵聍在外耳道内聚集成团,阻塞外耳道。耵聍栓塞形成后,可影响听力或诱发炎症,是耳鼻喉科常见疾病之一。耵聍栓塞因程度及部位的不同而症状有异,外耳道未完全阻塞者,多无症状;患者有临床表现前来就诊时,往往可见到耵聍完全阻塞外耳道。

病因:

1. 耵聍分泌过多　有粉尘较多的环境中工作,或挖耳等使局部受到刺激,耵聍分泌过多。

2. 耵聍排出受阻　外耳道狭窄、瘢痕、肿瘤、异物存留等均可阻碍耵聍排出。经常挖耳,可将耵聍推向外耳道深部,下颌关节运动障碍或耵聍被水浸渍等均影响耵聍的正常排出。

二、临床表现

耵聍栓塞因程度及部位的不同而症状有异。外耳道未完全阻塞者,多无症状;患者有临床表现前来就诊时,往往可见耵聍完全阻塞外耳道。

1. 听力下降　耵聍完全阻塞外耳道,可使听力减退,临床上主要表现为传导性听力下降。若耵聍遇水膨胀,可致听力骤降,应与突发性耳聋鉴别。

2. 耳闷及耳痛　耵聍栓塞后可诱发外耳道皮肤糜烂、肿胀、肉芽形成等,表现为耳部疼痛或闷胀感。

3. 其他　耵聍压迫鼓膜时可引起耳鸣、眩晕及听力减退,耵聍压迫外耳道后壁皮肤,可因刺激迷走神经耳支引起反射性咳嗽。

4. 体征　检查可见外耳道被黄色、棕褐色或黑色块状物所阻塞,质硬如石或质软如泥,多与外耳道紧密相贴,不易活动。

三、治疗要点

1. 较小或片状者,可用镊子取出。

2. 耵聍钩取出法　将耵聍钩沿外耳道后、上壁与耵聍栓塞之间轻轻伸入外耳道深部,注意避免损伤外耳道及鼓膜,然后轻轻转动耵聍钩钩住耵聍栓,逐渐钩出。

3. 外耳道吸引法　如耵聍较硬,不易取出,或耵聍与外耳道嵌顿紧密,取出过程中患者疼痛明显难以配合,可先用 5% 碳酸氢钠滴耳液滴耳,每天 3~5 次,每次滴药后患耳向上静置 5~10 分钟,连续 3~4 日后待其软化,然后去耳鼻喉专科门诊就诊,用耳科吸引器将软化的耵聍取出。

4. 外耳道冲洗法　采用上述方法取出困难者可用此方法。冲洗前需将耵聍软化,用 5% 碳酸氢钠滴耳液滴耳,每天 3~5 次,每次滴药后患耳向上静置 5~10 分钟,连续 3~4 日后待其全部或部分膨胀,再冲洗。患者取侧坐位、头向健侧偏斜,紧贴患侧耳垂下方的皮肤放置一弯盘,以盛装冲洗时流出的水液,操作者以左手将患侧耳廓轻轻向后上(小儿向后下)牵引,右手取吸满接近体温的温热生理盐水、接有耳科吸引器头的 20ml 的注射器置于外耳道口,向外耳道的后上壁方向冲洗。如此反复冲洗,直至耵聍或异物冲出为止。最后用干棉签拭净外耳道。

注意:有急、慢性化脓性中耳炎等鼓膜穿孔者、或有外耳道狭窄者忌用;冲洗时要随时观察患者的表情,询问患者的感觉,有不适及时停止冲洗;冲洗时不可直接对着异物和耵聍,以免冲入深部;勿用强力直接对着鼓膜冲洗,以免损伤鼓膜;冲洗液温度应接近体温为宜,过热或过冷易刺激内耳引起眩晕。

5. 内镜下抽吸法　因在常规额镜下存在光源弱、视野不清,易损伤外耳道和鼓膜等缺点,同时,传统用水冲洗易诱发眩晕,故可在耳内镜下取耵聍,这样视野暴露清楚,不易损伤外耳道和鼓膜。特别是对于外耳道狭窄者更为适宜,吸引器压力不宜太大,抽吸应在明视下进行。

6. 合并感染者

应先控制感染,待感染控制后再取出耵聍。

四、常见护理诊断 / 护理问题

1. 疼痛　与疾病本身有关。

2. 感知紊乱　与听力下降有关。

3. 舒适改变　与耳道堵塞有关。

4. 焦虑　与听力下降有关。

5. 知识缺乏　缺乏疾病相关知识。

五、护理措施

1. 关心患者,讲解疾病相关知识,提高患者对本病的认识。

2. 进行清洗时,注意水的温度,避免患者的不舒适。

六、出院后的康复指导

1. 保持外耳道清洁是防止耵聍栓塞的首要条件。

2. 游泳之前最好由医生检查一下,先把耵聍屑取出,以防进水膨胀后形成栓塞。

3. 一旦耵聍诱发炎症,先积极消炎,并尽快取出栓塞。

4. 自己不要随便挖耳朵。

第二章

中 耳 疾 病

第一节 慢性化脓性中耳炎

一、病因与发病机制

慢性化脓性中耳炎(chronic suppurative otitis media)是中耳黏膜、骨膜或深达骨质的化脓性炎症,重者炎症深达乳突骨质。临床上以耳内长期间歇或持续流脓、鼓膜穿孔及听力下降为特点。

急性化脓性中耳炎未获得恰当而彻底的治疗,或治疗延误,以致迁徙为慢性,此为较常见病因;急性坏死性中耳炎病变深达骨膜及骨质,组织破坏严重者;全身或局部抵抗力下降,如猩红热、麻疹等传染病,特别是婴幼儿,中耳免疫力差,急性中耳炎易演变为慢性;鼻部和咽部的慢性病变如腺样体肥大、慢性扁桃体炎、慢性鼻窦炎等,亦为引起中耳炎长期不愈的原因之一。

二、临床表现

1. 耳溢液 耳内流脓可为间歇性或持续性,脓量多少不等,上呼吸道感染或经外耳道再感染时,流脓发作或脓液增多,可伴有耳痛,病变由静止期或相对稳定期进入急性发作期。脓液为黏液性、黏液脓性或为纯脓。

2. 听力下降 患耳可有不同程度的传导性或混合性听力损失,听力下降程度与鼓膜穿孔的大小、位置、听骨链是否受损,以及迷路是否正常有关。

3. 耳鸣 部分患者有耳鸣,多与内耳受损有关。由鼓膜穿孔引起的耳鸣,在将鼓膜穿孔修补后耳鸣可消失。

三、治疗要点

治疗原则为控制感染,通畅引流,消除病灶,恢复听力,消除病因。

1. 病因治疗　积极治疗上呼吸道的病灶性疾病,如慢性鼻窦炎、慢性扁桃体炎。

2. 局部治疗　包括药物治疗和手术治疗。

(1)药物治疗:引流通畅者,应首先使用局部用药,炎症急性发作时,要全身应用抗生素。有条件者,用药前先取脓液做细菌培养及药敏试验,以指导用药。

(2)手术治疗:中耳有肉芽或息肉,或电耳镜下虽未见明显肉芽或息肉,而经正规药物治疗无效,CT 示乳突、上鼓室等有病变者,应做乳突径路鼓室成形或改良乳突根治术,乳突根治术。中耳炎症已完全吸收,遗留鼓膜紧张部中央性穿孔者,可行单纯鼓室成形术。

四、常见护理诊断 / 护理问题

1. 疼痛　与手术切口及耳道内填塞有关。
2. 知识缺乏　缺乏慢性化脓性中耳炎防护及治疗的相关知识。
3. 焦虑　与听力改变、耳鸣等临床症状有关。

五、护理措施

1. 术前护理措施

(1)全面评估患者:包括健康史及相关因素、身体状况、生命体征,以及神志情况、精神状态、行动能力等。

(2)心理护理:对患者给予同情、理解、关怀、帮助,告诉患者不良的心理状态会降低机体的抵抗力,不利于疾病恢复,解除患者紧张情绪,更好地配合治疗和护理。保证良好睡眠,如患者失眠,必要时可遵医嘱给予地西泮睡前口服。

(3)饮食护理:指导患者术前多进食富有营养、易消化、口味清淡的膳食,以加强营养,增进机体抵抗力。告知患者术晨 0 :00 起禁食水。

(4)术前一日清洁术区皮肤,遵医嘱备术侧耳周二指皮肤;沐浴更换病号服。

(5)术前指导:说明手术治疗的必要性,介绍手术医师的临床经验及技术水平,介绍手术的大致过程及配合方法,向患者及家属详细说明术前注意事项。

(6)术前一日给予患者行抗生素皮试,以备术中进行抗生素输入。

(7)物品准备:病历、胸片、心电图、CT、MRI、各种检查结果及检验结果等。

(8)术前取下活动性义齿,贵重物品交由家属保管。

2. 术后护理措施

(1)卧位:全麻术后平卧或健侧卧4~6小时,保持呼吸道通畅,遵医嘱给予持续低流量吸氧2L/min,头部勿剧烈活动,如无头痛、头晕等症状,4~6小时后可下床排尿排便,次日可下床活动。

(2)专科护理:观察患者生命体征的变化,注意有无面瘫、眩晕、恶心、呕吐等症状,发现异常及时通知医生处理。注意患侧耳部伤口敷料有无渗血、渗液,如出现渗血、渗液,观察渗出物的颜色、性质、量并做好记录,必要时通知医生给予更换伤口敷料。如患者术后出现头晕、恶心、呕吐等症状,要评估是麻醉后反应,还是内耳刺激后症状,指导患者减少头部独立运动,卧床休息,等症状减轻后逐渐增加活动量。

(3)饮食护理:全麻清醒4~6小时,无恶心、呕吐症状,可饮水,饮水后无恶心、呕吐、呛咳等症状,可进少量流质饮食,次日给予高热、高蛋白、高维生素的半流质饮食(如馄饨、面条、面食等),3~5天后根据医嘱逐渐过渡为普通饮食。禁食辛辣、刺激性、质地坚硬的食物,鼓励并协助患者进饮食,做好饮食指导。

(4)药物治疗护理:遵医嘱给予抗生素、止血等药物治疗,注意观察药物的效果及反应并做好记录。

六、出院后的康复指导

1. 出院前可拆除耳部伤口敷料,术后10~14天预约门诊复查,拆除缝线及耳内纱条,纱条填塞可造成患者耳道内闷胀感,或纱条干结后易造成局部刺痛感,指导患者在此期间不可随意抽取耳内纱条,如不适症状影响正常生活及休息,可适当应用止疼药物。

2. 指导患者出院后如短时间内出现耳道内少许渗血渗液不必过于紧张,一般为耳部伤口敷料压力解除后残余渗血渗液,如有此情况可在耳道口放置棉球,浸湿后更换即可。

3. 合理饮食,注意营养,避免食辣、油炸食物,指导患者进食高蛋白、高热量、高维生素的易消化的流质、半流质饮食。

4. 勿用力擤鼻,以免增加中耳压力,要采取正确的擤鼻方法,可将鼻腔内分泌物先回吸到口腔内,再经口吐出,或堵住一侧鼻孔,轻擤另一侧。

5. 保持耳部伤口敷料清洁、干燥,嘱患者勿用力咳嗽、打喷嚏、擤鼻,以免影响鼓膜的愈合。

6. 沐浴时防止水进入耳道内,可先将耳道填塞棉球,如不慎外耳道进水,请及时擦干。或者取仰卧位,由家属或由专业人士协助洗头。

7. 锻炼身体,提高身体素质,积极预防和治疗上呼吸道感染,做好卫生宣教,尤其是对患耳的卫生保健。出院后,半年内禁止游泳,行鼓膜修补患者3个月内禁乘飞机。

8. 术后一个月复查纯音测听,了解听力情况。定期复诊,病情有变化时及时就诊。

9. 患者需安静休养,减少外界刺激保证睡眠。

10. 远离噪声,保护听力。

11. 烟、酒可导致内耳损伤引发听力障碍,有此习惯者应尽早戒除。

第二节　急性化脓性中耳炎

一、病因与发病机制

急性化脓性中耳炎是耳鼻喉科较为常见的疾病,多发儿童群体,因细菌感染引起的中耳黏膜的急性化脓性炎症。

其主要发病原因是患者咽鼓管发生葡萄球菌、乙型溶血性链球菌、流感嗜血杆菌以及绿脓假单胞杆菌等感染所致,发病时会头脑胀痛,畏寒发热,耳痛剧烈,耳内流出脓水,持续时间长久,甚至会出现鼓膜穿孔、听力下降等多种临床症状,严重者可产生眩晕、感音神经性耳聋等情况,行耳镜检查可见耳内鼓室充血等表现。不但对工作或生活造成较大影响,同时也使其产生心理压力。

二、临床表现

本病的症状在鼓膜穿孔前后截然不同,常见症状为:

1. 全身症状　鼓膜穿孔前,全身症状较明显,可有畏寒、发热、倦怠及食欲减退,特别是小儿全身症状一般较成人严重,可有高热、惊厥、常有呕吐、腹泻等消化道症状。鼓膜穿孔后,体温逐渐下降,全身症状明显减轻。

2. 耳痛　是本病早期症状,患者以耳深部跳痛和钝痛为主,吞咽、咳嗽、喷嚏时耳痛加重,耳痛剧烈时影响睡眠,婴幼儿则哭闹不止。鼓膜穿孔或鼓膜切开后,脓液流出后,疼痛会明显缓解。

3. 耳溢液　鼓膜穿孔后耳内有液体流出,初为脓血样,以后变为黏液脓性甚至脓性分泌物。

4. 听力下降及耳鸣　部分患者的听力受到影响,因为其感音神经的信息传递受到了影响,导致听力下降。患病早期的时候,患者存在搏动性耳鸣情况,当穿孔排脓后,该症状会缓解,因为脓液排出,减小了内部的压力。耳痛情况比较严重的话,往往不会注意到自身的耳鸣症状。

三、治疗要点

临床上治疗该疾病的主要原则是抗感染、畅引流、去病因。

1. 全身治疗

(1)早期使用抗生素对感染的情况进行控制,预防感染。青霉素和头孢类抗菌药物对于患者的抗感染具有很好的效果,早期的及时治疗可以对患者起到比较好的预后,避免鼓膜穿孔。若是穿孔的患者,应该要对脓液进行药敏实验,选择合适的抗生素,直至症状完全消失,但仍需继续治疗数日,方可停药。

(2)用鼻腔减轻充血剂滴鼻或喷雾于鼻咽部,可减轻鼻咽黏膜肿胀,促进恢复咽鼓管功能。

(3)告知患者多加休息,调整饮食,避免便秘。重症患者应注意支持疗法,如静脉输液、输血或血浆,应用少量糖皮质激素等,必要时请儿科会诊协同观察处理。

2. 局部治疗

(1)局部用药:如患者无鼓膜穿孔,可用 1% 酚甘油滴耳消炎止痛,1% 麻黄碱液和含有激素的抗生素滴鼻液交替滴鼻,可改善咽鼓管通畅度,减轻局部炎症。如患者已鼓膜穿孔,可在 0.3% 氧氟沙星滴耳液、0.25%~1% 氯霉素液、复方利福平液、0.5% 金霉素液等滴耳液中选择一种滴耳。炎症完全消退后,穿孔多可自行痊愈,若长期不愈者,可行鼓膜修补成形术。

(2)鼓膜切开:如果全身及局部症状较重,鼓膜明显膨出,经一般治疗后无明显减轻,穿孔大小不足以让脓液流出,以及有并发症可疑,但无须立即行乳突手术者,可以使用鼓膜切开治疗,要求在无菌的条件下进行,帮助脓液顺利地引出,这样有利于炎症的迅速消散,使全身和局部症状迅速减轻。待炎症消散后,穿孔可迅速封闭,平整愈合,减少瘢痕形成和粘连。

3. 病因治疗　积极治疗鼻部及咽部慢性疾病。

四、常见护理诊断 / 护理问题

1. 疼痛　与疾病相关。
2. 焦虑　与听力下降、耳痛、流脓等临床症状有关。
3. 体温过高　与炎症刺激出现高热有关。
4. 知识缺乏　缺乏急性化脓性中耳炎预防及治疗的相关知识。

五、护理措施

1. 耳部护理　要仔细观察并记录耳部是否流脓,脓液的量、颜色、气味和性质;若患者外耳道脓液较多,应先用棉签将脓液擦拭干净,然后用浓度为 3%

的双氧水溶液清洁外耳道,后用抗生素类药物滴耳,每天滴 3 次,每次 3~4 滴。了解患者是否有头昏、耳鸣、听力下降等方面的不适主诉。

2. 疼痛护理 观察患耳耳周有无红肿、按压痛等,如出现恶心、呕吐、剧烈头痛、烦躁不安等症状时,要观察是否出现并发症。加强心理护理,向患者解释疼痛的原因,嘱其放松,如持续多日耳痛严重,高热不退,长期不愈合者行鼓膜切开,可迅速缓解耳痛。中医还可配合针刺治疗,通过针刺特定的穴位缓解疼痛。

3. 用药护理 应遵医嘱按时服药及敷外用药,换药器具注意无菌消毒。

4. 心理干预 受疼痛及听力下降的影响,急性化脓性中耳炎患者负性情绪较为严重。护理人员需于接诊的过程中,对患者进行心理护理,应为患者讲解疾病的发病原因,对其进行鼓励,耐心予以疏导,使患者可逐渐接受病情,并积极配合治疗,促进病情康复。

5. 症状护理 高热、呕吐和疼痛为急性化脓性中耳炎患者的常见症状。针对高热者,护理人员应鼓励其多饮水,并予以物理降温;针对呕吐者,则需及时补液,维持水电解质平衡;针对疼痛者,可遵医嘱给予 2% 酚甘油滴耳,保持咽鼓管畅通,缓解疼痛。

六、出院后的康复指导

1. 指导患者正确擤鼻,遵医嘱使用外耳道药液。依据患者鼓膜是否受损及受损的程度采用不同的用药模式,对于鼓膜穿孔的患者,不能使用浓度为 2% 的酚甘油,避免药液和脓液之间发生化学反应;伤及鼓膜及中耳黏膜的患者,同时选用浓度为 1% 的麻黄碱滴鼻液滴鼻,从而使咽鼓管口黏膜肿胀情况得以缓解,促进中耳分泌物引流;对于鼓膜未穿孔的患者,可遵医嘱予以 2% 酚甘油滴耳或给予减轻血管充血剂滴鼻,保持咽鼓管通畅,减轻疼痛;对于鼓膜出现穿孔的患者,可遵医嘱予 3% 过氧化氢清除耳内脓液,用清热解毒的中药滴耳液滴耳,以消肿、镇痛、去脓,然后局部使用抗生素滴耳液滴耳;必要时取分泌物做细菌培养及药物敏感试验,根据结果使用敏感抗生素,观察用药效果及反应。若患者外耳道脓液较多,应先用棉签将脓液擦拭干净,然后用浓度为 3% 的双氧水溶液清洁外耳道,后用抗生素类药物滴耳,每天滴 3 次,每次 3~4 滴。

2. 如患者疼痛剧烈可通过看电视、书刊等途径来分散注意力,对于不能耐受疼痛的患者,必要时可遵医嘱使用止痛类药物。

3. 出院后遵医嘱按时服药及换外用药,换药器具注意无菌消毒。用药时应注意:一是让患耳向上头侧位,先用细棉签清洁外耳道,将药液滴入外耳道 3~5 滴或滴满耳,滴药后用手指按压耳屏数次,保持头侧位 10 分钟,使药液能达到患处并停留;二是吹耳药物,宜研成极细粉末,每次吹入数量不宜过多,防止堵塞耳道,妨碍引流,鼓膜穿孔较小或引流不畅时,慎用药粉吹耳。

4. 鼓膜切开后患者1周内不要洗头,保持耳部清洁干燥,为良好恢复创造条件。注意保暖,预防感冒,咳嗽或者打喷嚏时注意控制力道;1周后洗头洗澡时,用干棉球塞住外耳道口,避免进水而引起感染;出院后注意休息,避免感冒,保持外耳道清洁干燥,不可随意滴药,禁止游泳,避免耳内进水,减少感染机会。叮嘱患者1个月内不可咀嚼硬度较高的食物;3个月内勿乘坐飞机,确保每日有充足的睡眠时间。

5. 加强对患者的饮食护理与健康教育,注意清淡饮食,不食用辛辣、刺激的食物,应积极补充营养,促进切口愈合,促进病情康复。

6. 针对鼓膜穿孔者,应嘱其避免游泳。

7. 预防感冒,如患者病情允许,可适当运动,以增强机体免疫力,应用促进分泌物排出药物。

8. 定期复查,依从随访,以及时发现异常。

9. 指导患者家属对患者进行心理护理,能够改善其心态,增强其信心。

10. 增强机体免疫力,提高自我护理能力。

第三节　胆脂瘤型中耳炎

一、病因及发病机制

胆脂瘤型中耳炎是中耳脱落上皮堆积和扩张,导致邻近骨质破坏的病变。中耳上充满丰富的神经血管,在受破坏后可引发面神经麻痹,由于胆脂瘤具有破坏周围骨质的特点,可引起严重的颅内外并发症。发病机制为袋状内陷学说或袋状内陷并细胞增殖学说、上皮移行学说、鳞状上皮化学说和基底细胞增殖学说。

二、临床表现

1. 不伴感染的胆脂瘤,早期可无任何症状。

2. 听力下降　听力下降可能是不伴感染的胆脂瘤患者唯一的主诉,早期多为传导性聋,程度轻重不等,听骨部分遭到破坏,听力损失也可不严重。病变普及耳蜗时,耳聋呈混合性,严重者可全聋。

3. 耳溢液　伴感染时可无耳溢液,伴慢性化脓性中耳炎者可有耳流脓,且持续不停,量多少不等,脓液常有特殊恶臭,伴有肉芽者,脓内可带血。

4. 耳鸣　多因耳蜗受累所致。

三、治疗要点

治疗原则为根除病变组织,预防并发症,重建中耳传音结构。

1. 手术治疗　尽可能保留健康组织的情况下彻底清除病变组织,保存原有的听力或增进听力。

2. 病灶冲洗　遇有以下情况时,可采用冲洗法清除胆脂瘤。

(1)因各种原因存在的手术禁忌证。

(2)患者拒绝手术时。

(3)双侧耳全聋,患耳是唯一的功能耳,术者不具备术中保存或提高听力的条件。

四、常见护理诊断 / 护理问题

1. 疼痛　与胆脂瘤感染、手术切口及耳道内填塞有关。

2. 知识缺乏　缺乏胆脂瘤型中耳炎防护及治疗的相关知识。

3. 焦虑　与听力改变、耳鸣等临床症状相关。

五、护理措施

1. 术前护理措施

(1)全面评估患者:包括健康史及相关因素、身体状况、生命体征,以及神志情况、精神状态、行动能力等。

(2)心理护理:对患者给予同情、理解、关怀、帮助,告诉患者不良的心理状态会降低机体的抵抗力,不利于疾病恢复,消除患者紧张情绪,更好地配合治疗和护理。保证良好睡眠,如患者失眠,必要时可遵医嘱给予地西泮睡前口服。

(3)饮食护理:指导患者术前多进食富有营养、易消化、口味清淡的膳食,以加强营养,增进机体抵抗力。告知患者术晨 0 :00 起禁食水。

(4)术前一日清洁术区皮肤,遵医嘱备术侧耳周三指皮肤,沐浴更换病号服。

(5)术前指导:说明手术治疗的必要性,介绍手术医师的临床经验及技术水平,介绍手术的大致过程及配合方法,向患者及家属详细说明术前注意事项。

(6)术前一日给予患者行抗生素皮试,以备术中进行抗生素输入。

(7)物品准备:病历、胸片、心电图、CT、MRI、各种检查结果及检验结果等。

(8)术前取下活动性义齿,贵重物品交由家属保管。

2. 术后护理措施

(1)卧位:全麻术后平卧或健侧卧位 4~6 小时,保持呼吸道通畅,遵医嘱给予持续低流量吸氧 2L/min,头部勿剧烈活动,如无头痛、头晕等症状,4~6 小时后可下床排尿排便,次日可下床活动。

(2)专科护理:观察患者生命体征的变化,注意有无面瘫、眩晕、恶心、呕吐等症状,发现异常及时通知医生处理。注意患侧耳部伤口敷料有无渗血、渗液,如出现渗血、渗液,观察渗出物的颜色、性质、量并做好记录,必要时通知医生给予更换伤口敷料。保持耳部伤口敷料清洁、干燥,嘱患者勿用力咳嗽、打喷嚏、擤鼻。如患者术后出现头晕、恶心、呕吐等症状,要评估是麻醉后反应,还是内耳刺激后症状,指导患者减少头部独立运动,卧床休息,等症状减轻后逐渐增加活动量。

(3)饮食护理:全麻清醒4~6小时,无恶心、呕吐症状,可饮水,饮水后无恶心、呕吐、呛咳等症状,可进少量流质饮食,次日给予高热量、高蛋白、高维生素的半流质饮食(如馄饨、面条、面食等),3~5天后根据医嘱逐渐过渡为普通饮食。禁食辛辣、刺激性、质地硬的食物,鼓励并协助患者进饮食,做好饮食指导。

(4)药物治疗护理:遵医嘱给予抗生素、止血等药物治疗,注意观察药物的效果及反应并做好记录。

六、出院后的康复指导

1. 拆除耳部伤口敷料后嘱患者保持耳部伤口清洁干燥,术后10~14天预约门诊复查,拆除缝线及耳内纱条,可提前进行网上预约挂号,以节约等待时间。加强对术后换药的重视程度及依从性,如未及时换药可能导致复发。

2. 出院后耳道内纱条填塞可造成耳道内闷胀感,或纱条干结后易造成局部刺痛感,指导患者在此期间不可自行随意抽取耳内纱条,如不适症状影响正常生活及休息,可适当应用止疼药物。

3. 出院后如短时间内出现耳道内少许渗血渗液不必过于紧张,一般为耳部伤口敷料压力解除后残余渗血渗液,如有此情况可在外耳道口放置棉球,浸湿后更换即可。

4. 合理饮食,注意营养,避免食辣、油炸食物,指导患者进食高蛋白,高热量,高维生素的易消化的流质、半流质饮食。

5. 勿用力擤鼻,以免增加中耳压力,要采取正确的擤鼻方法,可将鼻腔内分泌物先回吸到口腔内,再经口吐出,或堵住一侧鼻孔,轻擤另一侧。

6. 保持耳部伤口敷料清洁、干燥,嘱患者勿用力咳嗽、打喷嚏、擤鼻,以免影响鼓膜的愈合。

7. 沐浴时防止水进入耳道内,可先将耳道填塞棉球,如不慎外耳道进水,请及时擦干。或者取仰卧位,由家属或由专业人士协助洗头。

8. 锻炼身体,提高身体素质,积极预防和治疗上呼吸道感染,做好卫生宣教,尤其是对患耳的卫生保健。出院后,半年内禁止游泳。

9. 术后一个月复查纯音测听,了解听力情况。定期复诊,病情有变化时及时就诊。

10. 患者需安静休养,减少外界刺激保证睡眠。

11. 远离噪声,保护听力。

12. 烟、酒可导致内耳损伤引发听力障碍,有此习惯者应尽早戒除。

第四节　急性坏死性中耳炎

一、病因与发病机制

急性坏死性中耳炎(acute necrotizing otitis media)是急性化脓性中耳炎的特殊类型。多发生于猩红热、麻疹、白喉、伤寒、百日咳和流行性感冒等急性传染病中,而以猩红热最多见。随着急性传染病发病率的下降,本病已不多见。

急性坏死性中耳炎好发于 5 岁以下的婴幼儿,可发生于急性传染病的早期(出疹期)或晚期(恢复期)。由于致病微生物毒力甚强(如乙型溶血性链球菌),严重的全身感染而导致机体的抵抗力下降,且婴幼儿中耳免疫防御功能不成熟,以致致病菌及其毒素可迅速破坏局部组织,鼓膜发生溃烂、穿孔,鼓室、鼓窦及乳突气房的黏膜坏死,听小骨溶溃,甚至累及中耳局部及周围骨的骨髓,个别可有死骨形成。

二、临床表现

本病以中耳及其周围组织的广泛坏死、损毁为特点,其临床表现与一般急性化脓性中耳炎相同,可演变为慢性化脓性中耳炎。如感染得到控制,炎性坏死过程终止,残存的黏膜上皮向病变区生长,鼓膜穿孔可自行修复,听力恢复正常。因病变侵犯不同位置或遗留症状不一,临床表现各异。

1. 耳内流脓　耳部首发症状多为耳内流脓,初为浆液血性,以后变为黏液脓性乃至脓性,脓液腥臭。

2. 鼓膜穿孔　此病鼓膜穿孔为发病早期,并在数日内融合而迅速扩大,形成较大的肾形穿孔(此乃因松弛部、锤骨柄及紧张部周边血供较好,抵抗力强,而紧张部其他部位血供相对较差之故),重症者穿孔可达骨环。鼓膜肾形穿孔可长期不愈。

3. 听力下降　疾病晚期鼓膜穿孔部分愈合,但遗留硬化灶和/或听骨链中断而引起明显的传导性听力下降;病变侵犯内耳,在病变数月后出现明显的感音神经性听力下降,与其合并迷路炎有关。

4. 迷路炎　病变侵入内耳,引发迷路炎。急性发作期,重度眩晕,自觉外物或自身旋转,恶心、呕吐,患者卧床不起,喜侧卧于眼震快相侧,不敢睁眼,不能稍从事活动。代偿期,眩晕及自发性眼震消失,患者逐渐恢复平衡,可自由行动。

5. 胆脂瘤　因鼓膜穿孔长期不愈,外耳道鳞状上皮经穿孔边缘向中耳生长至鼓室黏膜上皮化者可继发胆脂瘤。

6. 肉芽组织增生　受脓液刺激,外耳道有肉芽组织增生,并能遮蔽穿孔的鼓膜和裸露的骨壁,以探针探之,可触及粗糙的骨壁或坏死的听小骨。

三、治疗要点

本病治疗同一般急性化脓性中耳炎,治疗原则为抗感染,畅引流,去病因。特别注意加强支持疗法及原发传染病的治疗,提高机体的抵抗力。

1. 病因治疗　积极治疗原发传染病。

2. 局部治疗　包括药物治疗和手术治疗。

(1)药物治疗:在 0.3% 氧氟沙星(泰利必妥)滴耳液、0.25%~1% 氯霉素液、0.5% 金霉素液等滴耳液中任选一种滴耳。用药前,可用 3% 过氧化氢溶液或硼酸水彻底清洗外耳道及鼓室内脓液,然后用棉签擦拭干净或以吸引器吸尽脓液方能滴药。滴耳药应尽可能与体温接近,以免引起眩晕。

(2)手术治疗:穿孔长期不愈者,可做鼓膜成形术;有肉芽组织增生,继发胆脂瘤者以根除病变组织、预防并发症、重建中耳传音结构为原则,根据病变范围、咽鼓管功能状况、听力受损类型及程度、有无并发症、乳突发育情况以及术者的手术技能等条件综合考虑具体手术术式。

3. 全身治疗

(1)尽早应用足量的抗菌药物控制感染,务求彻底治愈,以防发生并发症或转为慢性。可取脓液做细菌培养及药敏实验,参照其结果选用合适的抗菌药,直至症状完全消失,并在症状消失后仍继续治疗数日方可停药。

(2)鼻腔减充血剂滴鼻或喷雾于鼻咽部,可减轻鼻咽黏膜肿胀,有利于恢复咽鼓管功能。

(3)注意休息,调节饮食,疏通大便。重症者采用支持疗法,维持水及电解质平衡,如静脉补液、输血或者血浆,应用少量糖皮质激素等,必要时请儿科医生协同观察处理。

四、常见护理诊断 / 护理问题

1. 有感染的危险　与感染急性传染病累及中耳有关。
2. 感知改变(听)　与疾病导致听力下降有关。

3. 有外伤的危险 与合并迷路炎导致眩晕有关。

五、护理措施

1. 术前护理措施

(1)患者评估:包括健康史及相关因素、身体状况、生命体征,以及神志情况、精神状态、行动能力等。

(2)专科护理:针对患者的耳鸣、眩晕、急性感染的症状,积极对症处理,遵医嘱给药,并进行用药指导,例如促排药物需餐前温水服用,耳鸣眩晕改善后及时报告医生停药;根据患者的听力下降特点,选择合适的方式向患者和家属介绍本病的手术过程、治疗原则及预后;可疑有颅内感染的患者,头痛时不可给止痛药,以免掩盖病情,应积极观察有无瞳孔、意识、生命体征变化。

(3)心理护理:让手术成功的病例现身说法举例说明,有助于减轻患者的思想负担,改善心理状态,对患者给予同情、理解、关怀、帮助,解除患者紧张情绪,更好地配合治疗和护理;医护人员应根据不同患者,针对疾病特征,把手术后应出现的和可能出现的情况如实告诉患者及家属,使家属对该病的治疗现状有客观的了解,对术后效果有正确的认识。

(4)饮食护理:指导患者术前多进食富有营养、易消化、口味清淡的膳食,以加强营养,增进机体抵抗力。告知患者手术前一日晚 0 :00 起禁食水。

(5)备皮:术前一日剃发备皮,范围达术侧耳廓周围 5~7cm 内,清洗头部、耳部及其周围皮肤;女患者要求将术侧头发梳向对侧;术前一日剪去术耳外耳道耳毛,清除脓液及耵聍,用酒精消毒外耳道皮肤。

(6)术前一日给予患者行抗生素皮试,以备术中进行抗生素治疗。

(7)物品准备:病历、胸片、心电图、CT、MRI、各种检查结果、检验结果及特殊物品等。

(8)术前有活动的牙齿要报备,贵重物品交由家属保管。

(9)接台手术患者遵医嘱给予静脉补液治疗。

2. 术后护理措施

(1)卧位:全麻术后平卧位或者健侧卧位 4~6 小时,保持呼吸道通畅,遵医嘱给予持续低流量吸氧 4~6 小时,头部勿剧烈活动,4~6 小时后如无不适可下床排尿排便,次日可下床活动。若术中有人工听骨植入,术后遵医嘱给予头部制动或头部固定。

(2)专科护理:观察患者生命体征的变化,注意有无面瘫、眩晕、恶心、呕吐等症状,发现异常及时通知医生处理。注意患侧耳部伤口敷料有无渗血、渗液,如出现渗血、渗液,观察渗出物的颜色、性质、量并做好记录,必要时通知医生给予更换伤口敷料。保持耳部伤口敷料清洁、干燥,嘱患者勿用力咳嗽、打喷嚏、擤鼻,以免影响鼓膜的愈合。如患者术后出现头晕、恶心、呕吐等症状,要评估是麻醉后反应,还是内耳刺激后症状,患者在快速转身、下蹲、牵拉耳部时,伴有恶心、呕吐、眼震等不适时可考虑内耳刺激征。

(3)饮食护理:全麻清醒 4~6 小时,无恶心、呕吐症状,可饮水,饮水后无恶心、呕吐、呛咳等症状,可进少量流质饮食,次日给予高热、高蛋白、高维生素的半流质饮食(如馄饨、面条、面食等),3~5 天后根据医嘱逐渐过渡为普通饮食。禁食辛辣、刺激性、质地硬的食物。适当下床活动,鼓励并协助患者进食,做好饮食指导。

(4)药物治疗护理:遵医嘱给予抗生素、止血等药物治疗,注意观察药物的效果及反应并做好记录。

六、出院后的康复指导

1. 若患者存在鼓膜穿孔或在鼓室成型术后短期内,嘱其半年内不宜游泳,在沐浴和洗头时,用干棉球堵塞外耳道,避免诱发感染,术后 48 小时可拆除耳部伤口敷料,术后 10~14 天门诊复查,拆除缝线及耳内纱条。术后一个月复查纯音测听,了解听力情况。

2. 出院后耳道内纱条填塞可造成耳道内闷胀感,或纱条干结后易造成局部刺痛感,指导患者在此期间不可自行随意抽取耳内纱条,如不适症状影响正常生活及休息,可适当应用止疼药物。

3. 对患者擤鼻的方法进行指导,勿用力擤鼻,以免增加中耳压力,要采取正确的擤鼻方法,可将鼻腔内分泌物先回吸到口腔内,再经口吐出,或堵住一侧鼻孔,轻擤另一侧。

4. 若患者行鼓膜修补术后,嘱其半年内禁坐飞机,以免气压影响鼓膜正常愈合。

5. 锻炼身体,提高身体素质,保证充足睡眠,积极预防和治疗上呼吸道感染,做好卫生宣教,尤其是对患耳的卫生保健,嘱患者勿用手挖耳,保持耳道清洁,防止感染。

6. 如发生头晕症状嘱患者尽量减少活动,特别是头部独立运动,避免快速变换体位,取仰卧位或健侧卧位,避免压迫患耳,等症状减轻后逐渐增加活动量。

7. 告知患者术后三个月内耳道有渗液为正常现象,观察渗液颜色、气味若有异常,及时就医。定期复诊,病情有变化时及时就诊。

8. 合理饮食,注意营养,避免辛辣、油炸等刺激性食物,指导患者进食高蛋白、高热量、高维生素的易消化的流质、半流质饮食,多给予富含纤维素高的食物,以促进肠蠕动,防止便秘。

9. 戒烟酒,烟、酒可导致内耳损伤从而引发听力障碍。

第五节 大疱型鼓膜炎

一、病因与发病机制

大疱性鼓膜炎也称出血性大疱性鼓膜炎,是鼓膜及其相连外耳道皮肤的急性炎症。好发于儿童以及青年人,多为单侧。

病因:本病多数为病毒感染所致,比如流行性病毒、脊髓灰质炎病毒等,少数病例与肺炎支原体感染、药物或物理刺激以及变态反应有关。

二、临床表现

突发性外耳道深部疼痛,可表现为胀痛和刺痛,耳痛往往突然发生,并迅速加重,可伴有同侧头痛及面颊部疼痛,大疱破裂后可逐渐减轻,伴耳闷胀感,也可有轻度的听力障碍伴耳鸣。检查可见鼓膜及邻近外耳道皮肤充血,常于鼓膜后上方出现一个或多个淡黄色或紫色大疱,有时几个疱疹可以融合成一个大疱。大疱位于鼓膜上皮层内,内含血液或血浆,大疱破裂时可流出少许淡黄色或略带血性渗出液,量一般不多,持续时间短暂,形成薄痂而逐渐愈合,轻者疱疹内液可被完全吸收。无鼓膜穿孔。

三、治疗要点

治疗以抗病毒为主,缓解耳部疼痛,防止继发感染,耳痛剧烈难以忍受时,可服用止痛与镇静剂。在大疱破裂前局部保持清洁,并用消炎镇痛的滴耳液,如 2% 酚甘油。局部应用物理疗法可促进炎症吸收,加速疱疹消退,或者在无菌操作下将大疱穿破,大疱破裂后,拭干外耳道,保持清洁,不能再用 2% 酚甘油,可以应用抗生素滴耳液预防继发感染。

四、常见护理问题 / 护理措施

1. 疼痛　与疾病有关。
2. 睡眠障碍　与疼痛有关。
3. 焦虑　与疼痛及耳闷耳胀有关。

五、护理措施

1. 嘱患者根据医嘱服用止疼药物。
2. 遵医嘱行物理治疗。

六、出院后的康复指导

1. 保持清洁,忌用手指挖耳朵。
2. 洗头洗澡避免污水进入外耳道。
3. 大疱破裂后,保持外耳道干燥,用干棉签拭干外耳道。
4. 遵医嘱应用抗病毒及消炎镇痛药物。
5. 心理护理 建议患者听舒缓音乐,放松情绪,缓解疼痛。
6. 锻炼身体,增强抵抗力。

第六节 急性乳突炎

一、病因及发病机制

急性乳突炎(acute mastoiditis)是乳突气房黏骨膜、特别是乳突骨质的化脓性炎症,是急性化脓性中耳炎主要表现在乳突部位的急性炎症。好发于儿童,但因 2~3 岁以下婴幼儿乳突方开始发育,故仅出现鼓窦炎,而不存在乳突炎。急性乳突炎如未被控制,炎症继续发展,可穿破乳突骨壁,引起颅内、外并发症。

急性化脓性中耳炎时,不仅鼓室,而且咽鼓管、鼓窦和乳突气房的黏骨膜均出现不同程度的炎症改变,就乳突而言,此时也存在着病理学上的急性炎症,亦有人称之为炎症反应。但是,耳科专家们并未将其称为"急性乳突炎"或急性中耳炎的并发症,亦将其作为一单独的疾病实体进行诊治,因为此时乳突的这种急性炎症是作为整个中耳炎的一部分而存在的,随着中耳炎的吸收,乳突局部的黏骨膜亦逐渐恢复,无须特殊处理。而临床上这些所称的急性乳突炎是由某些重症急性化脓性中耳炎发展扩散而来,是急性化脓性中耳炎的并发症。

本病多为急性化脓性中耳炎的并发症,继发于外伤或通过血行性感染者很少见。

致病菌毒力强、耐药、对常用抗生素不敏感是本病的重要原因之一,主要致病菌有肺炎球菌Ⅲ型、乙型溶血性链球菌、流感嗜血杆菌等。

患者体质虚弱,抵抗力差,如猩红热、麻疹等急性传染病或糖尿病、慢性肾炎、贫血等慢性疾病的患者,患急性化脓性中耳炎时易并发本病。

中耳脓液向外引流不畅,急性化脓性中耳炎时,咽鼓管黏膜充血,肿胀,纤毛运动障碍,中耳分泌物不能循此向鼻咽部引流。受乳突气房解剖结构的影响,急性乳突炎多发生于气化型乳突。

二、临床表现

急性化脓性中耳炎的病程一般为2~4周,如在恢复期中,在第3~4周,患者各种症状不继续减轻,反而加重,应考虑本病可能,如鼓膜穿孔后耳痛不减轻又加重,重新出现头痛或更加严重;耳流脓不逐渐减少,反而增多,引流受阻时流脓可突然减少;外耳道脓液甚多,拭干净后又迅速出现;鼓膜穿孔后听力不提高,或耳聋加重;全身症状加重,特别在急性化脓性中耳炎第3周左右,体温再度升高,重者可达40℃以上,有些亦可为低热,尤其在使用抗生素期间如此;乳突部皮肤可出现轻度肿胀、潮红;鼓窦外侧壁、乳突导血管处及乳突尖有明显压痛。

三、治疗要点

1. 保守治疗　早期,在融合性化脓腔尚未形成前,全身及局部治疗同急性化脓性中耳炎(抗感染、畅引流、去病因),尤需参照细菌培养及药敏实验结果,及早应用大剂量敏感的抗菌药物,静脉给药,并注意改善局部引流,炎症可得到控制而逐渐痊愈。

2. 手术治疗　如经治疗而不能控制感染,或出现可疑并发症时,应立即行乳突开放术。

四、常见护理诊断／护理问题

1. 疼痛　与手术切口、耳道内填塞、伤口敷料包扎过紧有关。
2. 知识缺乏　缺乏乳突炎防护及治疗的相关知识。
3. 焦虑　与听力改变、耳鸣等临床症状相关。

五、护理措施

1. 术前护理措施

(1)全面评估患者:包括健康史及相关因素、身体状况、生命体征,以及神志情况、精神状态、行动能力等。

(2)心理护理:对患者给予同情、理解、关怀、帮助,告诉患者不良的心理状态会降低机体的抵抗力,不利于疾病恢复,解除患者紧张情绪,使其更好地配合治疗和护理。保证良好睡眠,如患者失眠,必要时可遵医嘱给予地西泮睡前口服。

(3)饮食护理:指导患者术前多进食富有营养、易消化、口味清淡的膳食,以加强营养,增进机体抵抗力。告知患者术晨0:00起禁食水。

（4）术前一日清洁术区皮肤，遵医嘱备术侧耳周三指皮肤。沐浴更换病号服。

（5）术前指导：说明手术治疗的必要性，介绍手术医师的临床经验及技术水平，介绍手术的大致过程及配合方法，向患者及家属详细说明术前注意事项。

（6）术前一日给予患者行抗生素皮试，以备术中进行抗生素输入。

（7）物品准备：病历、胸片、心电图、CT、MRI、各种检查结果及检验结果等。

（8）术前取下活动性义齿，贵重物品交由家属保管。

2. 术后护理措施

（1）卧位：全麻术后健侧卧或平卧 4~6 小时，保持呼吸道通畅，遵医嘱给予持续低流量吸氧 2L/min，4 小时，头部勿剧烈活动，4~6 小时后如无不适可下床排尿排便，次日可下床活动。

（2）专科护理：观察患者生命体征的变化，注意有无面瘫、眩晕、恶心、呕吐等症状，发现异常及时通知医生处理。注意患侧耳部伤口敷料有无渗血、渗液，如出现渗血、渗液，观察渗出物的颜色、性质、量并做好记录，必要时通知医生给予更换伤口敷料，保持耳部伤口敷料清洁、干燥。嘱患者勿用力咳嗽、打喷嚏、擤鼻，以免影响鼓膜的愈合。如患者术后出现头晕、恶心、呕吐等症状，要评估是麻醉后反应，还是内耳刺激症状，指导患者减少头部独立运动，卧床休息，等症状减轻后逐渐增加活动量。

（3）饮食护理：全麻清醒 4~6 小时，无恶心、呕吐症状，可饮水，饮水后无恶心、呕吐、呛咳等症状，可进少量流质饮食，次日给予高热、高蛋白、高维生素的半流质饮食（如馄饨、面条、面食等），3~5 天后根据医嘱逐渐过渡为普通饮食。禁食辛辣、刺激性、质地硬的食物，鼓励并协助患者进饮食，做好饮食指导。

（4）药物治疗护理：遵医嘱给予抗生素、止血等药物治疗，注意观察药物的效果及反应并做好记录。

六、出院后的康复指导

1. 术后 72 小时可拆除耳部伤口敷料，保持伤口处清洁干燥，术后 10~14 天门诊复查，拆除缝线及耳内纱条，可提前网上挂号预约，以节约等待时间。术后一个月复查纯音测听，了解听力情况。

2. 合理饮食，注意营养，避免进食辛辣、油炸食物，指导患者进食高蛋白、高热量、高维生素、易消化的流质、半流质饮食。

3. 勿用力擤鼻，以免增加中耳压力，要采取正确的擤鼻方法，可将鼻腔内分泌物先回吸到口腔内，再经口吐出，或堵住一侧鼻孔，轻擤另一侧。勿用力咳嗽、打喷嚏等。

4. 沐浴时防止水进入耳道内，可先将耳道填塞棉球，如不慎外耳道进水，请及时擦干。

5. 锻炼身体,提高身体素质,积极预防和治疗上呼吸道感染,做好卫生宣教,尤其是对患耳的卫生保健。出院后,半年内禁止游泳。

6. 定期复诊,病情有变化时及时就诊。

7. 患者需安静休养,减少外界刺激保证睡眠。

8. 烟、酒可导致内耳损伤引发听力障碍,有此习惯者应尽早戒。

第七节　分泌性中耳炎

一、病因及发病机制

分泌性中耳炎(secretory otitis media)是以中耳积液(包括浆液、黏液、浆 - 黏液而非血液或脑脊液)及听力下降为主要特征的中耳非化脓性炎性疾病。

分泌性中耳炎可分为急性和慢性两种,慢性分泌性中耳炎是由急性分泌性中耳炎未得到及时而恰当的治疗,或由急性分泌性中耳炎反复发作、迁延、转化而来,目前将本病分为急性(3 周以内)、亚急性(3 周至 3 个月)和慢性(3 个月以上)三种。

本病病因复杂,与多种因素有关。

1. 咽鼓管功能不良　咽鼓管阻塞、清洁功能不良、防御功能障碍。

2. 感染　病毒感染,如流感病毒、腮病毒、呼吸道合胞病毒等。

3. 免疫反应　Ⅰ型变态反应、细菌感染引起的Ⅲ型变态反应。

除以上三大学说外,还有神经性炎性机制学说、胃食管反流学说等。被动吸烟、居住环境不良、哺乳方式不当、家族中有中耳炎患者等属于本病的危险因素。

二、临床表现

本病冬季多发。

1. 听力下降　小儿大多无听力下降的主诉,幼儿可表现为言语发育延迟,学龄前儿童表现对父母的呼唤不理睬,家长误认为注意力不集中,学龄儿童则学习成绩下降。如一侧耳患病,另侧听力正常,可长期不被察觉而于常规的体检时方被发现。

2. 耳痛　急性分泌性中耳炎起病时可有耳痛,疼痛可轻可重,有患儿因耳痛而夜间来急诊的,慢性者可无耳痛。

3. 耳内闷塞感 耳内闭塞感或闷胀感是成人常见的主诉,按压耳屏后这种闭塞感可暂时得以减轻。

4. 耳鸣 耳鸣一般不重,可为间歇性,如"噼啪"声或低音调"轰轰"声,个别患者有高调耳鸣,成年人当头部运动或打哈欠、擤鼻时,耳内可出现气过水声。

三、治疗要点

清除中耳积液,改善咽鼓管通气引流功能,以及病因治疗等综合治疗为本病的治疗原则。

1. 非手术治疗 抗生素或者其他抗菌药物治疗,急性分泌性中耳炎可用抗菌药物进行适当的治疗,疗程不宜过长,糖皮质激素可作为短期治疗。同时有鼻鼓气法、波士球法或导管法作咽鼓管吹张。

2. 手术治疗 由于不少分泌性中耳炎有自限性,所以对无症状、听力正常、病史不长的轻型患儿,可在专科医师的指导下密切观察,而不急于治疗手术。手术方式为鼓膜穿刺术、鼓膜切开术、置管术。

3. 病因治疗 对反复发作的分泌性中耳炎,除积极进行疾病本身的治疗外,更重要的是仔细寻找病因,并积极进行病因治疗。

4. 其他 积极治疗鼻腔、鼻窦或者鼻咽部疾病,包括手术治疗,如鼻息肉摘除术,下鼻甲部分切除术,功能性鼻内镜手术,鼻中隔黏膜下矫正术。

四、常见护理诊断 / 护理问题

1. 感知改变 与听力下降、耳闷等症状有关。
2. 知识缺乏 缺乏分泌性中耳炎疾病相关知识及防护措施。
3. 焦虑 与疾病临床症状影响日常生活、休息有关。

五、护理措施

1. 术前护理措施
(1)全面评估患者:包括健康史及相关因素、身体状况、生命体征,以及神志情况、精神状态、行动能力,患者听力下降、耳闷程度等情况。
(2)心理护理:耐心倾听患者诉说并解答其提出的问题,为患者介绍本病的有关知识,对患者给予同情、理解、关怀、帮助,告诉患者不良情绪状态会降低机体的抵抗力,不利于疾病恢复,解除患者紧张情绪,更好地配合治疗和护理。
(3)饮食护理:指导患者多进食富有营养、易消化、口味清淡的膳食,以加强营养,增进机体抵抗力。告知患者术晨 0∶00 起禁食水。

（4）物品准备：病历、胸片、心电图、硬性耳内镜、各种检查结果及检验结果等。

2. 术后护理措施

（1）卧位：全麻术后健侧卧位或平卧4~6小时，保持呼吸道通畅，医嘱给予低流量吸氧2L/min，4小时，4~6小时如无不适可下床排尿排便，次日可下床活动。

（2）专科护理：观察患者生命体征的变化，注意有无眩晕、恶心、呕吐等症状。发现异常及时通知医生处理。注意患侧外耳道有无渗液、渗血，如果渗液、渗血，观察渗出物的颜色、性质、量并做好记录。保持外耳道清洁，如渗出液多，必要时通知医生给予清理外耳道渗出物。

（3）饮食护理：全麻清醒4~6小时，无恶心、呕吐症状，可饮水，饮水后无恶心、呕吐、呛咳等症状，可进给予高热量、高蛋白、高维生素的半流质饮食（如馄饨、面条、面食等），3日后给予普通饮食。禁食辛辣、刺激性、质地坚硬的食物，鼓励并协助患者进饮食，做好饮食指导。

（4）药物治疗的护理：遵医嘱给予抗生素、止血等药物治疗，注意观察药物的效果及反应并做好记录。

六、出院后的康复指导

1. 术后7~10天门诊复查耳内镜及听力测试，复查咽鼓管功能。继续应用布地奈德鼻喷雾剂或糠酸莫米松鼻喷雾剂，口服促进分泌物排出药物，如桉柠蒎肠溶软胶囊，3个月到半年复查观察置管位置，是否堵塞，如有堵塞及时处理。

2. 外耳道有少许分泌物流出时，应使用干净的棉签轻轻擦拭，以免引起感染。

3. 鼓膜完整者出院后可进行捏鼻鼓气，训练咽鼓管功能，即闭紧嘴巴，捏紧两侧鼻翼，用力向两侧擤气。

4. 合理饮食，注意营养，避免进食辛辣、油炸食物。指导患者进食高蛋白、高热量、高维生素、易消化的流食、半流质饮食。

5. 勿用力擤鼻，以免增加中耳压力，要采取正确的擤鼻方法，可将鼻腔内分泌物先回吸到口腔内，再经口吐出，或堵住一侧鼻孔，轻擤另一侧。

6. 防止水进入耳道内，可先将耳道填塞棉球，如不慎外耳道进水，请及时擦干。

7. 锻炼身体，提高身体素质，积极预防和治疗上呼吸道感染，做好卫生宣教，尤其是对患耳的卫生保健，带管期间禁止游泳。

第八节　中 耳 癌

一、病因与发病机制

中耳癌（cancer of middle ear）在临床上不常见，约占耳部癌肿的 1.5%，占全身癌肿的 0.06%。可原发于中耳，或由原发于外耳道、鼻咽、颅底或腮腺等处的癌肿侵犯到中耳而来，亦可因乳腺、胃肠道等处肿瘤远处转移所致。到肿瘤晚期，很难确定肿瘤的原发部位。

中耳癌以鳞状上皮细胞癌最多见，40~60 岁为好发年龄，一般与性别无关，约 80% 的中耳癌患者有慢性化脓性中耳炎病史，故认为其发生可能与炎症有关。中耳炎症反复刺激引起鼓室黏膜上皮血液循环与营养发生障碍，使鼓室黏膜上皮转变成复层鳞状上皮，部分中耳鳞癌组织切片中有胆脂瘤结构，提示该癌肿可能有 60%~90% 起源于胆脂瘤上皮。中耳乳突状瘤亦可发生癌变。

二、临床表现

中耳癌很容易向周围蔓延，破坏侵蚀邻近组织，因病程早晚、病变部位及发展方向的不同，其临床表现也有差异。

1. 出血　耳内出血或有血性分泌物为最早和最常见的症状，对早期诊断有帮助。到晚期肿瘤侵蚀骨质，破坏血管，可发生致命性大出血。

2. 局部疼痛　耳痛早期为耳内发胀感，到晚期则有明显的疼痛，其特点是持续性耳深部胀痛，刺痛或者跳痛，并向颞骨和枕部放射。

3. 耳聋　多数患者因原有中耳炎所致耳聋故往往不引起重视，早期为传导性耳聋，晚期为混合性耳聋，常伴有耳鸣。

4. 张口困难　早期因炎症，疼痛而反射性地引起下颌关节僵直，晚期多因癌肿侵犯颞肌、三叉神经或直接侵犯颞颌关节所致。

5. 面瘫　出现的早晚与肿瘤侵犯的部位有关，如肿瘤起源于面隐窝或鼓岬则早期可出现面瘫。

6. 眩晕　中耳癌的早期一般不侵犯迷路，晚期可因迷路受侵犯而出现眩晕。

7. 其他　脑神经受累症状晚期第 Ⅴ、Ⅵ、Ⅸ、Ⅹ、Ⅺ、Ⅻ 对脑神经可受到侵犯，出现复视、咽下困难、声嘶、软腭麻痹、抬肩无力、伸舌偏斜等症状。

8. 颈淋巴结肿大　局部淋巴结转移时出现颈部包块，对侧颈部淋巴结亦可发生转移。

9. 远处转移 晚期出现血性转移时,则有相应内脏或骨骼器官受累之症状。

三、治疗要点

中耳癌早期症状与慢性中耳炎相似,当仅诊断为中耳炎时,活检并不是作为常规进行,因此,中耳癌可能长期被漏诊,不易早期发现,待至症状明显时,已累及岩骨、颅内及颞颌关节等处,增加治疗难度,故应提高警惕,争取早期诊断,才能治愈。颅底及颞骨 X 线、CT 及 MRI 等影像学检查有助于病变的诊断及了解肿瘤向四周侵蚀的范围。病理检查为确诊中耳癌的可靠方法,且可明确病理组织类型,为选择治疗方法提供参考。凡遇下列情况者应详细检查,严密观察随访:

1. 中耳炎患者出现血性分泌物者,突然出现面瘫者。

2. 中耳或外耳道内有肉芽、息肉样组织及乳头状新生物,切除后迅速复发或触之极易出血者。

3. 耳深部持续性疼痛者。

早期宜采用手术切除加术后放疗,对晚期患者应进行综合治疗。

1. 手术治疗 对局限于中耳乳突腔内的较小的肿瘤,可行乳突根治术或扩大的乳突根治术;肿瘤已侵犯内耳、岩尖者,行颞骨次全切除术或颞骨全切除术,有颈淋巴结转移者,应采用颈部淋巴结廓清术。

2. 放射治疗 随着放射设备的改进,在 ^{60} 钴和直线加速器代替了镭锭和常规 X 线治疗后,中耳癌的放疗效果有了显著的提高,5 年生存率可达 65%。采用耳前、耳后两野交叉照射,每日照射剂量为 1.75~2Gy,每周照射 5 次,开始照射时,每日剂量宜小,逐日增如,以免引起恶心、呕吐、眩晕等内耳刺激症状。单纯放疗的剂量为 60~70Gy/6~7 周,术前放疗的剂量为 50~60Gy/5~6 周,放疗中应保持耳道清洁,预防和控制感染,促使肿瘤消退,减轻放射损伤。

3. 化学治疗 化疗仅作为手术或放射治疗的辅助方法,对于无手术指征的晚期病例具有缓解症状的作用。

影响预后的关键因素是能否早期诊断和早期治疗,因中耳癌患者多数不能获得早期治疗,故预后较差。影响疗效的主要因素有:患者年龄、肿瘤范围、类型及分化程度、治疗方式、放疗的剂量等。

四、常见护理诊断 / 护理问题

1. 疼痛 与肿瘤压迫有关。

2. 感知紊乱 与原有的中耳炎引起的听力下降有关。

3. 语言沟通障碍 与听力下降有关。

4. 有跌倒的危险 与眩晕、平衡失调有关。

5. 自我形象紊乱 与疾病所致面瘫与手术创口有关。

6. 预感性悲哀 与疾病晚期对治疗预后丧失信心有关。

7. 知识缺乏 缺乏有关本疾病的治疗原则、手术过程及预后等相关知识。

五、护理措施

1. 术前护理措施

(1)全面评估患者:包括健康史及相关因素、身体状况、生命体征,以及神志情况、精神状态、行动能力等,加强安全教育及生活护理,适当留陪护。

(2)心理护理:对患者给予同情、理解、关怀、帮助,告诉患者不良的心理状态会降低机体的抵抗力,不利于疾病恢复,解除患者紧张情绪,使其更好地配合治疗和护理。保证良好睡眠,如患者失眠,必要时可遵医嘱给予地西泮睡前口服。

(3)饮食护理:指导患者术前多进食富有营养、易消化、口味清淡的膳食,以加强营养,增进机体抵抗力,若患者受疾病影响,进食受限,可遵医嘱给予鼻饲肠内营养剂或静脉营养。患者间断服用止疼药物导致胃部不适,遵医嘱给予保胃药物治疗。告知患者术晨 0 : 00 起禁食水。

(4)术前一日清洁术区皮肤,遵医嘱备全头皮肤,如术中需要填塞脂肪或取皮瓣应相应备腹部皮肤或皮瓣部位备皮。入手术室不要化妆,不要涂抹指甲油,沐浴更换病号服。

(5)术前指导:说明手术治疗的必要性,介绍手术医师的临床经验及技术水平,介绍手术的大致过程及配合方法,向患者及家属详细说明术前注意事项。

(6)术前一日给予患者行抗生素皮试,以备术中进行抗生素输入。

(7)物品准备:病历、胸片、心电图、CT、MRI、各种检查结果及检验结果等,可根据患者需要提前准备腹带、吸管、一次性尿垫等。

(8)术前取下活动性义齿,贵重物品交由家属保管。

2. 术后护理措施

(1)卧位:全麻术后健侧卧或平卧 4~6 小时,保持呼吸道通畅,遵医嘱给予持续低流量吸氧 2L/min,4 小时,头部勿剧烈活动,如无头痛、头晕等症状,4~6 小时后可抬高床头 45°,术后 2~3 天如无不适可下床排尿排便。

(2)专科护理:术后密切观察生命体征,观察神志、意识、瞳孔大小、对光反射灵敏度、有无颅内高压症状、运动障碍等,注意有无面瘫、眩晕、恶心、呕吐等症状,发现异常及时通知医生处理。注意患侧耳部伤口敷料有无渗血、渗液,如出现渗血、渗液,观察渗出物的颜色、性质、量并做好记录,必要时通知医生给予更换伤口敷料,保持耳部伤口敷料清洁、干燥。保持术腔引流管通畅,观察引流液颜色、性质、量。保留脑脊液引流者,密切观察脑脊液的量和流速,预防感染。密切观察手术切口有无异常渗出及皮瓣成活情况,每小时观察皮瓣的颜色、温度及指压反应,如颜色青紫则发生静脉血流不畅,颜色苍白发生动脉血流不畅,应立即报告医生给予相应处理。皮瓣伤口缝线除给予消毒后,还应金霉素药膏涂抹防止感染。嘱患者勿用力咳嗽、打喷嚏、擤鼻,以免导致伤口出血。

(3)饮食护理:全麻清醒4~6小时,无恶心、呕吐症状,可饮水,饮水后无恶心、呕吐、呛咳等症状,可进少量流质饮食,次日给予高热量、高蛋白、高维生素的半流质饮食(如馄饨、面条、面食等),3~5天后根据医嘱逐渐过渡为普通饮食。禁食辛辣、刺激性、质地坚硬的食物,鼓励并协助患者进饮食,做好饮食指导。若患者术前已出现张口受限,无法正常进食,术后遵医嘱给予鼻饲饮食,逐渐锻炼患者经口进食。

(4)药物治疗护理:遵医嘱给予抗生素、脱水、止血及补液等药物治疗,注意观察药物的效果及反应并做好记录。遵医嘱给予复查血常规及生化,根据患者血液指标调整用药。

六、出院后的康复指导

1. 术后7天可拆除耳部弹性伤口敷料,换成普通绷带缠绕敷料,术后14~20天门诊复查,拆除耳部伤口敷料,并根据伤口愈合程度给予拆除部分缝线或全部缝线。术后两周复查核磁,了解癌肿切除情况。

2. 嘱患者出院后合理安排日常生活,忌重体力劳动及容易增加颅内压的活动,劳逸结合,如患者术后出现头晕、恶心、呕吐等症状,患者在快速转身、下蹲、牵拉耳部时,伴有恶心、呕吐、眼震等不适时可考虑内耳刺激征,嘱患者尽量减少活动,特别是头部独立运动,避免快速变换体位,取仰卧位或健侧卧位,避免压迫患耳,等症状减轻后逐渐增加活动量。戒烟酒,保持良好睡眠。合理饮食,注意营养,避免食辣、油炸食物,指导患者进食高蛋白,高热量,高维生素的易消化的流质、半流质饮食。

3. 适当进行体育锻炼,提高身体素质,积极预防和治疗上呼吸道感染,做好卫生宣教,尤其是对患耳的卫生保健,保持伤口处清洁干燥,勿用手指挖耳。

4. 嘱患者避免噪声的刺激,远离车辆喧嚣、人声喧哗的地方。

5. 嘱患者避免过度使用手机和耳机。

6. 嘱患者遵医嘱按时服药,不可擅自停药、改药。

7. 若患者需行放疗、化疗,则予相关健康指导,加强营养,保护皮肤和血管,涂抹皮肤保护剂及保湿乳,避免皮肤破损。

8. 应评估患者焦虑程度,利用缓和医疗理念,多与患者交流,安抚情绪。指导患者及家属调整心态,正确面对疾病,积极配合后续治疗。根据患者的听力下降特点,选择合适方式向患者和家属介绍放化疗注意事项、疾病治疗原则等。

第九节 鼓 室 硬 化

一、病因与发病机制

鼓室硬化是指中耳经历了长期的慢性炎症后,在愈合过程中所遗留的中耳结缔组织退行性病变,是引起传导性聋的重要原因之一,其主要病理变化为中耳黏膜下层及鼓膜固有层中出现透明变性和钙质沉着。

本病的发病机制不明,结缔组织退行性变可能因炎症或细菌感染所致,单纯的咽鼓管阻塞很少会引起硬化病变。病变不仅侵犯中耳黏膜及鼓膜,位于鼓室内的韧带、肌腱亦可硬化、骨化。病变一般多见于上鼓室、前庭窗和听骨周围,较少侵及下鼓室、蜗窗及咽鼓管鼓口,该处仅当病变甚为广泛时方始受累。

二、临床表现

1. 进行性听力减退   双侧发病者较多,病史大多较长,达数年、十余年或数十年不等,但个别亦仅有半年或 1 年余者。

2. 耳鸣   一般不重。

3. 有些患者可无明显症状,仅在手术中发现。

三、治疗要点

1. 手术治疗   是目前主要的治疗措施,手术的目的是清除影响听力的硬化组织,恢复或重建传音结构,以增进听力。

2. 因各种原因而不能手术者,可佩戴助听器。

四、常见护理诊断 / 护理问题

1. 疼痛   与手术切口及耳道内填塞有关。

2. 知识缺乏   缺乏鼓室硬化防护及治疗的相关知识。

3. 感知改变   与听力改变等临床症状相关。

五、护理措施

1. 术前护理措施

(1)全面评估患者:包括健康史及相关因素、身体状况、生命体征,以及神志情况、精神状态、行动能力等。

(2)心理护理:患者主要症状是渐进性听力下降,特别是双耳同时发病的患者,听力下降严重影响与人交往,容易导致沉重心理负担及自卑感。患者要求手术治疗提高听力,由于患者对鼓室硬化发病机制不了解,担心手术效果及可能发生的并发症,此时,对患者给予同情、理解、关怀、帮助,耐心向患者及家属讲解术前、术后注意事项,介绍手术成功病例,尽量消除患者顾虑,积极配合手术准备。

(3)饮食护理:指导患者术前多进食富有营养、易消化、口味清淡的膳食,以加强营养,增进机体抵抗力。告知患者术晨 0∶00 起禁食水。

(4)术前一日清洁术区皮肤,遵医嘱备术侧耳周二指皮肤,沐浴更换病号服。

(5)术前一日给予患者行抗生素皮试,以备术中进行抗生素输入。

(6)物品准备:病历、胸片、心电图、CT、MRI、各种检查结果及检验结果等。

(7)术前取下活动性义齿,贵重物品交由家属保管。

2. 术后护理措施

(1)卧位:全麻术后健侧卧或平卧 4~6 小时,保持呼吸道通畅,遵医嘱给予持续低流量吸氧 2L/min,4 小时,头部勿剧烈活动,4~6 小时后如无不适可下床排尿排便,次日可下床活动。

(2)专科护理:观察患者生命体征的变化,避免头部剧烈活动。保持伤口敷料清洁干燥,嘱患者勿用力咳嗽、打喷嚏、擤鼻等。术后患者可能感觉耳道内隐痛或短暂耳道内抽搐,若难以忍受应及时报告医生,排除伤口敷料压迫耳廓或切口感染。如患者术后出现头晕、恶心、呕吐等症状,要评估是麻醉后反应,还是内耳刺激后症状,指导患者减少头部独立运动,卧床休息,等症状减轻后逐渐增加活动量。

(3)眩晕的观察与护理:眩晕临床主要表现为术后患者无法坐起,不敢睁开双眼,眩晕伴恶心、呕吐等,检查可发现眼球震颤,偏向患侧,如有明显听力下降应及时报告医生给予对症处理。眩晕症状多于术后 3~4 天消退,在此期间应保持病房安静,预防患者活动时跌倒坠床的风险,眩晕严重时应给予对症处理,对伴随呕吐症状的患者应及时补充电解质。

(4)面瘫的观察与护理:面瘫临床表现为口角歪斜、眼睑闭合不全、额纹减退或消失以及进食时味觉有改变等。术后如出现面瘫应使用糖皮质激素,并配合营养神经等药物治疗,注意面部保暖,眼睑闭合不全时应使用眼药膏等保护角膜。

(5)饮食护理:全麻清醒4~6小时,无恶心、呕吐症状,可饮水,饮水后无恶心、呕吐、呛咳等症状,可进少量流质饮食,次日给予高热量、高蛋白、高维生素的半流质饮食(如馄饨、面条、面食等),3~5天后根据医嘱逐渐过渡为普通饮食。禁食辛辣、刺激性、质地硬的食物,做好饮食指导。

(6)药物治疗护理:遵医嘱给予抗生素、止血等药物治疗,注意观察药物的效果及反应并做好记录。

六、出院后的康复指导

1. 术后72小时可拆除耳部伤口敷料,保持伤口清洁干燥,术后10~14天门诊复查,拆除缝线及耳内纱条。术后1个月复查纯音测听,了解听力情况。

2. 耳道内近期可能会有少许渗血渗液,可嘱患者不必过分紧张,一般为伤口敷料拆除后残余渗液,一般可自行慢慢减少,在耳道处放置干棉球,可起到吸收渗液的作用,浸湿后更换即可。

3. 鼓室硬化患者,硬化灶经常与裸露面神经或镫骨底板粘连较紧,面瘫的发生可能与术中损伤面神经或术腔填塞过紧,致面神经血运障碍或局部炎症、水肿波及面神经有关。如患者出院时仍有眼睑闭合不全等面瘫症状,可指导患者出院后应用营养神经药物,配合按摩等物理方式促进面神经康复,避免受凉、感冒等,使用眼药水及眼药膏缓解眼部干涩、不适等症状,保护眼角膜,遵医嘱复查。

4. 合理饮食,注意营养,避免食辣、油炸食物。指导患者进食高蛋白、高热量、高维生素、易消化的流质、半流质饮食。

5. 避免剧烈活动,以免引发头晕等不适症状,如发生头晕等症状应立即休息,可适当应用缓解头晕的药物,并预防跌倒坠床的发生。

6. 沐浴时防止水进入耳道内,可先将耳道填塞棉球,或在家属、专业人士的协助下洗头,如不慎外耳道进水,请及时擦干。

7. 积极预防和治疗上呼吸道感染,做好卫生宣教,尤其是对患耳的卫生保健。出院后,半年内禁止游泳。

8. 烟、酒可导致内耳损伤引发听力障碍,有此习惯者应尽早戒。

第十节   颈静脉球体瘤

一、病因及发病机制

颈静脉球体瘤也称为非嗜铬性副神经节瘤或化学感受体瘤和鼓室体瘤。

颈静脉体瘤起源于化学感受器,由毛细血管和前毛细血管组成。

大部分颈静脉球体瘤起源于颈静脉球顶部,少数发生于鼓室,按原发部位分为颈静脉球体瘤和鼓室球体瘤。肿瘤生长一般较缓慢,但亦有迅速发展者,瘤体主要经解剖通道向邻近组织扩展,侵蚀破坏骨质向颅中窝,颅后窝蔓延,压迫邻近组织和神经,引起相应的临床症状,在病理学上此病属良性,但在临床上,其易侵犯颅内结构且有少数病例可发生远处转移。

二、临床表现

本病多见于中年女性,男女比例为1∶5,根据肿瘤原发部位及发展情况不同,出现的症状和体征也有差异。鼓室球体瘤症状出现一般较早,而起源于颈静脉球顶部的颈静脉体瘤可于疾病晚期出现明显症状。

1. 早期症状 单侧搏动性耳鸣、轻度传导性耳聋和耳部闷胀感,耳鸣与脉搏一致。肿瘤长到外耳道,可有出血,继发感染后则有血脓性耳漏,肿瘤压迫或继发感染也可以引起耳痛。

2. 晚期症状 迷路及邻近组织、脑神经等受累,可出现眩晕,面瘫,Ⅷ、Ⅸ、Ⅹ、Ⅺ、Ⅻ对脑神经瘫痪和 Horner 综合征。

三、治疗要点

根据病变范围,采用手术切除或者放射治疗,或手术加放疗。

1. 手术治疗 以切除全部肿瘤为原则,根据肿瘤部位,侵犯范围,参照临床分期,采取不同手术方法。手术治疗需两步进行,首先进行局麻下脑血管栓塞造影术,之后安排全麻手术治疗。

2. 放射疗法 凡病变范围广泛,难以手术切除或手术切除不满意者,或全身情况不良不能手术者,均可采用放射治疗。肿瘤血管丰富,放射治疗可引起动脉内膜炎和纤维化,阻止或延缓肿瘤生长,缓解症状,甚至可使肿瘤缩小。部分病例待肿瘤缩小后再行手术切除。

四、常见护理诊断/护理问题

1. 疼痛 与术后切口有关。
2. 有感染的危险 与手术涉及范围广有关。
3. 有体温改变的危险 与术后外科吸收热及感染有关。
4. 营养失调 摄入量低于机体需要量。
5. 有误吸的危险 与患者术中刺激喉返神经引发术后进食呛咳有关。
6. 有皮肤完整性受损的危险 与患者术后长期卧床有关。
7. 感知改变 与切除肿瘤可能损伤面神经、听神经有关。

8. 有活动无耐力 与患者术后活动减少、电解质紊乱有关。

五、护理措施

1. 术前护理措施

(1)全面评估患者:包括健康史及相关因素、身体状况、生命体征,以及神志情况、精神状态、行动能力等,判断是否有面瘫,评估面瘫程度,如有眼睑闭合不全,需给予玻璃酸钠滴眼液及眼膏,保护眼角膜。

(2)心理护理:耐心倾听患者诉说并解答其提出的问题,为患者介绍本病的有关知识,让患者了解手术治疗的必要性,同情、理解、关怀、帮助患者,告诉患者不良的心理状态会降低机体的抵抗力,不利于疾病的恢复,解除患者的紧张、恐惧心理,更好地配合治疗和护理。保证良好睡眠,如患者失眠,必要时可遵医嘱给予地西泮睡前口服。

(3)根据病情需要行造影和栓塞的患者,造影前一天备腹股沟及会阴部皮肤,术前 6 小时禁食水,术后平卧 24 小时,患肢 6 小时制动。观察生命体征,观察穿刺部位渗血及足背动脉的搏动情况,观察穿刺侧肢体皮肤颜色、温度、感觉及活动情况,24 小时后拆除绷带。

(4)饮食护理:指导患者多进食富有营养、易消化、口味清淡的膳食,以加强营养,增进机体抵抗力。告知患者手术当日术晨 0:00 禁食水。

(5)术前锻炼:由于术后需要卧床休养三天,持续床旁心电监护监测生命体征,术后留置引流管,造成活动受限,舒适度改变等。因此,指导患者在卧床情况下进行下肢肢体活动的方法,家属共同参与,还应指导患者进行床上排尿、排便训练。

(6)术前一日清洁术区皮肤,备全头皮肤,沐浴更换病号服。

(7)术前一日给予患者行抗生素皮试,以备术中进行抗生素输入。

(8)物品准备:病历、胸片、心电图、CT、MRI、耳内镜、各种检查结果及检验结果等。

(9)皮肤保护:由于手术时间长,入手术室前给予患者骶尾部贴安普贴保护皮肤。

(10)术晨取下活动性义齿,贵重物品交由其家属保管。

2. 术后护理措施

(1)病情观察:术后给予患者床旁心电监护严密监测生命体征变化,观察神志、瞳孔变化,并准确记录,重点观察患者意识,重视患者头痛的主诉,如出现意识不清、瞳孔不等大或者散大,发现患者不能恢复意识,或意识恢复后,再突然或逐渐昏迷,呼吸困难,高热、血压升高、肢体强直等均应疑为颅内出血或颅内压增高的征象,立即报告医生处理。注意患者有无头痛、面瘫、偏瘫、眼球震颤、眩晕、恶心、呕吐等情况发生,发现异常及时通知医生。注意患侧耳部伤口敷料有无渗血、如有渗液观察渗出物的颜色、性质、量并做好记录,敷料情况及时通知医生,必要时给予更换,保持敷料清洁、干燥固定好。若患者术后用弹力绷带加压包扎,要关注患者疼痛主诉及皮肤受压部位。

(2)面瘫的护理:如患者术前存在面瘫或术中刺激或损伤面神经,有眼睑闭合不全时,为防止暴露性角膜炎的发生,每日 3~5 次给予玻璃酸钠滴眼液滴眼,晚间用盐酸金霉素药膏涂抹上下眼睑间,并戴眼罩加以保护。遵医嘱应用激素或营养神经药物。

(3)引流管的护理:术后患者通常留置术区引流管及留置尿管,给予引流管固定贴保证固定妥善,活动、翻身时要避免管道打折、受压、扭曲、脱出等,引流期间保持引流通畅,准确记录引流液颜色、性质、量,如有异常及时报告医生。倾倒引流液时注意无菌操作。停留置尿管前要进行膀胱功能锻炼,拔管后要关注患者排尿情况。

(4)卧位的护理:患者术后清醒后将床头抬高 15°~30°,以降低颅内压,促进颅内静脉回流,减轻脑水肿,降低颅压,减少出血,减轻头疼,利于呼吸,利于分泌物引流。术后第一天应卧床休息,告知患者术后出现头晕、恶心、呕吐等不适症状及时告知护士,指导患者减少头部独立运动,卧床休息,勿用力排便,术后常规给予缓泻药物口服,预防发生便秘的情况,术后第二天开始在床上进行抬高床头直至坐位的训练,第三天可进行下床活动的练习,活动时勿做低头、弯腰捡东西等使颅压增高的动作,如头晕严重,必要时遵医嘱给予对症药物治疗,下床活动要缓慢,如厕要搀扶,防止摔伤。

(5)皮肤的护理:保持皮肤完整性,定时协助翻身,按摩骨突处,防止皮肤发生压红、压疮等情况发生。

(6)预防下肢静脉血栓:卧床期间给予患者双下肢穿弹力袜,避免在下肢进行输液治疗,指导患者双下肢床上活动,避免下肢静脉血栓的发生,如患者出现下肢不适,可行床旁超声排查。

(7)基础护理:做好晨晚间护理,洗脸、刷牙、漱口,加强口腔护理,保持口腔清洁,必要时给予口腔护理。留置尿管患者每晚进行会阴冲洗。

(8)呼吸道的护理:遵医嘱按时给予雾化吸入治疗,每日 4 次,雾化后给予患者叩背协助排痰,适当的床上活动,防止肺部感染的发生。

(9)体温的观察与护理:观察患者体温变化,术后三日,每天三次监测体温变化,如体温不高于 38℃,可能为术后外科吸收热,指导患者多饮水,给予温水擦浴、酒精擦浴,体温超过 38.5℃时,必要时遵医嘱给予药物降温,监测血象指标,预防感染的发生。

(10)输液的护理:遵医嘱给予患者抗生素、脱水药物、激素药物及补液药物治疗,必要时给予输血治疗,观察输液处皮肤及血管情况,如有红肿、疼痛及外渗等情况应及时拔除,更换输液部位。应用脱水、降颅压药物时,要观察患者液体入量、尿量,并做好记录,保证出入平衡,动态监测患者电解质变化,如有异常遵医嘱补充钾、钠、钙、氯等电解质,及时纠正防止发生电解质紊乱。

(11)饮食护理:术后 6 小时后给予患者流质饮食,做好饮食指导,鼓励进食清淡、易消化、高蛋白流食,以免牵拉伤口引起不适和疼痛,影响伤口愈合。如患者吞咽困难或者易误吸,要保证好液体输入量,少量多餐,慢慢练习,如吞咽困难严重者,可给予留置胃管,给予鼻饲饮食。

六、出院后的康复指导

1. 出院前应向患者及家属详细介绍出院手续办理流程及出院后有关事项,并将有关资料交给患者及家属,告知复诊时间及日常生活、锻炼中的注意事项。

2. 出院后应保持伤口敷料清洁、完整、干燥,有渗血渗液时应及时复诊,皮肤受压部位应每日查看,防止因伤口敷料过紧引起皮肤损伤,术后 14 天门诊拆线并复查。

3. 如患者术前存在面瘫或术中刺激或损伤面神经,有眼睑闭合不全时,为防止暴露性角膜炎的发生,出院后继续每日给予玻璃酸钠滴眼液滴眼 3~5 次,晚间用盐酸金霉素药膏涂抹上下眼睑间,戴眼罩加以保护。教会患者患侧咀嚼口香糖,练习吹气球等,饭后漱口以防口腔感染。遵医嘱应用激素或营养神经药物。

4. 患者出院后注意劳逸结合,避免过度劳累,如头晕症状明显应注意休息。减少头部独立运动,卧床休息,勿用力排便,预防发生便秘的情况,可适当应用缓泻剂,活动时勿做低头、弯腰捡东西等使颅压增高的动作,适当进行户外活动及轻度体育锻炼,以增强体质,防止感冒及其他并发症,戒烟、禁酒。

5. 因手术涉及范围较广,术后伤口大,如有疼痛影响正常休息及生活,可适当应用止疼药物对症处理,保证正常作息,利于病情康复。

6. 增强患者战胜疾病的信心。同时做好家属的心理辅导工作,给予鼓励和支持。

7. 使患者保持心情舒畅和充足的睡眠,每晚持续睡眠应达到 6~8 小时。

8. 遵医嘱按时用药,如有异常及时来院就诊。

9. 加强营养,进食高热量、高蛋白、高营养、易消化食物,以利恢复体质。指导进食呛咳患者训练吞咽功能,少食多餐,对于出现口角歪斜、咀嚼无力、进食呛咳及吞咽困难的患者,应注意保持食物温度适宜,由健侧进食流食、糊状食物(如粥、蛋羹、菜泥等),进食速度宜慢。

10. 出院 3 个月或半年后定期复查 MRI,以了解病情变化。

第十一节　鼓室体瘤

一、病因与发病机制

鼓室体瘤是局限于鼓室内的起源于鼓室的舌咽神经鼓室支及迷走神经耳支的化学感受器瘤,起源于副神经节,也称为鼓室副神经节瘤,早期主要在鼓室内生长,因其病变原发于中耳腔及鼓室而得名,此瘤在组织结构上属化学感受器瘤。

二、临床表现

临床上的典型表现为搏动性耳鸣、听力下降、耳流脓、流血。通过鼓膜可见鼓岬表面红色肿块,中耳 CT 检查显示鼓岬外有边缘光滑的软组织占位改变,乳突无破坏。临床上该病少见,且表现多样,不典型,容易误诊,误治。如面神经受损可出现面瘫,后组脑神经受损可出现吞咽障碍、呛咳、声嘶、伸舌偏向患侧等症状。

三、治疗要点

1. 手术治疗　主要根据病变部位、范围,有无颅内侵犯及是否存在联合病变等选用,手术包括经外耳道进路、经乳突 - 面神经隐窝入路、经颞下窝入路以及其他联合入路、面神经改道等入路。

2. 放射治疗　对于一些病变范围广泛、难以手术切除或手术切除不满意者,或全身情况不能手术者,均可采用放射治疗。

四、常见护理诊断 / 护理问题

1. 疼痛　与手术切口及耳道内填塞有关。
2. 知识缺乏　缺乏鼓室体瘤防护及治疗的相关知识。
3. 焦虑　与听力改变、耳鸣等临床症状相关。

五、护理措施

1. 术前护理措施

(1)全面评估患者:包括健康史及相关因素、身体状况、生命体征,以及神志情况、精神状态、行动能力及术前备血等。

(2)心理护理:对患者给予同情、理解、关怀、帮助,告诉患者不良的心理状态会降低机体的抵抗力,不利于疾病恢复,解除患者紧张情绪,使患者更好地配合治疗和护理。保证患者良好睡眠,如患者失眠,必要时可遵医嘱给予地西泮睡前口服。

(3)饮食护理:指导患者术前多进食富有营养、易消化、口味清淡的膳食,以加强营养,增进机体抵抗力。告知患者术晨 0:00 起禁食水。

(4)术前一日清洁术区皮肤,遵医嘱备术侧耳周皮肤,沐浴更换病号服。

(5)术前指导:说明手术治疗的必要性,介绍手术医师的临床经验及技术水平,介绍手术的大致过程及配合方法,向患者及家属详细说明术前注意事项。

(6)术前一日给予患者行抗生素皮试,以备术中进行抗生素输入。

(7)物品准备:病历、胸片、心电图、CT、MRI、各种检查结果及检验结果等。

(8)术前取下活动性义齿,贵重物品交由家属保管。

2. 术后护理措施

(1)卧位的护理:全麻术后健侧卧或平卧 4~6 小时,保持呼吸道通畅,遵医嘱给予持续低流量吸氧 2L/min 4 小时,头部勿剧烈活动,床头抬高,卧床休息,术后第 3 日可下床活动。

(2)伤口的护理:观察伤口敷料有无渗血、渗液,如有渗血渗液应及时报告医生,必要时给予更换重新加压包扎,预防感染及出血,观察伤口敷料松紧度及加压处皮肤。

(3)专科护理:观察患者生命体征、意识、瞳孔的变化,发现异常及时通知医生处理,可遵医嘱给予激素减轻局部水肿,给予患者营养神经类药物治疗。

(4)面瘫的护理:加强健康宣教,嘱患者按摩患侧面部皮肤,局部热敷,患侧咀嚼口香糖等促进面神经恢复。对于术中面神经无法保留而使患者眼睑闭合不全的患者白天应给予患者滴玻璃酸钠滴眼液,睡前给予涂盐酸金霉素眼膏,防止眼角膜干燥、角膜炎及角膜溃疡的发生。

(5)预防电解质紊乱:严格记录患者 24 小时出入量,因患者经口进食差,为预防电解质紊乱,遵医嘱给予补液治疗,前 3 日每日留取血标本,了解患者钾钠钙的情况。

(6)饮食护理:全麻清醒 4~6 小时,无恶心、呕吐症状,可饮水,饮水后无恶心、呕吐、呛咳等症状,可进少量流质饮食,对于吞咽困难的患者,应鼓励患者进食糊状或较黏稠的食物,如香蕉,芝麻糊等,少量多餐,给予患者进行饮食指导。如进食十分困难,应遵医嘱给予患者留置胃管,班班交接胃管留置长度,定时给予患者鼻饲饮食,鼻饲前应先确定胃管在胃内,打完饭后应用温水冲洗胃管,以保证胃管通畅。

(7)预防下肢血栓:因患者术后 3 天卧床休息,不可下床,因此给予患者穿抗血栓压力袜,指导患者做足背伸屈运动,睡前床上泡脚,预防下肢深静脉血栓形成。

（8）皮肤的护理：因鼓室体瘤手术时间长，术后卧床时间长，长期受压部位易形成压疮，因此应注意观察患者耳廓，骶尾部皮肤和健侧髋部，肘部，足跟等骨突出部的皮肤情况，如患者皮肤出现压红应每 2 小时给予患者翻身，压红部位给予涂抹赛肤润，并用安普贴保护皮肤，班班交接。

（9）药物治疗护理：遵医嘱给予抗生素、脱水、营养等药物治疗，注意观察药物的效果及反应并做好记录。

六、出院后的康复指导

1. 出院前应向患者及家属详细介绍出院手续办理流程及出院后有关事项，并将有关资料交给患者及家属，告知复诊时间及日常生活、锻炼中的注意事项。

2. 出院后应保持伤口清洁、干燥，有渗血渗液时应及时复诊，术后 14 天门诊拆线并复查。

3. 勿用力擤鼻，以免增加中耳压力，要采取正确的擤鼻方法，可将鼻腔内分泌物先回吸到口腔内，再经口吐出，或堵住一侧鼻孔，轻擤另一侧。

4. 沐浴时防止水进入耳道内，保持伤口处清洁干燥，可先将耳道填塞棉球，如不慎外耳道进水，请及时擦干。

5. 如患者术前存在面瘫或术中刺激或损伤面神经，有眼睑闭合不全时，为防止暴露性角膜炎的发生，出院后继续每日给予玻璃酸钠滴眼液滴眼 3~5 次，晚间用盐酸金霉素药膏涂抹上下眼睑间，戴眼罩加以保护。教会患者患侧咀嚼口香糖，练习吹气球等，饭后漱口以防口腔感染。遵医嘱应用激素或营养神经药物。

6. 注意劳逸结合，避免过度劳累，如头晕症状明显应注意休息，减少头部独立运动，卧床休息，勿用力排便，预防发生便秘的情况，可适当应用缓泻剂，活动时勿做低头、弯腰捡东西等使颅压增高的动作，适当进行户外活动及轻度体育锻炼，以增强体质，防止感冒及其他并发症，戒烟、禁酒。

7. 因手术涉及范围较广，术后伤口大，如有疼痛影响正常休息及生活，可适当应用止疼药物对症处理，保证正常作息，利于病情康复。

8. 增强患者战胜疾病的信心，同时做好家属的心理辅导工作，给予鼓励和支持。

9. 保持心情舒畅和充足的睡眠，每晚持续睡眠应达到 6~8 小时。

10. 遵医嘱按时用药，如有异常及时来院就诊。

11. 加强营养，进食高热量、高蛋白、高营养、易消化食物，以利恢复体质。指导进食呛咳患者训练吞咽功能，少食多餐。对于出现口角歪斜、咀嚼无力、进食呛咳及吞咽困难的患者,应注意保持食物温度适宜,由健侧进食流食、糊状食物(如粥、蛋羹、菜泥等),进食速度宜慢。由于手术时间长,机体组织创伤大,能量消耗多,故应补充充足营养,促进伤口愈合和康复,提高机体抵抗力,预防感染和并发症的发生。

第三章

内 耳 疾 病

第一节 眩 晕

一、病因与发病机制

眩晕是机体对空间关系的定向感觉障碍或平衡感觉障碍,是一种运动幻觉或运动错觉。眩晕为常见的临床症状之一,5‰~10‰ 的人群曾患眩晕症。有数十种疾病可引起眩晕,主要因迷路、前庭神经、脑干及小脑病变引起,也可因其他系统或全身性疾病引起。

二、临床表现

1. 常突然发病,患者感觉自身或四周景物旋转或摇摆,可因头位变动而加重。

2. 眩晕持续时间较短,常伴耳鸣、听力减退,可出现规律性眼震,伴恶心、呕吐等自主神经症状,神志清楚,有自行缓解和反复发作倾向。

三、治疗要点

1. 病因治疗 若引起眩晕的原因已明确,针对病因及患者的具体情况选择合适的处理。如良性发作性位置性眩晕考虑为半规管中游离耳石引起,则采取耳石复位手法治疗。

2. 对症治疗 梅尼埃病和突发性听力损失伴眩晕等原因不明的眩晕发作时,多采取对症治疗,以止晕为主,选用抗胆碱药物或抗组胺药物,恶心呕吐较重时选用止吐剂。急性期过后则以恢复听功能为主,改善局部体液循环,改善组织代谢,消减神经组织炎性反应等处理。疑有自身免疫性内耳病除上述处理外,适当选用激素治疗。

四、常见护理诊断/护理问题

1. 感知改变(运动、视、听)　与前庭或小脑功能障碍有关。
2. 恶心、呕吐　与前庭功能障碍有关。
3. 有跌倒、坠床的风险　与感知改变有关。
4. 焦虑/恐惧　与感知改变及疾病知识缺乏有关。

五、护理措施

1. 预防受伤是重点

(1)急性发作期,患者应卧床休息,留有陪伴人员,避免单独起床行走,以防发生跌倒、坠床。

(2)间歇期,患者扭头或仰头动作不宜过急,幅度不宜过大,防止诱发疾病或跌倒。

(3)如患者出现呕吐,应将头偏向一侧并及时清理呕吐物,防止误吸。

(4)给予患者加固双侧床挡,固定床轮,教会患者三步起床法,保证床旁物品随手拿到,病房不放置过多杂物。

(5)外出检查时使用轮椅外送,并有专人陪同。

2. 环境管理　发作期病房应保持安静,定时开窗通风,光线柔和,午休时可佩戴眼罩。

3. 饮食护理　发作期,应给予清淡、易消化的半流质饮食,有利于消化吸收。

4. 心理护理　反复眩晕会使患者及其家属心情紧张,应多向患者讲解疾病知识,鼓励患者保持愉悦的心情,淡化患者角色,稳定情绪。

5. 患者急性发作期卧床时,要做好协助进食、洗漱、大小便等生活护理,增加患者舒适度。

6. 康复锻炼　在确保患者安全的情况下,指导患者行眩晕康复操。

六、出院后的康复指导

1. 用药指导　眩晕以原发病的防治为主。患者出院后仍应规律服用药物,注意观察用药效果,定期复诊,病情有变化时及时就诊。根据医生的建议常备止晕药物。

2. 饮食指导　进食不宜过饱,宜进食清淡、易消化、富含维生素的食物,少食辛辣、生冷、含盐量高的食物,戒烟酒。保持大便通畅,防治便秘,如排便困难,可根据医生的建议使用开塞露、口服缓泻药物等。呕吐严重时暂禁食,呕吐停止后可少量多餐进半流食和软食。

3. 环境指导　注意保暖,避免空调冷风直吹肩颈部。卧室环境安静,保证充足的睡眠,减少光照刺激,必要时可佩戴眼罩。

4. 心理指导　保持良好的心态,愉悦的心境可以避免或减少疾病复发,可向周围人诉说身体的不适,心里的郁结。

5. 生活指导:避免过度紧张的体力、脑力活动。日常监测血压,尽量不做快速的转体动作,以免诱发眩晕,注意有无先兆症状,如发现突发眩晕,剧烈头痛、视物不清、肢体麻木等,及时到医院就医。生活要有规律,保证睡眠质量,睡前可用热水泡脚或听轻音乐放松心情。

6. 就医指导　患者出现眩晕症状,应就地坐稳或卧倒,避免摔伤,首先到神经内科就诊,如排除神经内科疾病,需转看耳鼻喉科。

7. 锻炼指导　选择舒缓的锻炼方式进行锻炼,避免过度劳累。眩晕发作的患者,不要单独外出,避免骑车、登高及在陡峭的地方、水边等危险地方活动,更不可从事车辆驾驶、高空作业等活动,以免意外发生。

8. 康复指导　眩晕较轻时应鼓励患者运动及康复训练,越早活动越有利于康复。在确保安全的条件下,鼓励患者适当活动,可先坐稳扶好,缓慢活动头部,再立定活动,最后逐步过渡到一边行走一边活动。

第二节　耳硬化症

一、病因与发病机制

耳硬化症是一种原因不明的原发于骨迷路的局灶性病变,在骨迷路包囊内形成一个或数个局限性的、富于血管的海绵状新骨而代替原有的正常骨质,故又称"耳海绵化症",以后此新骨再骨化变硬,故一般称之为"耳硬化症"。

关于耳硬化的病因,目前仍然不清楚,可能与基因、代谢、种族、激素有关。耳硬化症是多因素和/或多基因遗传性疾病。此外,妊娠时的雌激素水平、麻疹、风疹、副黏液病毒(流行性腮腺炎、副流感)的感染以及带耳硬化症基因者的近亲结婚均与此病发作有关。

由于病灶部位不同,病变发展快慢有别,临床表现各异。病灶接近前庭窗,侵犯环韧带及镫骨板者,表现为传导性聋;病灶侵犯蜗管表现为感音神经性聋或混合性聋,侵犯半规管及前庭,可出现持续性或发作性头晕。病情发展一般较慢,可侵犯单侧或双侧,双侧可同时发病或先后发病。有临床表现者,统称临床耳硬化症;病灶未涉及上述功能区者,无临床症状,称为组织学耳硬化症。

二、临床表现

1. 耳聋　缓慢进行性传导性耳聋或混合性耳聋。由于起病隐匿,一般是不知不觉地渐渐的出现听觉障碍。听力减退多始于 20 岁,可因妊娠、分娩、外伤、全身性疾病、过劳及烟酒等诱因而加速恶化。少数早年发病的年轻患者因病灶活动合并感音神经性耳聋时,听力可迅速下降,致全聋。

2. 耳鸣　耳鸣常与耳聋同时存在,两者同时发生者占多数。耳鸣一般以"轰轰"或"嗡嗡"低音调为主,高音调耳鸣常提示耳蜗受侵。耳鸣多为持续性或间歇性,轻者仅在安静环境下感到,重者可使人烦躁不安,比耳聋更为苦恼。

3. 威利斯听觉倒错　亦称闹境返聪,临床上耳硬化症主要是传导性耳聋,在一般环境中听辨言语困难,在嘈杂环境中,患者的听觉反较在安静环境中为佳。这是因为正常人在噪声环境中说话的需提高声音并超过噪声,而患者由于听力减退,噪声对其干扰不明显,在所听到的语音远高于安静环境中的语音时,可有听力提高的感觉。

4. 眩晕　若病灶侵犯前庭神经或因病灶释放的蛋白水解酶等损伤前庭的神经上皮而发生眩晕。本病的眩晕可类似良性阵发性位置性眩晕,即在头部活动时出现短暂眩晕,发生率为 5%~25%,前庭功能可正常,多数患者手术后眩晕可消失。

三、治疗要点

1. 保守治疗

(1)药物治疗:流行病学调查表明,饮水内含氟很低的地区,本病的发生率较正常地区高 4 倍。实验研究表明,适当剂量的氟化钠可抑制骨质吸收,促进新骨形成。由于目前此方面的研究进展不大,氟化钠对耳硬化症病灶起抑制作用的确切效果尚需继续观察。如无慢性肾炎及孕妇等禁忌证,下列情况可考虑用氟化钠治疗:①耳蜗型耳硬化症;②患者拒绝作或不宜作镫骨手术的临床型耳硬化症;③骨导听力甚差的混合性聋(耳硬化症),病变广泛,发展迅速,且有 Schwartz 征的恶性耳硬化症。

(2)佩用助听器:凡不宜手术或不愿意接受手术的患者,不论其为传导性聋、混合性聋或感音神经性聋,都可佩戴助听器以提高听力。

此外,对精神忧郁或烦躁者可给予安慰及镇静药

2. 手术治疗　耳硬化症目前尚无针对病因的疗法,通过手术矫治因镫骨固定而造成的传音障碍,以恢复或改善听力是唯一行之有效的方法,手术方法

有镫骨手术及外半规管开窗术,在治疗时要慎重选择手术方法。

四、常见护理诊断 / 护理问题

1. 感知改变　与听力发生改变等症状有关。
2. 自理能力缺陷　与患者术后头部固定三天有关。
3. 营养失调　低于机体需要量,与患者术后眩晕引起恶心呕吐有关。
4. 焦虑　与听力下降,眩晕等临床症状有关。

五、护理措施

1. 术前护理措施

(1)全面评估患者:包括健康史及相关因素、身体状况、生命体征,以及神志、精神状态、行动能力等。

(2)心理护理:向患者介绍手术名称及简单过程、麻醉方式、术前准备的目的及内容、术前准备的目的及内容。对患者给予同情、理解、关怀、帮助,告诉患者不良的心理状态会降低机体的抵抗力,不利于疾病恢复,解除患者紧张情绪,使其更好地配合治疗和护理。

(3)饮食护理:指导患者术前多食富有营养、易消化、口味清淡的膳食,以加强营养,增进机体抵抗力。

(4)皮肤准备:术前一日清洁术区皮肤,遵医嘱备术侧耳周皮肤,沐浴更换病号服。

(5)术前指导:说明手术治疗的必要性,介绍手术医师的临床经验及技术水平,介绍手术的大致过程及配合方法。向患者及家属详细说明术前注意事项,并向患者讲解术后可能出现的不适及需要的医疗处置,使患者有充分的心理准备,解除顾虑,促进患者术后的康复。

(6)术前一日给予患者行抗生素皮试,以备术中进行抗生素输入。

(7)物品准备:病历、胸片、心电图、CT、MRI、各种检查结果及检验结果等。

(8)其他:保持口腔清洁,术前1天给予漱口液漱口,术前晚沐浴,剪指甲,男性患者剃胡须,保持全身清洁,保证充足睡眠,确保手术顺利进行。

(9)术晨注意患者有无发热、感冒、生命体征异常,女性患者有无月经来潮等情况,必要时通知医生。

(10)手术室通知接患者时嘱患者取下假牙、眼镜、角膜接触镜,将首饰及贵重用品交于家属保管,告知患者入手术室前应排空大小便,并将病历,术中带药等带入手术室。

(11)患者离开病房后,准备麻醉床,氧气装置、输液架、血压计、听诊器、护理记录单、冰袋、污物袋。

2. 术后护理措施

(1)卧位:全麻术后健侧卧或平卧4~6小时,保持呼吸道通畅,头偏向健侧卧位,以免呕吐物误吸入呼吸道发生窒息。遵医嘱给予持续低流量吸氧2L/min,2小时。

(2)专科护理:观察患者生命体征的变化,注意有无面瘫、眩晕、恶心、呕吐等症状,发现异常及时通知医生处理。根据手术方式及医嘱,患者若是行镫骨底板激光打孔,如患者无眩晕症状,可给予头部制动,除下床洗漱、上厕所等必要活动,其余时间卧床休息。若行镫骨切除或眩晕严重,术后三天内绝对卧床休息,一切活动均在床上进行,可抬高床头或缓慢翻身,勿压迫伤口,若眩晕未见明显好转可延长卧床时间。

(3)伤口护理:注意患侧耳部伤口敷料有无渗血、渗液,如出现渗血、渗液,观察渗出物的颜色、性质、量并做好记录,必要时通知医生给予更换伤口敷料。保持耳部伤口敷料清洁、干燥,嘱患者勿用力咳嗽、打喷嚏、擤鼻,以免影响镫骨的移位。

(4)眩晕的护理:患者若有头晕等不适症状,告知闭眼休养,变换体位时轻微缓慢,约1周内自愈,严重时可对症治疗。

(5)下肢静脉血栓的预防:由于患者卧床时间较长,给予抗血栓压力带保护双下肢,告知床上活动双下肢的方法,预防下肢静脉血栓,如出现下肢胀痛等症状应立即报告医生,给予行床旁超声排查。

(6)药物治疗护理:遵医嘱给予抗生素、止血、止晕、保胃止吐等药物治疗,注意观察药物的效果及反应并做好记录。给予雾化吸入,告知有效咳痰方法,预防肺部感染。

(7)饮食护理:全麻清醒4~6小时,无恶心、呕吐症状,可饮水,饮水后无恶心、呕吐、呛咳等症状,可进少量流质饮食,次日给予高热量、高蛋白、高维生素的半流质饮食(如馄饨、面条、面食等),切记大块食物,减少咀嚼运动,避免引起镫骨移位。3~5天后根据医嘱逐渐过渡为普通饮食,禁食辛辣、刺激性、质地硬的食物,鼓励并协助患者进饮食,做好饮食指导。

六、出院后的康复指导

1. 术后72小时可拆除耳部伤口敷料,保持耳部伤口清洁、干燥。洗头洗脸时,应注意避开伤口,可在家属或专业人士协助下进行,勿使污水污染。沐浴时防止水进入耳道内,可先将耳道填塞棉球,如不慎外耳道进水,请及时擦干。术后10~14天门诊复查,拆除缝线及耳内纱条。术后一个月复查纯音测听,了解听力情况。

2. 出院后勿自行抽取耳道内填塞物,短期内可能会有少许渗血渗液,嘱患者不必过分紧张,可在耳道口放置干棉球,以吸收渗液,一般可自行消退。

3. 听骨链重建患者 3 个月内避免剧烈活动,以免加重头晕症状或导致听骨移位。

4. 听力短时间内如无明显提高可能由于填塞物未完全取出或吸收所致,应放松心情,保持良好情绪及休息,遵医嘱定期复查。

5. 合理饮食,注意营养,避免进食辛辣、油炸食物,进食高蛋白、高热量、高维生素的易消化的流质、半流质饮食。

6. 勿用力擤鼻,以免增加中耳压力,要采取正确的擤鼻方法,可将鼻腔内分泌物先回吸到口腔内,再经口吐出,或堵住一侧鼻孔,轻擤另一侧。

7. 预防感冒,增强免疫力,积极预防和治疗上呼吸道感染,做好卫生宣教,尤其是对患耳的卫生保健。出院后,近期勿行剧烈活动,半年内禁止游泳。

8. 如仍有头晕症状,应注意休息,适度活动时应有家属陪同,可遵医嘱应用止晕药物对症处理。

第三节 梅尼埃病

一、病因与发病机制

梅尼埃病是一种特发的内耳病,以反复发作性眩晕、耳鸣、耳内胀满感、波动性耳聋为典型的临床表现。发病率较高,约占耳聋性眩晕的 60%。多发于青壮年,发病年龄多在 30~50 岁。病因迄今不明,但主要发病机制可能是内淋巴的产生和吸收不平衡。有以下几种学说:

1. 内淋巴管阻塞和内淋巴吸收障碍 如淋巴管狭窄、内淋巴囊发育异常等因素都可能引起内淋巴囊和内淋巴管阻塞,导致内淋巴吸收障碍。

2. 内耳微循环障碍 自主神经紊乱、内耳小血管痉挛可导致迷路循环障碍,使膜迷路组织缺氧、代谢紊乱、内耳淋巴生化特性改变,渗透压升高,引起膜迷路积水。

3. 免疫反应学说 内耳抗原抗体反应可引起内耳毛细血管扩张,血管纹萎缩,毛细胞、神经纤维及螺旋神经节细胞退行性变,而出现耳鸣及感音性聋。

4. 前庭膜破裂 破裂使内外淋巴混合,含高浓度钾离子的内淋巴流入外淋巴中,对外毛细胞的毒性引起毛细胞退行性变、纤毛融合,从而引起连接障碍。

5. 其他学说 包括内淋巴囊功能紊乱学说、病毒感染学说、遗传学说、多因素学说等。

二、临床表现

1. 眩晕   是典型的临床表现。表现为反复发作的旋转性眩晕,或有左右摇晃、上下升降感,被迫闭目静卧,不敢动弹,睁眼转头眩晕加重,但始终神志清醒。发作高潮常伴有恶心、呕吐、面色苍白、出冷汗,持续数十分钟或数小时,重者可达数日或数周,以后眩晕逐渐缓解,进入间歇期,可反复发作,间歇期长短不一。

2. 耳鸣   可能是梅尼埃病最早的症状。

(1)早期:多于眩晕发作前就出现,并随眩晕发作的缓解而逐渐减轻或消失,多为低频性,有如吹风样或流水声。

(2)病情发展:耳鸣性质累及各频声音,可有机器声、蝉声、蟋蟀声、汽笛声、铃声等不同声音,并且眩晕发作时诸声交杂,在眩晕发作前后和发作期耳鸣多有变化,眩晕消退后耳鸣仍可持续存在。

(3)晚期:患者耳蜗功能破坏,出现严重的感音神经性聋,耳鸣仍持续存在,后转为高调耳鸣。

3. 耳聋   早期未觉耳聋,多次发作后开始听力明显下降,多为单侧性,有波动性,间歇期听力好转。随着发作次数的增多,每次发作后听力不能恢复到发作前水平,听力损失的程度会加重。多次反复发作,疾病转化为不可逆的永久性感音神经性耳聋。

4. 耳胀满感   发作期患侧头或耳内胀满感、沉重感、压迫感,耳内灼热或钝痛。

5. 其他症状   有患者出现复听,即双耳将同一纯音听成音调、音色听成完全不同的两个声音。

三、治疗要点

1. 药物治疗

(1)一般治疗:发作期应卧床休息,选用高蛋白、高维生素、低脂肪、低盐饮食,症状缓解后宜尽早逐渐下床活动。对久病、频繁发作、伴神经衰弱者要多作耐心解释,消除其思想负担,心理精神治疗的作用不容忽视。

(2)对症治疗药物

1)前庭神经抑制剂:常用者有安定、苯海拉明、眩晕停等,仅在急性发作期使用。

2)抗胆碱能药:如山莨菪碱和东莨菪碱。

3)血管扩张药及钙离子拮抗剂:常用者有脑益嗪、氟桂嗪即西比灵、培他啶即抗眩啶、尼莫地平等。

4)利尿脱水药:常用者有氯噻酮、70%二硝酸异山梨醇等,利尿酸和速尿等因有耳毒性而不宜采用。

2. 手术治疗 凡眩晕发作频繁、剧烈、长期保守治疗无效,耳鸣且耳聋严重者可考虑手术治疗。手术方法较多,宜先选用破坏性较小又能保存听力的术式。

(1)保存听力手术:可按是否保存前庭功能而分二亚类:

1)前庭功能保存类:包括:①颈交感神经节普鲁卡因封闭术;用甘露醇的高渗溶液经圆窗做鼓阶耳蜗透析术;②内淋巴囊减压术;③内淋巴分流术等。

2)前庭功能破坏类:①经过电凝、冷冻或超声破坏前庭或半规管的膜迷路;②化学药物前庭破坏术;③各种进路的前庭神经切除术。

(2)非听力保存手术:即迷路切除术。

3. 前庭康复治疗 本病间歇期时程变化较大,且有自愈倾向,故评价治疗效果的客观标准争论颇多。美国耳鼻咽喉-头颈外科学会听力与平衡委员会1995年提出梅尼埃病的疗效评价标准,我国亦于1996年制定了梅尼埃病疗效分级标准(中华医学会耳鼻咽喉科学分会及中华耳鼻咽喉科杂志委员会)如下:

眩晕的评定:用治疗后2年的最后6个月的疗效与每年平均眩晕发作次数进行比较,即分值=(治疗后每月发作次数/治疗前每月发作次数)×100。

按所得分值可分为5级:

A级:0(完全控制,不可理解为"治愈");

B级:1~40(基本控制);

C级:41~80(部分控制);

D级:81~120(未控制);

E级:>120(加重);

听力评定:已治疗前6个月内最差一次的0.25kHz、0.5kHz、1kHz、2kHz和3kHz听阈平均值,减去治疗后18~24个月最差的一次相应频率听阈平均值进行评定。

A级:改善>30dB或各频率听阈<20dB

B级:改善>15~30dB

C级:改善>0~14dB(无效)

D级:改善<0dB(恶化)

如诊断为双侧梅尼埃病,应分别评定,不对眩晕和听力作综合评定,也不用于工作能力的评估。

四、常见护理诊断/护理问题

1. 活动无耐力 与眩晕发作有关。

2. 睡眠质量差　与耳闷耳鸣症状有关。

3. 恶心呕吐　与眩晕发作有关。

4. 焦虑　与病情重,治疗时间长以及对疾病认识不足有关。

五、护理措施

1. 询问病史,密切观察病情　梅尼埃病最明显的临床症状就是突发性、运动性眩晕,患者神志清醒,在睁眼、转头时症状加剧,只能闭目静卧,并且患侧耳内有闷胀感,还有患者会出现耳鸣、耳聋、恶心呕吐、出冷汗、血压下降等症状。该病的患者在就诊时的主诉就是眩晕,医护人员应详细询问病情病史,密切观察眩晕的性质,了解合并症状。

2. 心理护理　突发性梅尼埃病给患者带来心理上的恐慌,而严重的眩晕以及合并症状使患者不敢睁眼,加大心理负担,因此,患者普遍感到焦虑,误认为疾病非常严重。在这样的心理下,他们急切希望能够得到帮助和救治。因此,护理人员的首要任务就是要对他们进行心理干预,耐心与患者及家属进行交流沟通,让他们了解本病的相关知识,缓解焦虑感,放松心情,静卧休息,等待医生进行治疗。不少患者一感觉症状消失就会认为无须继续治疗而急于出院,医护人员要耐心解释,让患者了解梅尼埃病是一种慢性疾病,应继续治疗巩固,才能确保疗效。

3. 饮食护理　心理压力大,食欲不好,护理人员要重视饮食护理。指导患者进行合理饮食,以松软可口的食物为主,确保营养的充足,忌刺激性食物,并且限制饮水量,减轻迷路水肿。同时,注意防范便秘,对排便困难的患者给予缓泻剂。

4. 环境与休息　在该病的发作期,患者应闭目静养,头部固定不动,责任护士要指导和帮助患者家属进行生活护理。在病情缓解后应尽早下床活动,增强身体功能。平时多与患者沟通,了解其需求,为其提供力所能及的帮助,获得患者的信任和配合。护理治疗操作要动作轻柔,避免喧哗和摇晃床铺,同时,还要调暗室内光线,减轻对患者的刺激,避免眩晕加重。

5. 密切观察药物不良反应　梅尼埃病以药物治疗为主,如苯二氮䓬类、止吐剂、血管舒张药等,以缓解和消除眩晕。不少药物都具有毒副作用,例如,过量服用苯二氮䓬类药物会导致急性中毒;青光眼患者禁用山莨菪碱;噻嗪类利尿剂有低钾血症、皮疹、血小板减少等副作用;长期使用钙拮抗剂氟桂利嗪会诱发抑郁和帕金森综合征;甲氧氯普胺会引起便秘、腹泻等症状。护士应对这些药物知识有着充分的了解,包括其作用、疗效、副作用及禁忌,对服药的患者进行密切观察,如有异常及时发现,及时处理,最大限度地防范药物的副作用。

6. 指导患者配合检查 由于确诊该病需要进行多项检查,护士应避免在急性期安排患者进行检查,以免增加患者的痛苦。在条件允许的情况下,要在患者症状缓解后进行检查。如果必须在发作期间进行检查,要安排专人陪同前往,并进行密切观察,同时,要向患者讲解将要进行的各类检测的目的以及注意事项,让患者正确配合检查,以尽快获得治疗。如果进行甘油试验,护士应提前安排患者禁食。

六、出院后的康复指导

1. 心理指导 指导患者规律性生活、工作,保持良好的心态,尽量缓解心理压力,可以避免或减少疾病复发。与患者及家属充分讲解疾病相关知识,消除疑虑,使其能够积极配合康复治疗。对眩晕发作频繁的患者多做解释工作,讲解有效案例,帮助其树立战胜疾病的信心。

2. 饮食指导 调节好饮食,给予高蛋白、低脂肪、富含维生素饮食,可常食用鱼、肉、蛋、蔬菜、水果等食物,而肥腻辛辣之物容易助热、耗气,不宜多食,禁烟酒及刺激性食物。由于本病特殊性,要求患者进低盐饮食,建议每日摄入盐量 <1.0g,并注意少饮水,以减轻迷路水肿。

3. 锻炼指导 适当锻炼身体,注意休息,避免过度劳累。发作患者,不要单独外出,避免骑车、登高,在井边、水边等危险地方活动,更不可从事驾驶、高空作业等职业,防止意外发生。根据身体状况制定合适的锻炼方案,持之以恒,循序渐进,患者的锻炼方案可选择散步、舞剑、太极拳、打球等。

4. 康复指导 在医生指导下进行前庭康复训练,鼓励患者日间适当活动,眩晕较轻时鼓励下床运动及康复训练,加快康复。

5. 睡眠指导 指导患者睡眠时选择最佳体位,避免诱发眩晕,保证充足休息和睡眠。

6. 用药指导 常备安定、眩晕停等药品,以便眩晕发作时使用,预防感冒并避免使用耳毒性药物。

7. 生活指导 营造安静舒适生活环境,避免噪声,避免不良刺激加重眩晕、耳鸣,患者的卧室以整洁安静、光线稍暗为好。

第四节 上半规管裂(瘘)综合征

一、病因与发病机制

上半规管裂综合征(superior canal dehiscence syndrome,SCDS)是指因上

半规管的先天性或后天性骨质缺损,即上半规管裂所导致的一种综合征,可表现有眩晕、耳聋等前庭与耳蜗症状。上半规管裂(瘘)综合征由上半规管裂(瘘)所致,但上半规管裂(瘘)发生原因尚不十分清楚且尚有争论,可能为先天性发育异常,也可能为后天性形成,抑或是多种因素作用的结果。

一般认为,上半规管裂(瘘)综合征发病的病理生理机制可以"第3窗"理论来解释。正常情况下,镫骨底板所附着之前庭窗(卵圆窗)负责内耳传入声音的调节,而圆窗则负责声及声能由内耳鼓阶的释放。当存在有 SCD 时,在卵圆窗和圆窗之外则出现了所谓的"第3个活动窗",而扰乱了内淋巴液的正常流动力学模式,当受到强声刺激或中耳与颅内压增加时,正常的声及声能传导路径发生改变,非经正常的耳蜗路径而经迷路这条低阻抗传导路径进行传导,从而导致听力减退及骨导听觉过敏,并可诱发眩晕及眼震的出现。

二、临床表现

1. 听觉过敏与自声增强 约 1/4 的上半规管裂(瘘)综合征患者主诉有骨导听觉过敏相关症状,多表现为自声增强,如患者不能耐受自己说话的声音而不敢大声讲话和唱歌,还有患者因对声音刺激敏感而不敢用患耳接听手机,有些患者能听到自己血管搏动的声音,表现为与脉搏同步的搏动性耳鸣,感觉自己咀嚼声过响,能听到自己的脚步声、心跳声、眼球运动声(眨眼声)、肠蠕动声,甚至可听到关节运动的声音等。

2. 听力减退 通常表现为渐进性听力减退,但听力减退在一段时间内亦可没有明显的变化,有时也可表现为外伤后听力突然减退。其听力减退以低频听力下降多见,常表现为低频传导性听力减退。一些患者尚可表现有耳闷胀感。

3. 眩晕与眼震 多数患者可表现有前庭症状,如患者出现慢性平衡障碍和眩晕症状,部分患者会出现站立不稳、易倾倒等平衡功能紊乱症状。眩晕可呈发作性,其眩晕发作可由强声刺激所诱发,有些患者明显不能耐受外界环境噪声,出现失衡或视物晃动、视野偏斜等症状。

三、治疗要点

1. 保守治疗 适用于仅有偶发症状或症状较轻微者,包括随访观察,并可进行前庭康复治疗,避开外界强声或噪声刺激以减少诱发症状,避免自己大声叫喊,如患者主症状为强声诱导的眩晕,避免强声刺激可使其相关症状得到改善,应防止头部及耳部外伤,以防上半规管裂(瘘)综合征加重,目前上半规管裂(瘘)综合征尚无有效的治疗药物,但可采用前庭抑制剂对症治疗。

2. 手术治疗 通常可采用 SCD 修补手术,以消除"第3活动窗"而达到治疗目的。术式及手术径路的选择可依据患者的颞骨解剖特点和手术医师的手术经验与技巧而定。术式主要包括 SCD 堵塞术、覆盖术及戴帽术等。

四、常见护理诊断 / 护理问题

1. 感知改变　与听力改变有关。
2. 定向力障碍　与患者眩晕、眼震有关。
3. 知识缺乏　缺乏前半规管裂综合征防护及治疗的相关知识。
4. 焦虑　与患者自听过敏有关。

五、护理措施

1. 术前护理措施

（1）全面评估患者：包括健康史及相关因素、身体状况、生命体征，以及神志、精神状态、行动能力等。

（2）心理护理：眩晕是一种容易使人产生恐惧的症状，患者常因恐惧、焦虑、紧张而导致反复发作，所以对眩晕患者的心理支持非常重要。护理人员应针对个体差异耐心做好心理疏导，可运用暗示、转移、分散注意力等方法，以减轻患者的心理负担，消除不良情绪，使患者积极配合医务人员进行治疗。向患者详细讲解疾病的有关知识，使患者在了解疾病的基本知识后减轻恐惧心理。

（3）饮食护理：指导患者术前多进食富有营养、易消化、口味清淡的膳食，以加强营养，增进机体抵抗力。告知患者术晨 0：00 起禁食水。

（4）术前 1 天，耳周 4~5 横指区域常规备皮，协助患者清洁，更换干净衣服，取下活动义齿及身体饰物。

（5）术前指导：说明手术治疗的必要性，介绍手术医师的临床经验及技术水平。介绍手术的大致过程及配合方法，向患者及家属详细说明术前注意事项。

（6）术前一日给予患者行抗生素皮试，以备术中进行抗生素输入。

（7）术前检查：遵医嘱予行凝血、血常规、血型、生化、血清八项、心电图、胸片、肝肾功能、术前筛查、纯音测听、电耳镜、磁共振、前庭眼震电图、耳蜗电图检查、前庭肌源性诱发电位等各项检查。

（8）进行病例准备，术前取下活动性义齿，贵重物品交由家属保管。

2. 术后护理措施

（1）生命体征观察：严密观察患者的生命体征变化尤其是血压、体温的变化。

（2）活动：全麻术后患者平卧 6 小时后改半卧位，头部偏向健侧或平卧位卧床休息，改变体位时动作宜慢，勿过度摆动头部。保持环境的安静、整洁，尽量避免灯光照射及强声刺激。卧床休息时注意全身身受压皮肤情况，必要时做好压疮平分并做好防压疮措施。早期鼓励患者下床活动，促进对前庭功能代偿，但要注意做好防跌倒措施。

（3）饮食：术后予清淡低盐、低脂流质饮食，适当的控制水的摄入量。避免温补、辛辣、粗硬的饮食。

（4）伤口敷料：密切观察患者的术耳敷料是否渗血、渗液，敷料的松紧度是否合适。

（5）眩晕的护理：眩晕是手术刺激产生的短期并发症，多发于术后1周以内，术后患者自觉听力稍下降，眩晕、伴耳闷胀感、耳鸣，可见明显眼震，一般无呕吐、头痛、视物模糊、意识障碍。术后眩晕呈递减趋势，术后二周自觉眩晕等症状可明显改善，可自行坐起、站立、散步等。急性期眩晕发作时可遵医嘱予盐酸异丙嗪25mg肌内注射，术后三天尽量卧床休息，眩晕减轻情况下尽量床边活动，协助生活护理，做好防跌倒等安全措施。

六、出院后的康复指导

1. 出院后应保持伤口处清洁干燥，洗头洗澡时应避免沾水，必要时可请家属协助，如不慎被水浸湿应及时擦干。

2. 因手术刺激等原因，短期内仍有头晕症状患者，可遵医嘱应用止晕药物治疗，根据头晕程度适度活动，活动时应有家属陪同，头晕严重时应减少外界刺激，并做好预防跌倒坠床的措施。

3. 保证休息，避免劳累，合理饮食，注意营养，避免进食辛辣、油炸食物。进食高蛋白、高热量、高维生素的易消化的流质、半流质饮食。

4. 勿用力擤鼻，以免增加中耳压力，要采取正确的擤鼻方法，可将鼻腔内分泌物先回吸到口腔内，再经口吐出，或堵住一侧鼻孔，轻擤另一侧。

5. 患者可能因对手术期望值高或眩晕症状未改善产生焦虑心理，应向患者及家属做好心理护理及健康宣教，定期进行康复训练，增强患者信心。

第五节   听神经瘤

一、病因与发病机制

听神经瘤（acoustic neuroma）大多起源于第Ⅷ脑神经内耳道段，亦可发自内耳道口神经鞘膜起始处或内耳道底，主要起源于听神经鞘的肿瘤，为良性肿瘤，因此又称听神经鞘瘤，是常见颅内肿瘤之一，临床以桥小脑角综合征和颅内压增高征为主要表现。听神经瘤极少来源于真正的听神经即蜗神经，而多来自前庭上神经，其次为前庭下神经，一般为单侧，两侧同时发生者较少。肿瘤生长一般比较缓慢，平均每年增大0.25~0.4cm，个别也可增大2cm，若瘤体内出血、水肿或发生囊性变,瘤体表面积可迅速增大,部分肿瘤生长可有一定自限性,或许与肿瘤的退行性变程度或纤维化有关。

二、临床表现

1. 耳部及面部症状　根据肿瘤大小、生长方向、临床表现可分为四期,分期不同,症状也不同(表1-3-1)。

表1-3-1　听神经瘤分期

分期	肿瘤大小	生长方向	临床表现
Ⅰ期	<1cm	累及前庭、耳蜗神经	出现头昏、眩晕、耳鸣、听力减退和眼震
Ⅱ期	1~2cm	出现面神经和三叉神经损害症状	脑脊液蛋白含量轻度升高,内听道扩大
Ⅲ期	2~3cm	累及舌咽、迷走、副神经	出现吞咽困难、饮水呛咳、声音嘶哑、耸肩转头无力,累及小脑,引起共济失调
Ⅳ期	>3cm	肿瘤压迫脑干	引起脑干症状及脑积水、颅内压增高。出现嗜睡、昏迷

(1)肿瘤体积小于1cm时,出现一侧耳鸣、听力减退及眩晕,耳鸣可伴有发作性眩晕或恶心、呕吐。少数患者时间稍长后出现耳聋。随着肿瘤体积不断增大(1~2cm),瘤体对面神经及三叉神经进行压迫,会相应导致面肌抽搐、麻木、疼痛症状,甚至引发面瘫。肿瘤晚期时可能导致偏瘫等神经症状。

(2)肿瘤增大至2~3cm时,出现耳内疼痛,涎腺与泪腺分泌改变,舌前味觉异常,半面肌痉挛,肌无力或瘫痪,肿瘤向桥小脑角方向发展,压迫同侧的面神经和三叉神经,出现面肌抽搐及麻木,泪腺分泌减少,痛、触觉减退、角膜反射减弱、颞肌和咀嚼肌肌力差,肌萎缩或有轻度周围性面瘫。

2. 后组脑神经症状　听神经瘤瘤体在内耳道内逐渐增大(>3cm),压迫脑干、小脑及后组脑神经,引起交叉性偏瘫及偏身感觉障碍,小脑性共济失调、步态不稳、发声困难、声音嘶哑、吞咽困难、饮食呛咳等。

3. 颅内压增高症状　若肿瘤与脑干和小脑接触并使之受压,可引起自发性眼震和共济失调,肿瘤过大引起周围静脉回流障碍,发生脑脊液循环受阻使颅内压升高,则有头痛、喷射性呕吐、视力减退、视乳头水肿或继发性视神经萎缩等症状。

三、治疗原则

确诊后尽早施行手术治疗,在保证彻底切除肿瘤的前提下,尽可能减少肿瘤周围组织的损伤,对于小的听神经瘤,不愿或不能耐受手术者,可选用 γ 刀或 X 刀治疗,但不适用于脑干受压或颅内压高的患者。

听神经瘤的治疗主要为手术治疗,手术路径的选择对听神经瘤切除术很重要,手术路径有经迷路入路、颅中窝入路、乙状窦后入路等,医生根据肿瘤的大小、位置、患耳和对耳的听力情况,并参照面神经功能状况选择路径。

四、常见护理诊断／护理问题

1. 疼痛　与颅内压过高或过低引起的头痛、手术切口、伤口敷料包扎过紧有关。

2. 有感染的危险　与颅内通过耳鼻与外界相通有关。

3. 自我形象紊乱　与面肌瘫痪、口角歪斜有关。

4. 脑脊液漏　与颅底骨折或术中误伤硬脑膜有关。

5. 意识障碍　与术后颅内水肿、脑出血有关。

6. 水电解质紊乱　与术后进食情况、使用脱水药物有关。

7. 下肢静脉血栓的风险　与长期卧床、血浆 D- 二聚体异常有关。

8. 皮肤完整性受损　与长期受压骨突处有关。

五、护理措施

1. 术前护理措施

(1)全面评估患者:包括健康史及相关因素、身体状况、生命体征以及神志、精神状态、行为能力等,是否有面瘫,评估面瘫程度,如有眼睑闭合不全,需给予玻璃酸钠滴眼液及眼膏,保护眼角膜。

(2)心理护理:耐心倾听患者诉说并解答其提出的问题,为患者介绍本病的有关知识,让患者了解手术治疗的必要性,同情、理解、关怀、帮助患者,告诉患者不良的心理状态会降低机体的抵抗力,不利于疾病的恢复,解除患者的紧张、恐惧心理,更好地配合治疗和护理。保证良好睡眠,如患者失眠,必要时可遵医嘱给予辅助睡眠的药物。

(3)饮食护理:指导患者多进食富有营养、易消化、口味清淡的膳食,以加强营养,增加机体抵抗力。告知患者术晨 0 :00 起禁食水。

(4)术前指导:包括介绍有关本病的相关知识,使患者对疾病有正确的认识,说明手术治疗的必要性。介绍手术医师的临床经验及技术水平,向患者及家属详细说明术前注意事项。告知患者由于术后需绝对卧床休息,监测生命体征,术后携带引流管等,造成活动受限,舒适度改变。指导患者床上下肢活动方法,还应指导患者进行床上排便、排尿训练。

(5)术前一日清洁术区皮肤,备全头皮肤。沐浴更换病号服。

（6）术前一日给予患者行抗生素皮试,以备术中进行抗生素输入。

（7）物品准备:病历、胸片、心电图、CT、MRI、各种检查结果及检验结果等。

（8）皮肤保护:由于手术时间长,入手术室前给予患者骶尾部贴安普贴保护皮肤。

（9）术前取下活动性义齿,贵重物品交由家属保管。

2. 术后护理措施

（1）按耳鼻咽喉头颈外科全麻手术术后护理常规。

（2）病情观察:护理的关键点在于对患者的严密监护,对患者的意识、瞳孔和生命体征等情况完全掌握。密切观察患者术后有无头痛剧烈,频繁呕吐,烦躁不安,神志不清,血压增高,呼吸深快;或术后清醒、但不久又嗜睡或进入昏迷状态,呼吸深而慢;或患侧瞳孔散大,对光反射迟钝或消失;有时伴有肢体偏瘫和失语,注意有无颅内感染、出血或血肿发生,预防颅内压增高和脑疝形成。发现患者对答不切题、嗜睡、呼吸缓慢深邃或者出现意识障碍等,则提示可能出现了继发颅内出血的问题,应当及时汇报及进行处理。

（3）脑干损伤和水肿的观察与护理:脑干缺血性梗死和水肿是因听神经瘤与脑干关系紧密,手术直接牵拉、损伤脑干,或因损伤、结扎与脑干有供血关系的动脉引起,如患者出现呼吸缓慢、不规则,血氧饱和度下降,应及时报告医生。给患者翻身时应做到用力均匀,动作协调、轻柔,轴线翻身。如患者呼吸缓慢、不规则,应遵医嘱使用呼吸兴奋剂,准备好气管插管或气管切用物于床旁,备呼吸机。

（4）面瘫的观察与护理:眼睑闭合不全、角膜反射减弱或消失,为面神经、三叉神经损伤所致。眼睑闭合不全者用眼罩保护眼球,白天给予患者玻璃酸钠滴眼液点眼,晚间睡前用盐酸金霉素眼膏涂抹上、下眼睑之间,可加眼罩覆盖,以保护角膜。鼓励患者多做患侧面部运动。

（5）脑脊液漏的观察与护理:患者术后出现从耳、鼻流清亮的液体并自感液体流进咽部引起呛咳,应嘱患者绝对卧床休息,可采取半卧位或抬高床头15°~30°,以利于颅内静脉回流,降低颅内压力,必要时留取标本送检,禁擤鼻、喷嚏,便秘者给予缓泻剂,保守治疗无效者,应考虑手术治疗。

（6）肺部感染的观察与护理:主要是因为颅内神经受损而导致吞咽功能受到影响,从而咽部的食物及分泌物会容易误咽到气管,长时间以来形成肺部感染。当痰液呈现黄色并且比较黏稠,或者体温不同程度上升或者低烧等,这些都是判断肺部感染的因素。嘱咐患者取健侧卧位,每2小时协助患者翻身并叩背,促进排痰,给予药液雾化吸入,稀释痰液,促进排出。

（7）下肢静脉血栓的形成:由于手术创面较大,卧床休息时间较长,术后使用止血药物等,患者易形成下肢静脉血栓。应给予患者抗血栓压力带保护,指导患者进行床上肢体功能锻炼,监测血浆 D- 二聚体的指标,避免在下肢输液等。一旦发生状况应及时行床旁超声检查,并将下肢抬高制动,请相关科室会诊,给予对症治疗。

(8)引流管的护理:对各种管道进行妥善固定,患者活动、翻身时要避免管道打折、受压、扭曲、脱出等,保持管道通畅,准确记录引流液颜色、性质及量,倾倒引流液时注意无菌操作,拔出尿管前进行膀胱功能锻炼。

(9)用药护理:术后遵医嘱给予患者抗感染、脱水等药物治疗以降低颅内压、预防脑水肿,给予营养神经等对症治疗,向患者讲解药物的作用及注意事项,并观察患者用药后的反应。观察输液处皮肤及血管情况,如有红肿、疼痛及外渗等情况应及时拔除输液针头,更换输液部位。应用脱水药物时,观察液体入量、尿量并做好记录,保持出入平衡,动态监测患者电解质变化,防止发生电解质紊乱。

(10)饮食护理:术日 6 小时后可饮水,无不适给予患者流质、清淡、易消化、高蛋白饮食,对于出现口角歪斜、咀嚼无力、进食呛咳及吞咽困难的患者,应指导进食方法,注意保持食物温度适宜,由健侧进食,进食速度宜慢。根据病情恢复情况逐渐过渡为半流食、软食等。

(11)心理护理:进行术后康复指导,了解患者有哪些不适症状,并给以对症处理,帮助患者减轻不适感,鼓励患者增强战胜疾病的信心,同时做好家属的心理辅导工作,给以鼓励和支持。

六、出院后的康复指导

1. 出院前应向患者及家属详细介绍出院手续办理流程及出院后有关事项,并将有关资料交给患者及家属,告知复诊时间及日常生活、锻炼中的注意事项。

2. 出院后应保持伤口敷料清洁、完整、干燥,有渗血渗液时应及时复诊,皮肤受压部位应每日查看,防止因伤口敷料过紧引起皮肤损伤,术后 14 天门诊拆线并复查。

3. 面瘫患者注意保护眼部卫生,给予眼药水及眼药膏保护眼角膜。指导患者锻炼面部肌肉群的运动功能,给予眼周皮肤、肌肉按摩、热敷,增强血液循环,必要时可行理疗。患侧面颊部痛温觉消失者指导患者注意饮食温度,以防烫伤。进食后清洁口腔,以免食物残留发生口腔炎。

4. 患者出院后注意劳逸结合,避免过度劳累,如头晕症状明显应注意休息,适当进行户外活动及轻度体育锻炼,以增强体质,防止感冒及其他并发症,戒烟、禁酒。

5. 耳鸣、眩晕患者,指导患者下床时应按"三步起床法",预防跌倒坠床,保持环境安静、整洁,避免噪声及强光刺激,避免剧烈活动头部,保持充足的睡眠,保持心情舒畅,指导患者使用放松疗法,缓解患者心理压力,注意沟通方式,采用非语言沟通技巧。

6. 如出现鼻腔内有清亮液体流出或夜间睡眠时有液体流向咽部,应警惕脑脊液漏的发生。嘱患者勿做重体力劳动和过于激烈的体育活动,勿用力打喷嚏,避免情绪激动、剧烈咳嗽,保持大便通畅。减少头部独立运动,卧床休息,勿用力排便,预防发生便秘的情况,可适当应用缓泻剂,活动时勿做低头、弯腰捡东西等使颅压增高的动作,避免挖耳、抠鼻等,保持口腔清洁,并及时到医院复诊。

7. 因手术涉及范围较广,术后伤口大,如有疼痛影响正常休息及生活,可适当应用止疼药物对症处理,保证正常作息,以利于病情康复。

8. 保持心情舒畅和充足的睡眠,每晚持续睡眠应达到6~8小时。增强战胜疾病的信心。同时做好家属的心理辅导工作,给予患者鼓励和支持。

9. 加强营养,进食高热量、高蛋白、高营养、易消化食物,以利恢复体质。指导进食呛咳患者训练吞咽功能,少食多餐。对于出现口角歪斜、咀嚼无力、进食呛咳及吞咽困难的患者,应注意保持食物温度适宜,由健侧进食流食、糊状食物(如粥、蛋羹、菜泥等),进食速度宜慢。

10. 出院3个月或半年后定期复查MRI,以了解病情变化。

第六节 大前庭水管综合征

一、病因与发病机制

大前庭水管综合征(large vestibular aqueduct syndrome,LVAS)是一种隐性遗传性听力障碍性疾病,以渐进性、波动性听力下降为主的先天性内耳畸形,表现为前庭水管扩大并伴有感音神经性或混合性听力损失,不伴有其他内耳发育异常和其他器官系统的异常,可同时伴有反复发作的耳鸣或眩晕等一系列临床症候群。大前庭水管综合征导致的感音神经性听力损失可在出生后至青春期的任何年龄发病,发病突然或隐匿,之前常有感冒、发热、轻微颅外伤、气压性创伤或其他使颅内压增高的诱因,听力损失程度从接近正常到极重度聋,双耳听力可不对称。大前庭水管综合征是一种常见听力障碍性疾病,其在感音神经性听力损失中占1%~12%。

目前关于大前庭水管综合征的感音神经性聋的发病机制尚不清楚,通常有三种假说:内淋巴液反流学说,前庭水管扩大时,往往同时伴有内淋巴管和内淋巴囊的异常扩大,突然的脑压变化迫使两层脑膜间内淋巴囊内容物反流入耳蜗,囊内高渗性内淋巴液进入耳蜗基底周,损伤神经感觉上皮,产生感音神经性耳聋;膜迷路破裂和外淋巴漏学说,大前庭水管综合征膜迷路较薄,在基底膜和前庭膜处可产生窝内破裂使内外淋巴液混合,损伤毛细胞,产生进行性感音神经性聋;脑压波动殃及内耳,脑脊液压力异常波动,经宽大的前庭水管传到内耳,正常情况脑压变化,被狭窄的前庭水管和耳蜗水管缓冲,当前庭水管扩大耳蜗水管正常时,快速脑压变化使耳蜗暂时压力失衡,造成膜迷路损伤和窝内漏管。

二、临床表现

(一) 主要症状

1. 主要表现   渐进性和逐步下降的感音神经性听力损失,以高频听力损失为主,而在低频可见传导性或者是混合性成分,具有正常的发病年龄和鼓室图。

2. 发病年龄   在出生后至青春期的任何年龄发病,通常患者在出生后一两年内听力正常,大多在婴幼儿期出现渐进性、波动性的听力下降,可表现为学语后听力损失,也有直到十几岁时才出现,少数出现在青春期或成年以后。

3. 发病诱因   患者的听力可突然下降或隐匿发生,发病之前常有感冒、发热、轻微颅外伤、气压性创伤或其他使颅内压增高的诱因;部分患者有明确的头部碰撞后诱发听力损失加重病史。

4. 听力损失   多数是在很长时间内呈渐进性或逐步下降,听力损失可从正常接近极重度聋,严重者可有语言障碍,双侧可不对称,听力下降程度与前庭水管外口的大小似无相关性。

5. 前庭症状   约1/3患者有前庭症状,表现为发作性眩晕和不稳感,小儿缺乏良好的运动协调能力,容易摔跤。

6. 大龄儿童或成年人会主诉有耳鸣,多为高调,也可为低调或不定声调的耳鸣;其强度不定,但与耳聋程度多无相关性。

(二) 体征

一般无特殊的体征表现,如无伴发其他畸形,而形体与外、中耳的发育均表现为正常。

(三) 听力学检查

1. 听力学检测方法:纯音测听或行为测听(根据患者年龄选择合适的测听方法)、声导抗及中耳共振频率检查、听性脑干反应。

2. 听力学表现   LAVS 具有典型的听力学特征,纯音测听表现为高频听力损失为主的感音神经性听力损失,多数患者在低频具有混合性听力损失成分,即在 250Hz、500Hz 气导与骨导听阈差值常大于 15dBHL,最大可达 95dBHL;声导抗测试鼓室曲线多数呈 "A" 型曲线,部分声发射可引出,中耳结构及功能正常,中耳共振频率低。

3. 听觉诱发反应 对不合作的婴幼儿可在服用镇静剂(如口服水合氯醛)条件下进行听觉脑干诱发反应检查和多频稳态诱发电位检查以及40Hz听觉稳态诱发电位反应检查。

4. 前庭功能检查 眼震电图显示对冷热实验反应低下或无反应,但此项检查不适用于年龄较小的儿童。

三、治疗要点

由于大前庭水管综合征所导致的听力损失多发生在出生以后,可呈波动性或渐进性听力下降,因此早期治疗效果较好。

1. 药物治疗 患者突然听力下降的1~3个月内可以按突聋治疗,争取患儿有一个较长时间可维持听力较好阶段,对患儿言语发育非常有益。治疗原则是增加血容量、改善内耳循环、应用糖皮质激素和营养神经药物,多数患者经过及时的治疗,听力可恢复到下降之前水平。

2. 佩戴助听器或应用人工耳蜗手术 对应用药物治疗效果不佳者,可在系统治疗的基础上观察3个月,如果听力无好转迹象即可选配助听器,而如果助听器无助于听力改善,则应建议患者咨询人工耳蜗等事项。有研究显示,人工耳蜗植入对因大前庭水管综合征导致的重度听力损失患者很有帮助,术后效果比较理想,此手术虽不能治好患者本身的缺陷,但可以有效地补偿听力,使患者保持一个较好的听力水平。

3. 手术治疗 曾有人尝试过手术治疗,如内淋巴囊减压、分流手术等,目的是防止听力下降,早期研究发现部分患者在术后听力稍有提高,部分患者听力全部消失。目前临床上已不倾向于采用这类手术。

4. 加强语言锻炼 根据患者的实际情况,应适当加强患者的听力和言语康复。

5. 大前庭水管综合征引起的听力损失是逐渐加重的,因此早期发现,早期诊断,采取积极的防范措施,可明显的延缓病情发展。虽然患者出生后听力正常,处于疾病的亚临床期,但细心的父母可发现患儿说话较晚,口齿不清,如果能及时地去医院进行听力和平衡功能检查有助于此病的早期诊断。

6. 目前大前庭水管综合征的诊断金标准是CT及MRI,特征性的听力学表现将有助于早期发现疾病。

四、常见护理诊断/护理问题

1. 语言沟通障碍 与听力下降有关。

2. 有跌倒、坠床的风险 与疾病本身引起的眩晕有关。

3. 焦虑/烦躁 与听力下降、言语识别能力及疾病本身有关。

五、护理措施

1. 术后护理   术后每日观察伤口敷料的情况:检查有无渗血、渗液,包扎是否松动、脱落,同时观察患者有无清亮液体从耳腔流出,密切观察患者的生命体征、意识、瞳孔情况,检查是否有颈项强直。询问患者是否有头痛、恶心、呕吐等颅内并发症的症状,出现恶心呕吐时,可嘱患者减少活动,进易消化食物,避免辛辣刺激性食物,病房应定时开窗通风,保持空气新鲜,提高患者舒适度。

2. 心理护理   平时多与患者沟通,了解其需求,为其提供力所能及的帮助,获得患者的信任,与患者建立有效沟通。对重度耳聋患者可采用写字板、助听器等方式与其沟通,鼓励患者保持愉悦心情,淡化患者角色,稳定情绪,帮助患者增强信心,配合治疗。

3. 疾病知识宣教   向患者或患儿家属讲解疾病的相关知识,避免引发疾病的各种因素伴有眩晕的患者在急性发作期,应卧床休息,避免单独勉强起床行走,以免发生跌倒,发作时如出现呕吐,应及时清除呕吐物,防止误吸,眩晕症状减轻后鼓励患者尽量多活动,进行习服训练,早日减轻症状。

4. 饮食护理   应给予低钠、清淡、易消化的饮食。

六、出院后的康复指导

1. 指导患者及家长切勿使用耳毒性药物,以免造成听力下降。耳毒性药物有消炎抗菌药:庆大霉素、链霉素、卡那霉素、阿米卡星、新霉素、小诺米星、红霉素、氯霉素、四环素、多黏霉素、万古霉素、利福平等,其他药物有阿司匹林、保泰松、吲哚美辛、甲硝唑、普萘洛尔、苯巴比妥、胺碘酮、维生素 E 等。

2. 随时增减衣物,预防感冒,注意患儿的情绪控制,减少用力哭闹、擤鼻、剧烈咳嗽、用力解大便等容易产生压力的动作,避免使颅内压升高引起听力下降。避免头部剧烈快速移动,尽量避免对抗性的体育活动如:举重、潜水等,避免外伤,即使是轻微的碰撞。

3. 远离噪声,定期检查听力,养成良好的听力随访习惯,出现听力问题及时就诊。

4. 佩戴助听器的患者,应在助听器验配师指导下学会正确使用助听器,并维护好助听器功能,定期进行调试。时刻保持助听器的清洁与干燥很重要,不要碰水,尽量远离水源,如不使用助听器,也应该打开仓门,防止电池电量流失,同时可增长使用寿命。学会利用助听听力发展言语,并到正规的言语康复机构进行科学训练。

5. 采取低钠饮食,多吃水果蔬菜,避免大便干结,如排便困难,可根据医生的建议使用开塞露、口服缓泻药物等。

6. 对于药物治疗无效的患儿要及时选配合适的助听器,通过听力康复获得良好的语言能力,接受正常教育,减少对日常生活的影响。

7. 进行 PDS 基因检测,能够有效地筛选出听力正常的大前庭水管患者以尽力避免造成此类个体听力下降的诱发因素,做好预防和通过产前诊断防止同类患儿再出生。

8. 对极重度听力损失的患儿,耳蜗植入术后,耳部及切口处切勿沾水,以免引起感染。不要对植入体直接施压或直接冲击,如击打、碰撞等,以防导致植入体永久损害,在参加可能引起冲击或外伤的体育活动时,做好防护措施,如佩戴头盔等。做好维护、保养,注意防止麦克风等电话原件受潮,定期干燥,定期清理金属接触点污垢。尽量避免接近核磁造影的区域,尽量避免电磁波及静电环境。按要求预约、按时调机。家长要多给孩子听声音,锻炼语言能力,充分认识术后康复训练的艰巨性和复杂性,做好耐心持久的心理准备。根据具体情况,对孩子康复有切合实际的期望,不要给孩子施加过多的压力,不要轻易地和别的孩子攀比,使孩子在心理上产生反感、恐惧、自卑的情绪,失去学习的兴趣。

第七节 突发性耳聋

一、病因与发病机制

突发性聋(sudden deafness)指突然发生的感音神经性听力损失,故又称为突发性感音神经性聋(sudden sensorineural hearing loss,SSNHL),是在 72 小时小时内,突然发生的至少在相邻的两个频率听力下降 ≥ 20dBHL 的感音神经性听力损失。多为单侧,少数为双侧,可同时或先后发生。

突发性感音神经性聋可为多种不同病因所引起,但大多数患者病因不详。目前认为与以下病因有关:

1. 感染 ①病毒感染:病毒性神经炎或耳蜗炎被认为是突发性感音神经性聋最常见的原因。②脑膜炎。③梅毒:约 2‰ 的梅毒患者伴有突发性感音神经性聋,单耳或双耳受累。④艾滋病:文献报道,艾滋病患者可有突发性感音神经性聋,其中部分病因可能为巨细胞病毒感染。

2. 肿瘤或瘤样病变 约 10.2% 的听神经瘤患者以突发性感音神经性聋为首发症状。

3. 颅脑外伤及窗膜破裂。

4. 药物中毒 除一些已知毒性药物外,亦有丙氧芬、吡罗昔康以及氧萘丙酸引起的突发性感音神经性聋的报道。

5. 自身免疫反应　许多患自身免疫病如 Cogan 综合征、系统性红斑狼疮、颞动脉炎以及多发性结节动脉炎患者伴感音神经性聋,提示自身免疫反应因素可能参与突发性感音神经性聋。

6. 内耳供血障碍　因小脑前下动脉或后下动脉远端栓塞导致小脑微小栓塞灶,可出现类似迷路炎的症状。

7. 先天性发育异常　如大前庭水管综合征可引起感音神经性聋。

8. 特发性疾病、部分梅尼埃病、多发性硬化以及结节病患者可表现有SSNHL。

9. 精神心理因素。

二、临床表现

1. 突然发生的听力下降:在 72 小时内,突然发生的至少在相邻的两个频率听力下降≥ 20dBHL 的感音神经性听力损失,多为单侧,少数为双侧,可同时或先后发生。

2. 耳鸣　耳鸣是患者在缺乏外部声源的情况下,耳内或颅内产生嗡嗡、嘶鸣等不成形的异常声幻觉。这种声音感觉可以是一种或一种以上,并且持续一定的时间。约 90% 突发性聋的患者伴有耳鸣。

3. 耳闷胀感　约 50% 的患者伴有耳闷胀感。

4. 眩晕或头晕　约 30% 的患者伴有头晕或眩晕,多见血管原因引起突聋患者,同时伴恶心、呕吐。

5. 听觉过敏或重听　指对声音变得异常敏感或出现重听的现象,即使低声低语也会刺耳。

6. 耳周感觉异常(全聋患者常见)　患者患病期间感觉耳部受到压迫,而且局部有麻木不适等感觉出现,这些都与突聋的发生有关。

7. 部分患者会出现精神心理症状　如焦虑、睡眠障碍等,影响生活质量。

三、治疗要点

1. 突聋急性发作期(3 周以内)多为内耳血管病变,建议采用糖皮质激素 + 血液流变学治疗(包括血液稀释、改善血液流动度以及降低黏稠度 / 纤维蛋白原,具体药物有银杏叶提取物、巴曲酶等)。

2. 糖皮质激素的使用　可口服给药也可静脉注射给药,激素治疗首先建议全身给药,局部给药可作为补救性治疗,包括鼓室内注射或耳后注射。对于有高血压、糖尿病等病史的患者,在征得其同意,密切监控血压、血糖变化的情况下,可以考虑全身酌情使用糖皮质激素或者局部给药。

3. 突发性聋可能会出现听神经继发性损伤,急性期及急性期后可给予营养神经药物(如甲钴胺、神经营养因子等)和抗氧化剂(如硫辛酸、银杏叶提取物等)。

4. 同种类型的药物,不建议联合使用。

5. 高压氧的疗效国内外尚有争议,不建议作为首选治疗方案,如果常规治疗效果不佳,可考虑作为补救性措施。

6. 疗程中如果听力完全恢复可以考虑停药,对于效果不佳者可视情况延长治疗时间。对于最终治疗效果不佳者待听力稳定后,可根据听力损失程度,选用助听器或人工耳蜗等听觉辅助装置。

四、常见护理诊断 / 护理问题

1. 语言沟通障碍　与听力下降有关。
2. 焦虑 / 恐惧　与听力下降有关。
3. 有跌倒、坠床的风险　与突聋引起的眩晕有关。
4. 知识缺乏　缺乏突发性耳聋防护及治疗的相关知识。

五、护理措施

1. 防止跌倒,指导患者注意安全,伴有眩晕的平衡功能差的患者,避免过度活动头部,注意卧床休息。

2. 关心患者,给予适当安慰,主动沟通,向患者讲解疾病的相关知识和早期治疗的重要性,使其消除焦虑情绪,对治疗充满信心,主动配合治疗和护理。

3. 对于有高血压、糖尿病等基础疾病的患者,密切监测血压、血糖情况,如有异常数值及时汇报医生并处理。

4. 护士热情接待患者,站于健耳侧,避免大声喊叫,言语尽可能缓慢清晰;通过语言、文字或手势与患者交流,向患者做自我介绍,介绍住院环境,与患者建立良好的护患关系,

5. 患者治疗期间给予清淡饮食,嘱其多食蔬菜、水果,保持大便通畅,禁食辛辣刺激性食物,禁饮浓茶、咖啡,忌烟酒等。对伴有眩晕、恶心、呕吐者应暂禁食,静脉补充营养,保持心情舒畅,生活有规律,注意休息、避免感冒。

六、出院后的康复指导

1. 建立有效沟通　指导家属多与患者进行沟通,耐心听患者讲话,对重度听力损失的患者可采用写字板、助听器等方式交流与其沟通,共同帮助患者消除顾虑、增强自信,使患者进一步配合治疗。

2. 用药治疗　口服药物治疗有利于疾病的进一步恢复,患者应遵医嘱用

药,服药后注意观察,防止出现药物的不良反应。

3. 疾病知识宣传　向患者讲解预防耳聋的相关知识,避免引发耳病的各种因素,如不用发夹、火柴棍等物掏耳朵,噪声环境下注意保护耳朵,鼓膜穿孔未愈不能游泳,不能滥用耳毒性药物。

4. 饮食护理　低盐低脂饮食,多吃蔬菜、水果保持大便通畅,不吃辛辣刺激性食物,不喝浓茶、咖啡等,不抽烟喝酒。

5. 生活指导　规律生活,戒骄戒躁,保持乐观态度,避免情绪波动,注意休息,避免劳累。积极治疗各种耳部疾病,如各种原因发生鼓膜穿孔,已发生急性中耳炎要防止形成慢性中耳炎,损害听力。避免强声、噪声刺激,如避免长时间戴耳机听音乐,避免放爆竹、在迪厅娱乐等。加强体育锻炼,增强体质,避免上呼吸道感染引起的分泌性中耳炎。

6. 助听器的使用　指导患者在助听器验配师指导下学会正确使用助听器,并维护好助听功能,如果有任何不舒适及时看医生。

第八节　颞骨巨细胞瘤

一、病因与发病机制

骨巨细胞瘤(giant cell tumor,GGT),又称破骨细胞瘤(os-teoclastoma),发病率较高,是较常见的骨肿瘤,有人统计占骨肿瘤的 5%~15%,仅次于骨软骨瘤,好发年龄为 20~40 岁,发病率女性明显高于男性。好发于胫骨上端、股骨下端等长骨骨端的松质骨内,少数发生于锥体扁平骨或短骨,发生在颅底的GGT 较为罕见,发病原因可能与外伤及炎症有关。

二、临床表现

颞骨巨细胞瘤早期可无任何症状,随着肿瘤增大,侵及颞骨鳞部及乳突部,可出现疼痛、肿胀,如波及外耳、鼓室、内耳甚至颅内时,则可出现耳鸣、听力减退、耳流脓、面瘫,甚至引起颅内并发症。CT 检查表现为蜂窝状、泡沫状阴影或均匀一致的透明区,病理学检查可确诊。

三、治疗要点

骨巨细胞瘤是一种潜在的恶性肿瘤,治疗应以彻底手术为主,被侵蚀的软组织也应彻底清除。手术切除后,局部复发率高,可有远处转移,故不能与一般良性肿瘤等同看待。颅底 GGT 的手术入路需要根据肿瘤部位及其累及范围决定,完整切除肿瘤后患者术后是否放疗存在争议。

四、常见护理诊断／护理问题

1. 疼痛　与颅内压过高或低引起的头痛、手术切口痛、伤口敷料过紧有关。
2. 有感染的危险　与颅内通过耳鼻与外界相通有关。
3. 自我形象紊乱　与术后面肌瘫痪、口角歪斜有关。
4. 脑脊液漏　与术后常见并发症有关。
5. 意识障碍　与术后颅内水肿、脑出血有关。
6. 水电解质紊乱　使用脱水药、术后面瘫进食困难有关。
7. 下肢静脉血栓的风险　与长期卧床、血浆 D- 二聚体高有关。
8. 皮肤完整性受损　与体位、长期受压骨突处有关。

五、护理措施

1. 术前护理措施

(1)全面评估患者:包括健康史及相关因素、身体状况、生命体征,以及神志、精神状态、行动能力等。评估患者是否有面瘫,评估面瘫程度,必要时给予玻璃酸钠滴眼液及金霉素眼膏保护眼角膜。

(2)心理护理:对患者给予同情、理解、关怀、帮助,告诉患者不良的心理状态会降低机体的抵抗力,不利于疾病恢复,解除患者紧张情绪,使其更好地配合治疗和护理。保证良好睡眠,如患者失眠,必要时可遵医嘱给予药物辅助睡眠。

(3)饮食护理:指导患者术前多进食富有营养、易消化、口味清淡的膳食,以加强营养,增进机体抵抗力。告知患者术晨 0:00 起禁食水。

(4)术前一日清洁术区皮肤,遵医嘱备全头皮肤。沐浴更换病号服。

(5)术前指导:说明手术治疗的必要性,介绍手术医师的临床经验及技术水平,介绍手术的大致过程及配合方法,向患者及家属详细说明术前注意事项。

(6)术前一日给予患者行抗生素皮试,以备术中进行抗生素输入。

(7)物品准备:病历、胸片、心电图、CT、MRI、各种检查结果及检验结果等,必要时术前备血。

(8)术前取下活动性义齿,贵重物品交由家属保管。

2. 术后护理措施

(1)按耳鼻咽喉头颈外科全麻手术术后护理常规。

(2)病情观察:遵医嘱给予患者持续床旁心电监护,严密观察患者的意识、瞳孔和生命体征。密切观察患者术后是否有头痛剧烈、呕吐频繁、烦躁不安、神志不清、血压增高、呼吸深快,或者术后清醒、但不久又嗜睡或进入昏迷状态、呼吸深而慢,或患侧瞳孔散大,对光反射迟钝或消失等,发现患者对答不切题、嗜睡、呼吸缓慢或者出现意识障碍等,应当立即汇报医生给予及时处理。

(3)卧位护理:患者术后清醒后将床头抬高15°~30°,以促进颅内静脉回流、减轻脑水肿,降低颅压,减少出血,减轻头疼,利于呼吸,利于分泌物引流。告知患者术后出现头晕、恶心、呕吐等不适症状应及时告知护士,指导患者减少头部独立运动,卧床休息,勿用力排便,术后常规给予缓泻药物口服,预防发生便秘的情况。术后第二天开始在床上进行抬高床头直至坐位的训练,第三天可进行下床活动的练习,活动时勿做低头、弯腰捡东西等使颅压增高的动作,如头晕严重,必要时遵医嘱给予对症药物治疗,下床活动要缓慢,如厕要搀扶,防止摔伤。

(4)面瘫的观察与护理:临床表现为眼睑闭合不全,严重时会造成角膜溃疡。护理中帮助患者清除眼部分泌物,纱布覆盖双眼,可给予患者使用眼药水滴眼,夜间涂抹金霉素眼膏,晚间睡眠时可用眼罩保护眼睛。对患者进行睁闭眼训练,给予按摩患侧面部,每日进行张口、鼓腮、吹气训练。遵医嘱给予营养神经药物。

(5)预防下肢静脉血栓:由于手术创面较大、手术时间长及术后卧床时间长、术后使用止血药等,易形成下肢静脉血栓,应给予抗血栓压力带保护,指导患者床上功能锻炼,检测血浆D-二聚体指标,避免下肢输液等。如果一旦发生应及时行床旁超声检查,下肢抬高制动,请相关科室会诊,对症治疗。

(6)用药护理:术后遵医嘱给予患者抗感染、止血、脱水等药物治疗,以降低颅内压、预防脑水肿,给予营养神经等药物对症治疗,向患者讲解药物作用及注意事项,并观察患者用药后反应。动态监测患者电解质的变化,防止发生低钾、脱水及电解质紊乱。

(7)饮食护理:术后6小时可饮水,无不适可给予流质饮食。根据病情逐渐恢复为半流食、软食等。对于面瘫患者及吞咽困难者,应指导患者健侧进食,进食速度宜慢。

(8)心理护理:护理人员帮助患者了解治疗的目的、方法及预后,以消除其紧张、焦虑等负性心理,保持情绪稳定,树立信心。

六、出院后的康复

1. 出院后应保持伤口敷料清洁、完整、干燥,有渗血渗液时应及时复诊,每日查看皮肤受压部位,防止因伤口敷料过紧引起皮肤损伤,术后14天门诊复查并拆线。

2. 面瘫患者注意保护眼部卫生,给予眼药水及眼药膏保护眼角膜。指导患者锻炼面部肌肉群运动功能,给予眼周皮肤、肌肉按摩、热敷,增强血液循环,必要时可行理疗。对患侧面颊部痛温觉消失者,指导其注意饮食温度,以防烫伤。进食后清洁口腔,以免食物残留发生口腔炎。

3. 患者出院后注意劳逸结合,避免过度劳累,如头晕症状明显应注意休息。适当进行户外活动及轻度体育锻炼,以增强体质,防止感冒及其他并发症,戒烟、禁酒。

4. 耳鸣、眩晕患者,指导患者下床时应按"三步起床法",预防跌倒坠床,保持环境安静、整洁,避免噪声及强光刺激,避免剧烈活动头部,保持充足的睡眠,保持心情舒畅,指导患者使用放松疗法,缓解患者心理压力,注意沟通方式,采用非语言沟通技巧。

5. 如出现鼻腔内有清亮液体流出或夜间睡眠时有液体流向咽部,应警惕脑脊液漏的发生。勿做重体力劳动和过于激烈的体育活动,勿用力打喷嚏,避免情绪激动、剧烈咳嗽,保持大便通畅。减少头部独立运动,卧床休息,勿用力排便,预防发生便秘的情况,可适当应用缓泻剂,活动时勿做低头、弯腰捡东西等使颅压增高的动作,避免挖耳、抠鼻等,保持口腔清洁,并及时到医院复诊。

6. 因手术涉及范围较广,术后伤口大,如有疼痛影响正常休息及生活,可适当应用止疼药物对症处理,保证正常作息,以利于病情康复。

7. 保持心情舒畅和充足的睡眠,每晚持续睡眠应达到6~8小时。增强战胜疾病的信心。同时做好家属的心理辅导工作,给予鼓励和支持。

8. 加强营养,进食高热量、高蛋白、高营养、易消化食物,以利恢复体质。指导进食呛咳患者训练吞咽功能,少食多餐,对于出现口角歪斜、咀嚼无力、进食呛咳及吞咽困难的患者,应注意保持食物温度适宜,由健侧进食流食、糊状食物(如粥、蛋羹、菜泥等),进食速度宜慢。

9. 出院3个月或半年后定期复查MRI,以了解病情变化。

第四章

先天性耳疾病

第一节　先天性耳廓畸形

一、病因与发病机制

耳廓起源于第一鳃弓下颌弓和第二鳃弓舌骨弓,在胚胎第 3 周开始发生,第 6 周初具雏形,但因胚胎发育过程中受到遗传因素或外界因素的影响,造成耳廓的发育畸形。

二、临床表现

耳廓畸形表现为形态、大小及位置各方面的异常,可分为以下几类(图 1-4-1):

1. 隐耳　耳廓部分或全部隐藏于颞部皮下,触摸时局部皮肤下面能感受到隐藏于皮下耳廓的软骨支架。

2. 移位耳　耳廓向下或向前等各方向移位,形态基本正常或稍有改变。

3. 招风耳　耳廓过于向前倾斜,舟状窝失去正常形态。

4. 杯状耳　对耳轮和三角窝明显内陷,耳轮向前过度弯曲,耳廓形如杯状。

5. 猿耳　耳廓上缘与后缘交接处出现一向后的三角形突起,如猿耳的耳尖。

6. 巨耳　耳廓过度发育,引起耳廓过大,以部分耳垂及耳廓肥大多见,整体肥大少见。

7. 副耳　除正常耳廓外,耳屏前方,颊部或颈部有形态各异的肉赘突起,突起内可触及软骨。

8. 小耳　耳廓发育比正常的小为小耳,常有外耳道、中耳畸形,按畸形程度可分为3度：

Ⅰ度：耳廓各部均能分辨，只是耳廓较小。

Ⅱ度：耳廓多数结构无法辨认，呈条索状、菜花状、外耳道闭锁。

Ⅲ度：耳廓缺损，仅有零星而不规则的突起。

9. 无耳　耳廓完全没有发育，耳部也没有任何痕迹。

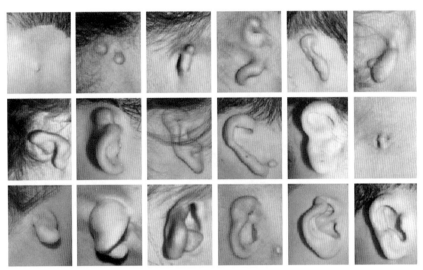

图1-4-1　各种耳廓畸形示意图

三、治疗要点

对于招风耳、杯状耳、巨耳等畸形，宜在5~6岁时做整形手术，因为此时的耳廓大小接近于成人，手术后对以后耳廓的发育影响不大。

小耳畸形一般均伴有外耳道闭锁、中耳的畸形，耳廓成形术一般会与外耳道、中耳成形术同期或分期进行，耳廓成形术的方法有两种：

1. 以患者自体肋软骨作为支架，经过手术雕刻和塑形。耳廓再造手术时机很重要，是获得理想手术效果主要的决定因素之一。综合肋软骨发育、耳廓发育以及心理发育等因素，6~14岁为最佳手术年龄，9岁、10岁、11岁是最好的耳朵再造年龄。

手术通常分三期进行：

（1）第一期手术：耳后扩张器植入术。在全麻下将80ml肾型扩张器植入耳后乳突区，术后第8天第1次打水，第10天拆线，打水过程约1月半，间隔半年之后行第二期手术。

（2）第二期手术：耳廓再造术。在全麻下行自体肋软骨取出，进行雕刻和塑形做成支架,利用耳部扩张的皮肤作为耳廓皮肤完成耳廓再造,术后休息半年后行第三期手术。

(3)第三期手术:再造耳廓的修整。在第二期的基础上,进行耳甲腔、耳屏再造等修整。

2. 佩戴耳廓假体　先通过手术在耳道口附近植入金属框架用来固定假体,假体通过另一个正常的耳的形态进行制作,佩戴后外观像正常的耳廓,还可以更换新的假体。

四、常见护理诊断 / 护理问题

1. 自我形象紊乱　与先天性耳廓畸形影响外观有关。
2. 焦虑　与自卑、缺乏自信及担心手术效果有关。
3. 疼痛　与组织创伤有关。
4. 有感染的风险　与机体抵抗力下降有关。
5. 睡眠形态的紊乱　与术后伤口部位疼痛及不适有关。
6. 营养不足　与食欲下降有关。
7. 知识缺乏　缺乏先天性耳廓畸形的治疗与护理的相关知识。
8. 清理呼吸道无效　咳嗽无效、无力排出呼吸道分泌物。

五、护理措施

1. 术前护理

(1)心理护理:长期听力下降,耳廓畸形影响容貌,患者往往表现为性格孤僻、内向,对手术期望值很高,家长对手术的安全性、效果等不了解。因此术前护士应详细评估,有针对性的实施心理护理,鼓励家长参与护理过程,使患者及家属有一个良好的心态,积极配合治疗。

(2)术前准备

1)协助患者完善术前常规检查及影像学检查。

2)术前一天备皮,男性剃光头;女性备耳后五指皮肤,余发向健侧梳理成辫,充分暴露手术区域。

3)二期手术取肋软骨者备胸腹部皮肤,并准备腹带。三期取皮者备大腿内侧皮肤或胸腹部皮肤,备皮时观察皮肤有无毛囊炎、红肿等,必要时用碘伏消毒。

4)肠道准备:20:00行开塞露清洁灌肠,24:00后禁食水。

2. 术后护理

(1)常规护理

1)术后6小时内给予患者平卧位,二期术后6小时可给予半坐卧位。

2)遵医嘱给予患者持续低流量吸氧4~6小时。

3）术后麻醉清醒后可进温凉流食或温凉半流食，不能进食有刺激性、辛辣的食物。

4）保持室内安静、空气清新、温湿度适宜，以利于患者休息。

（2）耳包及引流管的护理

1）术后嘱患者健侧卧位，避免压迫耳包，注意观察患者耳包渗血、渗液以及耳包包扎情况。

2）更换耳包时应保持局部的干燥、清洁，观察耳部移植皮瓣恢复情况，换药时应严格执行无菌操作，防止皮瓣感染及坏死。

3）一期、二期术后患者耳后有负压引流瓶连接，引流管要注明置管时间，保持引流的通畅，嘱患者勿用力拖拽引流管，防止脱出；一旦脱出，立即关闭引流管滑轮开关，并更换无菌引流瓶和引流管。更换时一定要先关闭阀门，更换后再打开，否则会因负压作用，将引流管内储存的凝血、细菌吸入术腔，引起感染。

4）注意观察引流液的颜色、性质、量，确保有效引流，期间要特别评估有无活动性出血、引流管是否通畅，避免血肿形成。

5）引流瓶每天更换一次，有特殊情况随时更换，常规术后约第五日拔管。

（3）胸部的护理

1）肋软骨取出后，需用腹带加压包扎，以防出血引起血肿，压迫力度要适宜。

2）注意胸部减张，如半坐卧位，咳嗽时，手捂切口区，并观察患者呼吸情况及胸腔有无积气、积血。

3）供区疼痛比较明显者，应遵医嘱给予镇痛剂。

4）术后24小时后鼓励患者压住胸部伤口在床上活动，48小时后可协助患者下床做适当活动。

（4）药物指导

1）一期、三期术后，遵医嘱用颈部冰敷及止血药，其中手术侧颈部冰敷，3~4次/日，15~20分钟/次，但二期术后严禁用颈部冰敷及止血药物。

2）鼓励患者咳嗽、咳痰及雾化治疗，防止肺部感染。

3）二期因胸部取肋软骨，饮食如有所影响，遵医嘱给予补液治疗。

六、出院后的康复指导

1. Ⅰ期术后告知患者耳后扩张器植入术后，一般术后5~8天开始注水扩张，每周注水3次，每次3~8ml，根据患者有无胀痛及局部扩张皮瓣血供情况判定：轻压皮肤变白，松手后立即转红即可，打水过程约1个半月。静息扩张期（当达到最大注水量后，患者可回家静息扩张1个月左右，再开始第Ⅱ期耳廓再造术）期间保持切口的清洁卫生，术区勿湿水、勿穿带领衣服、戴帽子，防止擦伤皮瓣。

2. Ⅱ期耳廓一般术后 10 天拆线,13~15 天第 2 次拆线,胸部 13~15 天拆线。术后常规打胸带半年,勿剧烈运动,突然起身时防止胸部切口裂开。

3. Ⅲ期外耳道再造术后 10~14 天拆线,而且需要多次换药,如局部干燥,每三周左右换药,直至创面植皮完全愈合,家属可在家中可用吹风机热风吹外耳道,3~4 次 /d,15min/ 次,保持局部干燥。如外耳道愈合好、无渗出,可自行在家中采用支架或扩张器进行支撑、扩张。供皮区加压两周左右,无须换药,待其自行脱落。

4. 勿食辛辣刺激性食物,戒烟酒。

5. 夏季防止蚊虫叮咬,冬季防再造耳冻伤,勿搔抓移植皮瓣。

6. 出院后视伤口愈合情况可以洗头,用不刺激的洗发水。

7. 出院手续的办理   出院当日携带住院押金条及出院介绍信、出院证明书、出院带药处方到指定药局先取药,然后到出院结账处办理手续即可。出院时带好随身物品、CT 片、胸片等资料。

8. 需要复印病历资料时,出院 7~10 个工作日(不含周末及节假日),到病案室复印。如有困难不能来院,可在出院当天,到病案室办理病历复印邮寄手续。

9. 门诊打水及拆线预约门诊。

第二节   先天性中耳畸形

一、病因与发病机制

先天性中耳畸形常常合并外耳的畸形,也可合并内耳畸形,但是也可能单独存在,即单纯中耳畸形;先天性中耳畸形包括鼓室、听小骨、咽鼓管、面神经和耳内肌等畸形,这些畸形可单独发生,也可能某些畸形同时出现,其中鼓室畸形和面神经鼓室畸形较为多见。鼓室和咽鼓管由第 1 咽囊发育而来,鼓室起源于第 1 鳃沟,锤骨、砧骨来自第 1 鳃弓,镫骨来自第 2 鳃弓,耳镫骨足板和环状韧带来自原始的迷路软骨,由于遗传因素和环境因素的作用,影响胚胎发育,均可导致相应部位的畸形。

二、临床表现

1. 鼓室畸形   表现为鼓室各壁畸形,鼓室变小,鼓室内传导结构的畸形,如听骨链畸形、鼓室内肌畸形、异常骨桥及骨板。

2. 咽鼓管畸形   表现为全程闭锁、狭窄或咽鼓管憩室形成,鼓窦及乳突气房发育受咽鼓管影响,气化程度变化较大,鼓窦大小、位置可能发生异常。

3. 面神经的畸形　多表现为骨管异常,形态及走行异常。

4. 听小骨畸形　单个听骨或两个听骨畸形的较多见。

三、治疗要点

1. 手术治疗　外耳道及中耳畸形以手术治疗为主,经手术重建外耳道、中耳,提高患者听力。

2. 手术时机　双耳畸形时,应在学龄前进行手术治疗,因为儿童期易发生分泌性中耳炎,手术易失败,单侧畸形患者成年后手术即可。

3. 其他治疗　对于经手术治疗也无法提高听力的及不愿手术者,可以佩戴助听器。

四、常见护理诊断/护理问题

1. 自我形象紊乱　与外耳畸形、听力障碍有关。

2. 知识缺乏　缺乏先天性中耳畸形治疗与护理的相关知识。

3. 焦虑　与担心手术与预后效果有关。

4. 有感染的风险　与手术创伤及机体抵抗力下降有关。

5. 潜在并发症　感染、面瘫等。

五、护理措施

1. 术前护理

(1)心理护理:由于患者存在不同程度听力异常,患者语言能力也会受影响,家属及患者希望通过手术能像正常人一样生活、学习,此时家属及患者可能既兴奋又紧张,护士应主动与患者及家属沟通,讲解手术的方法及术后恢复成功的案例,使患者及家属有一个良好的心态,对治疗充满信心。

(2)术前准备

1)协助患者完善术前常规检查、听功能及影像学检查。

2)术前一天备皮,备耳后五指皮肤、剪耳毛、洗头,保持耳部清洁。

3)备皮时观察皮肤有无毛囊炎、红肿等,必要时用碘伏消毒。

4)肠道准备:20:00行开塞露清洁灌肠,24:00后禁食水。

2. 术后护理

(1)切口护理:观察耳部伤口包扎是否完整,有无渗血、渗液,如果有渗血、渗液时,应观察渗出液的颜色、性质及敷料渗透的面积;如若渗出液过多,及时报告值班医生,协助医生给予止血及换药,保持伤口敷料的清洁、干燥,洗脸时勿打湿。

（2）术后卧位：平卧位或头偏向健侧，以防压迫耳包，造成伤口挤压；保持头部缓慢活动，镫骨手术的患者应卧床 3 天，头部固定。

（3）饮食护理：鼓励进食高蛋白、高维生素的流食或半流食。

（4）并发症的观察及护理

1）观察患者有无面瘫、恶心、有无剧烈头痛、喷射状呕吐、颈项强直等症状，若有上述症状，及时报告值班医生，遵医嘱给予患者营养神经药物及降颅压药。

2）禁用止疼、镇静类药物，以免掩盖病情。

3）遵医嘱应用抗生素，防止感染。

4）观察有无眩晕，防止跌倒、坠床。

六、出院后的康复指导

1. 术后 3 个月内勿乘飞机，以防气压变化影响手术效果。

2. 保持耳部的干燥、清洁，勿用力擤鼻、挖耳。

3. 若出现突然听力下降或有其他不适时，随时就诊。

4. 遵医嘱按时服药，定期门诊复查及换药。

5. 视伤口愈合情况可以洗头，使用儿童用不刺激的洗发水。洗头、洗澡时注意保护术区，防止感染。

6. 近期勿食辛辣刺激性食物、宜食营养丰富、清淡、宜消化食物，戒烟酒。

7. 平时睡觉时勿压患者耳部，以免影响患耳的伤口愈合及血液循环。

8. 出院手续的办理　出院当日携带住院押金条及出院介绍信、出院证明书、出院带药处方到指定药局先取药，然后到出院结账处办理手续即可。出院时带好随身物品，CT 片，胸片等资料。

9. 需要复印病历资料时，出院 7~10 个工作日（不含周末及节假日）到病案室复印。如有困难不能来院，可在出院当日，到病案室办理病历复印邮寄手续。

第三节　先天性内耳畸形

一、病因与发病机制

先天性内耳畸形又称先天性迷路畸形，内耳畸形有单侧畸形，也有双侧畸形，一般双侧畸形较多，内耳畸形可引起感音神经性耳聋。主要是胚胎发育早期母亲受病毒、药物及辐射影响，导致听力发育障碍，导致先天性内耳畸形。

二、临床表现

1. 听力障碍　内耳畸形大部分有严重的听力障碍,大多数出生就表现为极重度聋或重度聋,单纯大前庭水管综合征患者,出生时听力差,也可正常;随着年龄增长,可能会出现波动性听力下降或突聋、眩晕。

2. 耳鸣　一般较少见。

3. 眩晕　前庭畸形时,可出现眩晕或平衡失调,大前庭水管综合征的患者受到强声刺激时,可出现眩晕或眼震。

4. 脑脊液耳漏或耳、鼻漏　一些内耳先天性畸形,如 Mondini 畸形,前庭水管扩大等,在内耳和中耳之间、内耳和蛛网膜下腔之间有先天性瘘管存在,即可发生脑脊液耳漏、鼻漏,在人工耳蜗植入术时可发生井喷。

三、治疗要点

1. 手术治疗　传导性聋的可通过镫骨手术或内耳开窗术治疗;重度及极重度感音神经性聋可以通过人工耳蜗植入术进行治疗。

2. 中、重度感音神经性聋,高频听力严重损失,低频听力有残存,可以佩戴助听器。

四、常见护理诊断 / 护理问题

1. 社交障碍　与听力障碍,无法有效沟通有关。
2. 知识缺乏　缺乏内耳畸形及术后护理相关知识。
3. 焦虑　与担心手术风险及疾病预后有关。
4. 疼痛　与组织创伤有关。
5. 有感染的风险　与机体抵抗力下降有关。
6. 睡眠形态的紊乱　与术后伤口部位疼痛及不适有关。
7. 躯体活动障碍　与活动受限有关。
8. 潜在并发症　面瘫及颅内感染等。

五、护理措施

1. 行镫骨手术的参照"先天性中耳畸形患者的护理"。
2. 中、重度感音神经性耳聋的患者指导其选合适的助听器佩戴。
3. 重、极重度感音神经性耳聋的患者行人工耳蜗植入术的护理。
(1)完善术前常规检查及听功能、影像学检查。术前 1 天备皮,剃全头。
(2)心理护理:由于人工耳蜗手术费较高,护士应向患者做好人工耳蜗性能及工作原理的讲解,以及术后的预期效果,使患者及家属能够正确认识人工耳蜗。

(3)卧位:人工耳蜗术后6小时后头部抬高15°~30°,平卧或健侧卧位,防止挤压术区。

(4)病情观察

1)严密观察患者生命体征、瞳孔、意识。

2)观察伤口敷料渗液情况,头皮有无波动感,是否有血肿的发生。

3)防止患儿抓耳部敷料,换药时应无菌操作,应用抗生素预防感染。

4)通过鼓腮、龇牙,观察患者有无面瘫,有异常及时通知值班医生。

5)询问患者是否有旋转、恶心、呕吐、眼震、耳鸣等症状,遵医嘱给予药物治疗,卧床休息,避免头部活动。

6)咳嗽、打喷嚏、用力排便等会引起颅压增高,应给予相应处理。

(5)头部勿剧烈运动,防止电极脱落。

六、出院后的康复指导

1. 勿用力擤鼻,打喷嚏,防止内耳逆行感染。

2. 按时复查及随访,术后1个月开始调试语言处理器,佩戴耳外机。

3. 开机1个月参加听觉语音训练,鼓励患者多交流、多听音乐。可参加语言培训班,进行正规的语音训练。

4. 保护内植部件术区清洁、干燥,勿抓挠,防止感染、挤压、碰撞,避免头部剧烈活动。

5. 保持外植部件清洁,防止淋雨,及时更换电池。

6. 嘱患者适当锻炼,增强体质,预防感冒。

7. 近期内勿食辛辣刺激的食物,宜食用营养丰富清淡易消化饮食。

8. 出院手续的办理　出院当日携带住院押金条及出院介绍信、出院证明书、出院带药处方到指定药局先取药,然后到出院结账处办理手续即可。出院时带好随身物品,CT片、胸片等资料。

9. 需要复印病历资料时,出院7~10个工作日(不含周末及节假日)到病案室复印。如有困难不能来院,可在出院当天,到病案室办理病历复印邮寄手续。

10. 定期门诊复查及换药。

第四节　先天性耳前瘘管

一、病因与发病机制

先天性耳前瘘管（congenital preauricular fistula）为第 1、2 鳃弓的耳廓原基在发育过程中融合不全所致，家系调查证实其遗传学特征为常染色体显性遗传。根据国内抽样调查发现，该病发病率为 1.2%，男女比例为 1∶1.7，单侧与双侧发病之比为 4∶1，较少合并其他耳部畸形。瘘管的开口很小，多位于耳轮角前，少数可在耳廓的三角窝或者耳甲腔，平时可无症状，甚至一生无感染或自觉症状，不以为疾，出现感染方引起注意和接受治疗。

二、临床表现

先天性耳前瘘管为一狭窄的盲管（窦道），一般无症状，按压时可有少许稀薄黏液或乳白色皮脂样物自瘘口溢出，微臭，局部微感瘙痒不适。如发生感染，则局部及其周围组织发生红肿、疼痛，而形成脓肿，脓肿穿破后溢脓，可如此反复发作形成瘢痕。感染时间长时，瘘管口附近皮肤可发生溃烂、肉芽，或形成数个溢脓小孔，瘘管较长、伸展较远者，如深部发生感染，可在远离瘘口处发生脓肿。

三、治疗要点

1. 无感染或任何症状者，通常不需要治疗。
2. 耳前瘘管切除术，如出现局部瘙痒，有分泌物溢出者，宜行手术切除。对反复发生感染的瘘管，或因感染引起皮肤溃烂者，应手术切除，但需先控制急性炎症。局部有脓肿者应切开引流，待炎症控制后再手术。

四、常见护理诊断／护理问题

1. 有感染的危险　与瘘口反复感染有关。
2. 体温升高　与炎症有关。
3. 有皮肤完整性受损的危险　与瘘管破溃或术后可能遗留瘢痕有关。
4. 疼痛　与瘘口继发感染有关。
5. 焦虑　与担心疾病预后有关。

五、护理措施

1. 脓肿切开的护理

(1)感染形成脓肿时,可在体表有明显波动感,且皮肤非常薄,甚至可以看见皮下白色的脓汁,此时可行脓肿切开。

(2)切开后将脓腔内的脓血清除,并以 2% 过氧化氢反复冲洗后,以油纱条填充,以达到对空腔起到压迫止血的作用。

(3)换药时保证无菌操作,并观察脓腔大小,观察瘘管周围皮肤有无溢脓小孔形成,观察脓液的颜色、量。

2. 用药护理 遵医嘱给予全身应用抗生素。

3. 行手术切除的护理

(1)观察局部敷料是否清洁、干燥,若渗血较多,及时报告医生,协助医生查明出血原因,排除手术原因导致的出血。

(2)密切观察有无淤血、肿胀、外耳道出血、听力下降或面部肌肉运动障碍等面神经损害症状。

(3)术后 1~2 天体温可能会升高,为外科术后吸收热,但一般不超过38.5℃,不需要特殊处理。若术后 3 天体温持续升高甚至高热,应观察切口有无感染,遵医嘱给予对症治疗。

(4)术后 24 小时内若伤口疼痛明显,可适当应用镇静、止痛等药物。

(5)解除绷带后要观察有无继发性皮下出血及感染,如发现患者耳前皮下有波动感,压痛明显,应及时报告医生。

4. 饮食指导 鼓励患者尽早进食高蛋白、高热量、高维生素饮食,食温不宜过热,加强食物营养搭配,少量多餐,多饮水,促进伤口愈合。糖尿病患者要注意控制血糖。

5. 心理护理 介绍手术效果及预后,以解除患者顾虑,使其树立合理的期望值,保持良好心态。

6. 生活护理 做好基础护理,促进患者舒适。

六、出院后的康复指导

1. 保持伤口清洁干燥,注意观察伤口有无红、肿、痛、渗液等,可适当应用口服抗生素。

2. 避免用力抓耳廓等不良习惯,以免引发伤口感染或不易愈合。避免挖耳,防止外伤,避免碰撞伤口。

3. 若伤口疼痛明显可应用止疼药物,保证正常休息,一般可慢慢缓解。

4. 加强营养,饮食应多样化,不挑食、偏食。注意保暖,预防感冒。多参加锻炼,增强抵抗力。

5. 进食高蛋白、高热量、高维生素饮食,食温不宜过热,加强食物营养搭配,少量多餐,多饮水,促进伤口愈合。

6. 因耳前瘘管术前易反复感染,应注意心理护理,消除患者焦虑,保持良好情绪。

7. 糖尿病患者要注意控制血糖,遵医嘱复诊。

第五节　先天性外耳道闭锁及狭窄

一、病因与发病机制

先天性外耳道闭锁及狭窄是由第一鳃沟和第一、二鳃弓后部的发育障碍所致,常伴耳廓及中耳畸形,单侧畸形多于双侧4倍,多由遗传因素或母体妊娠期间感染或因用药不当所致。

二、临床表现

单侧先天性外耳道闭锁及狭窄患者语言学习无影响,双侧先天性外耳道闭锁及狭窄患者一般听力不好,吐字不清。先天性狭窄及闭锁分为轻度狭窄、高度狭窄和闭锁三型:

1. 轻度狭窄　整个外耳道全部狭窄或软骨段狭窄,而骨性外耳道正常。

2. 高度狭窄　软骨段仅为一瘘道,骨段外耳道仅一裂隙状孔道,鼓室外侧壁的骨质成完全性闭锁或不完全性闭锁板。

3. 外耳道闭锁　外耳道软骨段由软组织填充,骨性外耳道由致密骨、松质骨或气化代替。其中外耳道闭锁又分为三度:

(1)轻度:耳廓轻度畸形,外耳道软骨段形态存在,深度狭小或完全闭塞,骨段形态完全消失或有一软组织,鼓膜为骨板代替,鼓室腔接近正常,锤骨、砧骨常融合,镫骨多数发育正常,砧、镫关节完整。

(2)中度:耳廓明显畸形,耳道软骨段与骨段完全闭锁,鼓窦与乳突气房清楚,鼓室腔狭窄,锤骨、砧骨融合且与鼓室骨壁固定,砧骨长突可能缺如,与镫骨仅有软组织连接,镫骨足弓可畸形或残缺。

(3)重度:耳廓三级畸形,乳突气化不良,鼓窦及鼓室腔狭小,锤骨、砧骨多残缺、融合或固定,镫骨足弓畸形,足板固定或环韧带尚未形成,常伴有颌面畸形及面神经畸形,部分伴内耳发育不全。

三、治疗要点

1. 手术治疗　先天性外耳道狭窄及闭锁常伴有中耳畸形,需进行外耳道成形术,鼓室成形术,伴有耳廓畸形可同时或分期行耳廓整形或再造术。

2. 手术时机　单侧外耳道狭窄或闭锁,可在成年后行手术或者不治疗,双耳狭窄或闭锁影响听力的患者,一般宜在学龄前(4~6岁)治疗,有利于语言及智力发育。

四、常见护理诊断/护理问题

1. 自我形象紊乱　与听力障碍、外耳畸形有关。

2. 知识缺乏　缺乏先天性外耳道狭窄及闭锁的治疗与护理相关知识。

3. 焦虑　与担心手术风险以及手术预后有关。

4. 有跌倒坠床的风险　与术后眩晕有关。

5. 有感染的风险　与机体抵抗力下降有关。

6. 营养失调:低于机体需要量　营养摄入不足。

7. 舒适受损　与疾病带来的不适有关。

8. 潜在并发症　面瘫、感染、外耳道再闭锁等。

五、护理措施

1. 术前护理

(1)心理护理:先天性闭锁影响患者听力、语言发育及外表的美观,往往患者承受很大痛苦,对治疗听力及外形有较高的期待,因此护士应鼓励患者及家属,向患者及家属耐心讲解手术需要配合的治疗及其术后的效果,使患者及家属充满信心。

(2)术前准备

1)协助患者完善术前常规检查、听功能及影像学检查。

2)术前一天备皮,备耳后五指皮肤、剪耳毛、洗头,保持耳部清洁。

3)备皮时观察皮肤有无毛囊炎、红肿等,必要时用碘伏消毒。

4)需要皮瓣覆盖,重建外耳道者,应备大腿内侧皮肤。

5)肠道准备:20:00行开塞露清洁灌肠,24:00后禁食水。

2. 术后护理

(1)术后卧位:平卧位或头偏向健侧,以防压迫耳包,造成伤口挤压。

(2)饮食护理:鼓励患者进食高蛋白、高维生素易消化的流食或半流食,减少咀嚼,减少对伤口的牵拉。

(3)环境:保持室内安静、温馨,按时作息,保证休息与睡眠。

（4）切口护理：观察术区敷料有无渗血、渗液及术区皮肤颜色、血运、皮温及肿胀情况，如有异常，及时报告医生处理，以提高皮瓣存活率，术后应给予抗生素预防感染；按时换药且换药时应无菌操作，防止感染。

（5）术后观察：观察患者有无患侧不能抬眉、闭眼、鼓腮漏气等面瘫症状，若有及时报告值班医生，出现无眩晕、步态不稳，需及时给予药物治疗；加强生活护理，防止跌倒、坠床等情况的发生。

六、出院后的康复指导

1. 平时注意保持切口清洁、干燥，勿抓挠切口，勿牵拉耳部，防止感染。

2. 近期勿食辛辣刺激性食物，宜高热量、高蛋白、多维生素、易消化的食物。

3. 定期复查换药，如有感染、瘢痕增生，应随时就诊，以防再次狭窄或闭锁。门诊复查或换药预约手术主刀医生的门诊。

4. 提高自身免疫力，保持心情舒畅，保证充足的睡眠。

5. 保持空气清新，保持室内湿度适宜。

6. 对患者及家属做好健康教育，讲解相关知识，帮助其做好自我防护。

7. 出院手续的办理：出院当日携带住院押金条及出院介绍信、出院证明书、出院带药处方到指定药局先取药，然后到出院结账处办理手续即可。出院时带好随身物品、CT 片、胸片等资料。

8. 需要复印病历资料时，出院 7~10 个工作日（不含周末及节假日）到病案室复印。如有困难不能来院，可在出院当天，到病案室办理病历复印邮寄手续。

第五章

助听及植入术

第一节 电子耳蜗植入术

电子耳蜗植入术又称人工耳蜗植入术,人工耳蜗是一种通过电流听觉神经重新获得声音信号,从而帮助重度和极重度感音神经性耳聋患者恢复听力和言语交流能力的生物医学工程装置,其工作原理就是替代已损伤的内耳毛细胞,将声音能量转化为电信号直接刺激耳蜗中残存的神经元细胞而产生听觉。

一、适应证及禁忌证

1. 适应证
(1)双耳全聋或听阈在95dB以上的感音性聋。
(2)年龄大于1岁,语前聋两岁半至12岁,语后聋成年患者。
(3)助听器及其他助听装置无法改善听力。
(4)耳蜗微音电位消失,内耳无先天性畸形。
(5)具有改善听力的强烈愿望及对人工耳蜗的正确认识和适当的期望值。
(6)全身健康状况良好。
2. 禁忌证
(1)电刺激试验阴性的耳聋。
(2)有精神病史者。
(3)中耳有感染性病变。
(4)内耳结构畸形、硬化、骨化。

二、术前评估

1. 听力学评估　耳聋的程度、详细的病史,耳聋的原因。

2. 医学评估

(1)耳科常规检查:对中耳情况进行评估,鼓膜完整,咽鼓管功能正常,无急、慢性感染或分泌性中耳炎。若存在上述疾病需先治疗这些疾病。

(2)影像学检查:CT 扫描可较满意地显示耳蜗骨化情况,并可排除先天性耳蜗发育缺陷。MRI 可帮助了解耳蜗淋巴间隙纤维化阻塞的程度,有助于选择相应的电子耳蜗装置及其电极的类型。CT 和 MRI 对了解听神经的完整性可提供有用的信息。

(3)听力学检查:纯音测听、ABR、耳声发射及言语测听等。

(4)佩戴助听器评估:判断对听力的帮助程度。

(5)会谈:对患者病因、病情进行了解。

1)卧位与休息　对患者及家属的心理进行了解。

2)向患者和家属介绍人工耳蜗知识。

3)帮助正确认识人工耳蜗,并结合具体情况树立正确期望值。

三、常见护理诊断/护理问题

1. 焦虑、恐惧　与环境陌生、年龄小、家庭经济或担心预后不佳有关。

2. 有跌倒、坠床的风险　与患儿年龄小有关。

3. 知识缺乏　与缺乏疾病相关护理知识有关。

4. 疼痛　与手术创伤有关。

5. 潜在并发症　出血、感染的风险,与手术切口有关。

6. 体温过高　与术后切口吸收热、感染有关。

7. 营养失调:低于机体需要量　与手术切口疼痛,能量摄入减少及消耗增加有关。

8. 潜在并发症　面瘫、脑脊液漏的风险,与手术创伤有关。

四、护理措施

1. 术前护理要点

(1)做好家属的心理护理,对术后期望值不可太高,后期语言训练时间较长,且个体差异大,家长要有耐心,要坚持。

(2)备皮范围:剃光头,刮半个头。

(3)全身麻醉术前准备

1)患者洗澡、剪指(趾)甲、剃须,做好个人卫生。

2) 手术前 1 晚,遵医嘱给予镇静安眠药,保证患者休息。

3) 保暖,预防感冒,禁烟酒 2 周以上。

4) 禁食水 6~8 小时,防止全身麻醉后误吸,导致吸入性肺炎。

5) 术日晨遵医嘱给予术前针。

6) 将病历、术中用药带入手术室。

2. 术后护理要点

(1) 全身麻醉术后常规护理。去枕平卧 6 小时,术后 24 小时内每小时测血压、脉搏、呼吸一次,每 4 小时测体温一次。如有呕吐,侧头吐出口中之物。

(2) 观察伤口情况,注意有无血肿。

(3) 卧床休息三天,避免剧烈运动,防止电极脱落。

(4) 观察有无面瘫、头晕、耳鸣、面部肌肉无力或抽搐等合并症。

3. 术前护理措施

(1) 按耳鼻喉科疾病术前护理常规。

(2) 术前指导:向家属交代麻醉方式,提出术前禁食水的重要性,避免有的家长因心疼孩子饥饿,私下给孩子进食,麻醉插管时造成误吸的危险。对于年龄大一些的聋儿及成人患者,应采用他们的交流方式(唇语或书写)进行术前宣教。

(3) 物品准备:术前要对患者进行各项检查:包括 X 线、CT、磁共振等,以便更好地了解内耳有无畸形情况。

(4) 患者准备:术前备皮。

4. 术后护理措施

(1) 按耳鼻喉科一般护理常规护理。

(2) 注意观察患者的意识情况,在孩子下床活动时,尤其应注意保护孩子的安全,并防止留置针脱落、抓挠伤口、坠床等。

(3) 术后由于伤口疼痛,局部包扎等带来的不适,应避免哭闹,头部左右剧烈摆动等情况,必须专人护理,应让家属学会如何配合护理。看护好患儿,保证其安全,避免头部植入体电极脱落或移位。必要时遵医嘱给予镇静剂。

(4) 预防伤口感染

1) 每日观察伤口敷料情况,检查有无渗血、渗液,包扎是否松动、脱落、避免伤口敷料脱落,细菌侵入伤口,及时报告医生,给予伤口换药。

2) 保持床单位清洁,被服随时更换、限制其他家属探视。

3) 术后当日起遵医嘱给予抗炎治疗 3~5 天。留置小儿静脉套管针,可以减少患儿因反复穿刺而造成的静脉操作和痛苦。

(5) 预防呼吸道感染:由于全麻气管插管部分患儿术后有咽痛、咳嗽、痰多等现象。应鼓励患儿多喝白开水,病房定时开放通风,保持空气清新。患儿哭闹时,不要强迫进食,防止误吸。

(6)观察有无面瘫的发生:术后仔细观察患儿是否有面部抽搐,眼睑闭合有隙,能否双眼同时闭合,进食时味觉减退或消失;有无嘴角歪斜。

(7)观察术后有无脑脊液漏:术后应适当限制患者活动,防止电极脱位及磁铁移位,应指导聋儿家属限制聋儿做跑跳等剧烈活动,术后预防上呼吸道感染,避免打喷嚏以免增高颅内压力、防止耳漏发生。

五、出院后的康复指导

1. 进行植入术后 1 个月,进行开机调试。

2. 术后语言训练是人工耳蜗使用者能否成功的关键性因素。

3. 指导患者及家属对术后有适度的期望值,后期语言训练时间较长,且个体差异大,要有耐心,要坚持。

4. 注意避免噪声和耳聋性药物的使用、避免头部植入部位的抓挠和碰撞,不能接近强磁场,高电压等。

5. 对于体外部件应避免潮湿和淋雨,告知家长语训的重要性和方法。

6. 介绍电子耳蜗公司及医生的联系方法,以便出现相关情况及时联系和咨询。

7. 术后应适当限制患者活动,防止电极脱位及磁铁移位,指导患儿家属限制患儿做跑跳等剧烈活动。

8. 术后预防上呼吸道感染,避免打喷嚏以免增高颅内压力、防止耳漏发生。

第二节 振动声桥植入术

振动声桥是一种中耳植入装置,其工作原理是把声音转化为机械振动,并传送到听骨或直接传送到内耳,其组成包括佩戴于体外的听觉处理器和植入体两部分。植入体末端是漂浮质量传感器,植入体接收到信号后,驱动传感器产生振动,再带动听骨链振动或直接把振动通过蜗窗或前庭窗传到内耳,以此改善或重建听力。

一、手术适应证

适用于双侧传导性或混合性耳聋、单侧传导性耳聋患者或混合性耳聋、单侧感音神经性耳聋、伴中度智力缺陷的传导性或混合性耳聋、耳鸣。

二、术前评估

1. 听力学评估 耳聋的程度、详细的病史,耳聋的原因。

2. 医学评估

(1)耳科常规检查:对中耳情况进行评估,鼓膜完整,咽鼓管功能正常,无急、慢性感染或分泌性中耳炎。若存在上述疾病需先治疗这些疾病。

(2)影像学检查:通过影像了解内中外耳发育情况、面神经情况、并发症情况(如胆脂瘤、中耳炎等),颞骨水平位 CT 已能满足需求,少数情况下可以配合颞骨冠状位 CT 了解病灶范围、有无脑膜和脑组织低位等情况,偏于术中定位。

(3)听力学检查:纯音测听、ABR、耳声发射及言语测听等。

(4)佩戴助听器评估:判断对听力的帮助程度。

(5)会谈:对患者病因、病情进行了解。

1)对患者及家属的心理进行了解。

2)向患者和家属介绍振动声桥知识。

3)帮助正确认识振动声桥,并结合具体情况树立正确期望值。

三、常见护理诊断/护理问题

1. 焦虑、恐惧   与环境陌生、年龄小、家庭经济或担心预后不佳有关。

2. 有跌倒、坠床的风险   与患儿年龄小有关。

3. 知识缺乏   与缺乏疾病相关护理知识有关。

4. 疼痛   与手术创伤有关。

5. 潜在并发症   出血、感染的风险,与手术切口有关。

6. 体温过高   与术后切口吸收热、感染有关。

7. 营养失调:低于机体需要量   与手术切口疼痛,能量摄入减少及消耗增加有关。

8. 潜在并发症   面瘫、脑脊液漏的风险,与手术创伤有关。

四、护理措施

1. 术前护理要点

(1)心理护理:振动声桥价格和手术费用相对较高,且患者及家属担心术后听力能否提高及术后效果,护士要向患者和家属讲解振动声桥的工作原理、手术方式、手术的步骤及安全性,介绍振动声桥植入术在国内外开展并获得良好效果的情况,同时介绍振动声桥进入中国市场临床使用时间较短,病例数较少,手术植入为有创伤的治疗,具有一定风险;植入的电子元件是否能终身使用,是否需要多次手术,仍需要长期观察研究;振动声桥植入后听力提高明显,但振动声桥性能还没有达到完美,所以需要患者及家属正确认识振动声桥,建立适宜的期望值。由于患者听力差,与患者和家属沟通时,声音要适当放大,语速减慢,了解患者的理解和语言交流能力,鼓励其表达需求,对于合理要求给予满足,尽可能与患者及家属多接触,做好解释工作,减轻患者的不良心理反应,使之能积极配合治疗和护理。

(2)术前护士进行知识准备:进行专题培训,全面系统进行学习。请耳科专家讲解振动声桥的构造、植入程序、工作原理及手术过程,探讨手术后可能发生的并发症,如面神经损伤、淋巴管瘘、感染、出血、迷路炎、排异反应及植入体移位或脱出等,学会观察评估患者的病情,以便对患者进行针对性护理。

(3)皮肤准备:术前1天剃光头,向其解释目的是防止术后切口感染。

(4)全身麻醉术前准备

1)患者洗澡、剪指(趾)甲、剃须,做好个人卫生。

2)手术前1晚,遵医嘱给予镇静安眠药,保证患者休息。

3)保暖,预防感冒,禁烟酒2周以上。

4)禁食水6~8小时,防止全身麻醉后误吸,导致吸入性肺炎。

5)术日晨遵医嘱给予术前针。

6)将病历、术中用药带入手术室。

2. 术后护理要点

(1)一般护理:

1)全麻清醒后,去枕平卧4~6小时,严密观察患者生命体征的变化及全麻恢复情况,有无出现恶心、呕吐不适,头偏向健侧,以免呕吐物误吸发生窒息或患耳受到挤压。

2)要求头部制动的患者,切忌过度搬动患者的头部,避免剧烈的头部运动,勿用力擤鼻、打喷嚏、咳嗽,以免将鼻腔分泌物带入中耳导致感染,影响术后效果及使植入体移位。

3)哭闹的幼儿患者,由患儿家属抱着安抚,监测卧位,待平静后取平卧位。哭闹时,注意保护头部,避免撞击或头部剧烈晃动或用手抓手术部位而造成植入体的移位或受损。

4)密切观察耳部敷料渗血情况,如渗血较多时,及时通知医生处理,保持敷料清洁干燥。一般术后72小时更换外部敷料,术后7天耳部切口拆线。

(2)饮食指导:术后给予患者清淡、富含蛋白质、维生素的食物,促进切口愈合,初期选用半流质饮食,待伤口疼痛减轻、伤口渗血少时,可改普食,避免粗硬食物,以免咀嚼时伤口疼痛、出血。保证患者充足的饮水量,防止便秘。

3. 并发症的观察和护理

(1)颅外并发症的观察:出血及骨膜下血肿,观察切口有无渗血渗液,敷料包扎情况,向其解释敷料加压包扎的目的,观察术后有无头皮血肿,血肿范围大小,必要时协助医生行血肿穿刺。术后因加压包扎,致同侧眼睑肿胀明显,应适当减压,观察眼睛视物情况。

(2)切口及颅内感染:观察体温变化,切口有无红肿热痛等感染征象,观察有无头痛、喷射性呕吐等颅内高压表现。

(3)迷路刺激症状:术后因植入的线圈可刺激迷路,短期内可发生眩晕。护士应密切观察患者有无眩晕、耳鸣、恶心、呕吐等内耳刺激症状,并防止患者因眩晕出现不稳或失衡而发生意外。

(4)面瘫:术后应仔细观察患者有无面部抽搐、眼睑闭合有隙、面部是否对称、患者是否主诉面部麻木感、进食时味觉有无减退或消失等,发现异常及时通知医生。一旦发生面瘫,遵医嘱给予患者改善微循环及营养神经的药物治疗,并鼓励患者自行按摩面部,给予滴眼液、涂抗生素眼药膏、睡眠时加盖眼罩,保护眼球,增加舒适感。

(5)脑脊液耳漏:观察外耳道分泌物的性质和量,如有无清亮液体流出,必要时协助取头高 30° 卧位。

(6)防止植入体移位或脱落:防止植入体移位脱落是手术成功的关键。因此,术后应卧床休息,切忌剧烈的头部运动和下颌骨活动,避免因切口疼痛而撕抓,增加切口张力,影响愈合或引起植入体移位。

(7)颈部关节脱位:主要因术后患侧加压包扎敷料厚重,患者情绪紧张,卧床时间长及头偏一侧时间过长引起。术后应观察患者颈部活动情况,有无颈部僵硬、局部肿胀伴有疼痛等症状。

(8)细致周到地做好生活护理,儿童自控能力差,还要教育儿童防止局部剧烈冲撞和挤压。

五、出院后的康复指导

1. 声桥植入后听力提高明显,但振动声桥性能还没有达到完美,所以需要指导患者及家属正确认识振动声桥,建立适度的期望值。

2. 避免剧烈的头部运动,勿用力擤鼻、打喷嚏、咳嗽,以免将鼻腔分泌物带入中耳导致感染,影响术后效果及使植入体移位。

3. 术后给予患者清淡、富含蛋白质、维生素的食物,促进切口愈合,初期选用半流质饮食,待伤口疼痛减轻、伤口渗血少时,可改普食,避免粗硬食物,以免咀嚼时伤口疼痛、出血。保证患者充足的饮水量,防止便秘。

4. 注意保持振动声桥外部语音处理器的洁净,避免潮湿和受粉尘污染。

5. 嘱患者远离高电压、强磁场,禁做磁共振成像,少做 CT 检查。

6. 避免头部植入部位的剧烈冲撞等,以免植入体损伤、移位,尤其学龄儿童及学龄前幼儿,做好防跌倒及防外伤的预防措施。

7. 教会患者正确洗头,防止污水流入耳内致感染。

8. 保护术区的皮肤,患者要勤剪指甲、勤洗手,不要用力抓挠手术区域,防止感染,如切口红肿、流脓,及时到医院就诊。

9. 体外振动声桥系统使用电池供电,电池需定期更换,导线使用一段时间因损坏也应及时更换。

10. 术后 7~8 周开机调试,由听力师帮助佩戴外部装置,并调试言语处理的程序,使患者听到的声音更舒适、效果更佳。

第三节　骨锚式听觉植入术

骨锚式听觉植入术也称骨传导植入式听力解决方案。骨锚式助听器(bone-anchored hearing aid,BAHA)是一种通过骨传导治疗耳聋的装置,需要外科手术植入,它避免了许多骨导助听器的缺点,是骨导助听器的一种特殊类型。BAHA 是可植入的骨传导听力系统,适用于传导性或混合型听力障碍,以及单侧耳聋。BAHA 采取称为直接骨传导的方式。这种方式,在许多方面跟传统的气导和骨导助听设备是不同的。通常一个微小的钛植入体被固定在耳后的骨中,就会跟人体的骨头发生骨融合作用。简单说来,就是植入体与骨头形成了一个整体,这种方式跟种牙是一样的道理。成人形成骨融合需要大约 3 个月,儿童需要 6 个月。骨融合一旦形成,就可以把一个桥基固定在钛植入体上,然后把言语处理器夹在上面。言语处理器监测到声音时,就把声音通过骨头直接传送到内耳。这个过程绕过了外耳和中耳,与其他骨导助听器相同,BAHA 的输出也是运用震动原理。

一、BAHA 的工作原理

BAHA 包括三部分:钛合金植入体、外部桥接装置和声音处理器。通过手术将钛合金植入体植入后与颅骨融合,声音处理器将声音振动通过外部桥接装置传导到钛合金植入体,振动装置产生的振动通过颅骨传入内耳,最终刺激听神经。BAHA 系统通过增强骨传导将外界的声音传入内耳,绕过了外耳道和中耳。

二、BAHA 的两种佩戴方式

1. 手术植入　需要手术植入钛钉,可以获得更好的音质。
2. 软带佩戴　无须手术,方便佩戴。

三、BAHA 的手术适应证

适用于传导性聋、混合性聋、单侧感音神经性聋患者,传导性听力损失气导的阈值优于 30dB,并不需要太多的放大,因为 BAHA 会绕过气导路径,直接将声音传导到骨传导的部分。混合性听力损失气导的阈值劣于 30dB。轻度到中度感音神经性听损失,气导与骨导相差越大,使用者越能享受 BAHA 带来的好处。

1. 传导性聋　包括双侧先天性中外耳畸形(外耳道闭锁)、双侧中耳炎、双侧耳硬化症等,在一侧佩戴 BAHA 后,生活质量、纯音听阈值全部得到改善,尤其对双侧先天性外耳道闭锁患者效果最好。

2. 混合性聋　BAHA 能有效绕过气导部分,改善骨导听力,补偿感音神经性损失,因此对于混合性耳聋患者,在言语理解和声音质量方面,能获得比气导助听器更好的效果,但当感音神经性聋超过 70dBHL 或佩戴 BAHA 65dBSPL 言语识别率低于 40% 时,选择耳蜗植入效果更好。

3. 单侧感音神经性聋　如单侧听神经瘤术后,听力完全丧失者,佩戴 BAHA 后,在主观感觉上有明显改善,但在客观听力学检查、声音定位和噪声环境下改善不明显。

4. BAHA 在特殊情况下的应用

(1)双侧佩戴 BAHA:双侧传导性耳聋的患者,双侧 BAHA 后,在声音定位、音质等主观感觉上有明显改善。

(2)单侧传导性耳聋:单侧耳聋患者的骨锚助听器安在耳聋一侧。骨锚助听器接收到声音之后,通过骨导把声音传递到正常工作的耳蜗。结果,患者在聋耳一侧就有了听觉。骨锚助听器能为单侧耳聋的人提供独特的益处。他们可以听见来自两侧的声音,而原来只能听到一侧。

四、护理评估

1. 听力学评估　耳聋的程度、详细的病史,耳聋的原因。

2. 医学评估

(1)耳科常规检查:对中耳情况进行评估,鼓膜完整,咽鼓管功能正常,无急、慢性感染或分泌性中耳炎。若存在上述疾病需先治疗这些疾病。

(2)影像学检查:通过影像了解内中外耳发育情况、面神经情况、并发症情况(如胆脂瘤、中耳炎等),颞骨水平位 CT 已能满足需求,少数情况下可以配合颞骨冠状位 CT 了解病灶范围、有无脑膜和脑组织低位等情况,偏于术中定位。

(3)听力学检查:纯音测听、ABR、耳声发射及言语测听等。

(4)佩戴助听器评估:判断对听力的帮助程度。

（5）会谈：对患者病因、病情进行了解。

1）对患者及家属的心理进行了解。

2）向患者和家属介绍 BAHA 相关知识。

3）帮助正确认识 BAHA，并结合具体情况树立正确期望值。

五、常见护理诊断/护理问题

1. 焦虑、恐惧　与环境陌生、年龄小、家庭经济或担心预后不佳有关。

2. 有跌倒、坠床的风险　与患儿年龄小有关。

3. 知识缺乏　与缺乏疾病相关护理知识有关。

4. 疼痛　与手术创伤有关。

5. 潜在并发症：出血、感染的风险　与手术切口有关。

6. 体温过高　与术后切口吸收热、感染有关。

7. 营养失调：低于机体需要量　与手术切口疼痛，能量摄入减少及消耗增加有关。

8. 潜在并发症：面瘫、脑脊液漏的风险　与手术创伤有关。

六、护理措施

1. 术前护理要点

（1）心理护理：患者及家属担心术后听力能否提高及术后效果，护士要向患者和家属讲解 BAHA 的工作原理、手术方式、手术的步骤及安全性，介绍 BAHA 植入术在国内外开展并获得良好效果的情况，同时介绍手术植入为有创伤的治疗，具有一定风险；植入的电子元件是否能终身使用，是否需要多次手术，仍需要长期观察研究；BAHA 植入后听力提高明显，但 BAHA 性能还没有达到完美，所以需要患者及家属正确认识 BAHA，建立适宜的期望值。由于患者听力差，与患者和家属沟通时，声音要适当放大，语速减慢，了解患者的理解和语言交流能力，鼓励其表达需求，对于合理要求给予满足，尽可能与患者及家属多接触，做好解释工作，减轻患者的不良心理反应，使之能积极配合治疗和护理。

（2）术前护士进行知识准备：进行专题培训，全面系统进行学习。请耳科专家讲解 BAHA 的构造、植入程序、工作原理及手术过程，探讨手术后可能发生的并发症，如面神经损伤、淋巴管瘘、感染、出血、迷路炎、排异反应及植入体移位或脱出等，学会观察评估患者的病情，以便对患者进行针对性护理。

（3）皮肤准备：术前 1 天剃光头，向其解释目的是防止术后切口感染。

（4）全身麻醉术前准备

1)患者洗澡、剪指(趾)甲、剃须,做好个人卫生。

2)手术前 1 晚,遵医嘱给予镇静安眠药,保证患者休息。

3)保暖,预防感冒,禁烟酒 2 周以上。

4)禁食水 6~8 小时,防止全身麻醉后误吸,导致吸入性肺炎。

5)术日晨遵医嘱给予术前针。

6)将病历、术中用药带入手术室。

2. 术后护理要点

(1)一般护理

1)全麻清醒后,去枕平卧 4~6 小时,严密观察患者生命体征的变化及全麻恢复情况,有无出现恶心、呕吐不适,头偏向健侧,以免呕吐物误吸发生窒息或患耳受到挤压。

2)要求头部制动的患者,切忌过度搬动患者的头部,避免剧烈的头部运动,勿用力擤鼻、打喷嚏、咳嗽,以免将鼻腔分泌物带入中耳导致感染,影响术后效果及使植入体移位。

3)哭闹的幼儿患者,由患儿家属抱着安抚,监测卧位,待平静后取平卧位。哭闹时,注意保护头部,避免撞击或头部剧烈晃动或用手抓手术部位而造成植入体的移位或受损。

4)密切观察耳部敷料渗血情况,如渗血较多时,及时通知医生处理,保持敷料清洁干燥。一般术后 72 小时更换外部敷料,术后 7 天耳部切口拆线。

(2)饮食指导:术后给予患者清淡、富含蛋白质、维生素的食物,促进切口愈合,初期选用半流质饮食,待伤口疼痛减轻、伤口渗血少时,可改普食,避免粗硬食物,以免咀嚼时伤口疼痛、出血。保证患者充足的饮水量,防止便秘。

3. 并发症的观察和护理

(1)颅外并发症的观察:出血及骨膜下血肿,观察切口有无渗血渗液,敷料包扎情况,向其解释敷料加压包扎的目的,观察术后有无头皮血肿,血肿范围大小,必要时协助医生行血肿穿刺。术后因加压包扎,致同侧眼睑肿胀明显,应适当减压,观察眼睛视物情况。

(2)切口及颅内感染:观察体温变化,切口有无红肿热痛等感染征象,观察有无头痛、喷射性呕吐等颅内高压表现。

(3)迷路刺激症状:术后因植入的线圈可刺激迷路,短期内可发生眩晕。护士应密切观察患者有无眩晕、耳鸣、恶心、呕吐等内耳刺激症状,并防止患者因眩晕出现不稳或失衡而发生意外。

(4)面瘫:术后应仔细观察患者有无面部抽搐、眼睑闭合有隙、面部是否对称、患者是否主诉面部麻木感、进食时味觉有无减退或消失等,发现异常及时通知医生。一旦发生面瘫,遵医嘱给予患者改善微循环及营养神经的药物治疗,并鼓励患者自行按摩面部,给予滴眼液、涂抗生素眼药膏、睡眠时加盖眼罩,保护眼球,增加舒适感。

(5)脑脊液耳漏:观察外耳道分泌物的性质和量,如有无清亮液体流出,必要时协助取头高 30° 卧位。

(6)防止植入体移位或脱落:防止植入体移位脱落是手术成功的关键。因此,术后应卧床休息,切忌剧烈的头部运动和下颌骨活动,避免因切口疼痛而撕抓,增加切口张力,影响愈合或引起植入体移位。

(7)颈部关节脱位:主要因术后患侧加压包扎敷料厚重,患者情绪紧张,卧床时间长及头偏一侧时间过长引起。术后应观察患者颈部活动情况,有无颈部僵硬、局部肿胀伴有疼痛等症状。

(8)细致周到地做好生活护理,儿童自控能力差,还要教育儿童防止局部剧烈冲撞和挤压。

七、出院后的康复指导

1. 患者及家属担心术后听力能否提高及术后效果,护士要向患者和家属讲解 BAHA 的工作原理及独特优势,但 BAHA 性能还没有达到完美,所以需要患者及家属正确认识 BAHA,建立适宜的期望值。

2. 术后给予患者清淡、富含蛋白质、维生素的食物,促进切口愈合,初期选用半流质饮食,待伤口疼痛减轻、伤口渗血少时,可改普食,避免粗硬食物,以免咀嚼时伤口疼痛、出血。保证患者充足的饮水量,防止便秘。

3. 指导患者术后应卧床休息,切忌剧烈的头部运动和下颌骨活动,避免因切口疼痛而撕抓,增加切口张力,影响愈合或引起植入体移位。

4. 注意保持 BAHA 外部语音处理器的洁净,避免潮湿和受粉尘污染。

5. 嘱患者远离高电压、强磁场,禁做磁共振成像,少做 CT 检查。

6. 避免头部植入部位的剧烈冲撞等,以免植入体损伤、移位,尤其学龄儿童及学龄前幼儿,做好防跌倒及防外伤的预防措施。

7. 教会患者正确洗头,防止污水流入耳内致感染。

8. 保护术区的皮肤,患者要勤剪指甲、勤洗手,不要用力抓挠手术区域,防止感染,如切口红肿、流脓,及时到医院就诊。

9. 体外 BAHA 系统使用电池供电,电池需定期更换,导线使用一段时间因损坏也应及时更换。

10. 术后 7~8 周开机调试,由听力师帮助佩戴外部装置,并调试言语处理的程序,使患者听到的声音更舒适、效果更佳。

第四节　助听器介绍及居家护理

一、助听器的组成与分类

助听器的基本功能是通过麦克风、输入放大器、滤波器、功率放大器、受话器等部件将声音放大,使之能够被助听器佩戴者听到。尽管助听器有很多种,但它们有许多共同的特征。

(一) 助听器的组成

尽管现代助听器的体积都很小,但内部都包含大量的电子元件,其主要部件包括:

1. 输入传感器　包括麦克风和感应线圈等。

2. 放大器　从麦克风或磁感应线圈输入的信号进入放大器,放大器将这些低能量的信号放大为强的电信号来驱动助听器受话器工作,具有音量控制、滤波、自动增益控制,以及最大输出控制等功能。

3. 受话器(扩音器)　受话器将经过放大的电信号转换为声音信号输出。根据尺寸和工作方式,受话器可以分为不同的类型。一般地,尺寸决定受话器的灵敏度和最大声输出。使用声学滤波器能够改善频率特性和频响范围。

4. 电池　助听器电池有不同的尺寸和型号。锌空气电池是目前最通用的一种。锌空气电池电量高,价格适中,用过的锌空气电池对环境的污染也很小。碱性电池主要用于体配式助听器和助听器遥控器。

(二) 助听器分类

助听器按外形主要分为耳背式助听器、耳内式助听器、体佩式助听器、眼镜式助听器。

1. 耳背式助听器　这是一种广泛使用的助听器类型,使用时挂在耳后,声音通过塑料声管和耳模传到耳道。耳背式助听器适用于大多数的耳聋患者。由于增益高、输出功率大,而且可以通过音频线与电视机、学习机等外部设备相连,所以耳背式助听器成为了重度耳聋患者的首选助听器。

2. 耳内式助听器　佩戴时将耳内式助听器直接放入耳甲腔或外耳道中,助听器的所有部件都做入耳模内部。耳内式助听器的一个优点是保留了耳廓的"自然效应",使辨识声源方位更加容易,此外耳廓对高频声音的天然放大作用也保留了下来。

耳内式助听器有标准机和定制机。标准机是把整个助听器功能模块做得很小,完全嵌入耳模内或连到耳模上。这使得助听器的摘戴和维修很方便。

定制机的尺寸稍小一些,更容易摘戴和维修,因此也更贵一些。标准机和定制机都包括满耳甲式和耳道式两种类型。

3. 体佩式助听器　体配式助听器更多的是用于重度、极重度耳聋患者,有时也用于使用其他机型助听器有困难的患者,这些可能是年龄太小或者太大的听力损失患者。

由于体配式助听器的受话器是通过音频线与助听器本身分离开来的,故它可以提供比其他机型助听器更大的增益。这样的设计也减少了声反馈的发生,从而允许更大的输出功率。受话器附在耳模上。体配式助听器在佩戴时放在一个贴身的口袋中,可以用衣服遮盖住。在给小年龄的孩子使用时往往加一个麦克风罩以防食物等落到麦克风上面造成损坏。

4. 眼镜式助听器　眼镜式助听器的放大器、麦克风和受话器都做到眼睛腿上。这是多年以来一种比较流行的掩饰助听器的方式,而且有些使用者认为眼镜式助听器比耳背式助听器容易操作。但是,将视力和听力两种康复设备做到一起的实际缺陷越来越明显,因此眼镜式助听器逐渐从市场上消失了。

二、助听器的选择

要选择适合自己的助听器,需要注意以下几点:

1. 明确诊断　不同类型和程度的听力损失适用于不同种类的助听器。如果不清楚听力损失的诊断盲目验配助听器,则达不到效果。例如,有的患者听力损失为重度、极重度,但为了追求美观验配耳内式助听器,很有可能由于放大量不足而达不到理想效果,同时很容易发生反馈啸叫。另外还有少部分患者,其听力损失不在中耳或者内耳,而是在耳蜗以后的听神经通路,这种情况并不适合使用任何种类的助听器。为避免这些情况发生,患者一定要首先到专业的听力中心(包括医院和有资质的验配中心)进行纯音气骨导听阈测试,有条件可增加中耳声导抗测试,了解听力损失性质和程度。

2. 听力障碍需求引导,而不是价格引导　助听器不像一般商品那样购买之后立即可使用,而是必须经由验配师根据患者听力损失程度和患者需求进行选择和验配。在这个过程中,价格因素不可避免地会影响到患者的选择。此时,患者考虑价格和档次是可以理解的,但首先应该考虑的是听力损失程度和自身的主要困难。例如,由于价格原因放弃一些助听器的相关高级功能如降噪等,可能导致使用时的不适;而盲目追求档次,购买具有一些不太需要的功能的产品也没有必要。

3. 期望值适当　验配助听器可以解决患者听力方面遇到的一些障碍。但是助听器毕竟是一种电声设备,不可能完美地替代人耳。因此,在选择助听器之前患者应抱有适当的期望值,明确自己的主要听觉困难,不要求面面俱到,这样可以更容易选择到适合自己的助听器。

4. 适当的方式使用助听器也很重要　患者初次佩戴助听器,建议每天使用的时间从短到长循序渐进,从每天 1~2 小时开始,逐渐适应。后续再有佩戴问题或者听力变化,可再次就诊调整助听器。较为多见的不当的助听器使用方式,是仅仅在开会、聚餐等自己认为有必要使用助听器的个别场合才使用,其他时候并不使用。这样的方式往往导致患者不能适应助听器的声音,进而抱怨助听器效果。

三、助听器的保养

助听器的使用寿命有多长? 很多想验配助听器的患者都很关心这个问题。谁也不希望自己佩戴一个品质很差的助听器,用不了多长时间就"退休"了。实际上,大多数患者包括已经佩戴助听器的患者往往都忽视了一个重要因素,那就是:助听器的寿命与您对它的保养息息相关。保养得当,助听器一般都能够为您服务 7~10 年甚至更长时间;保养不善,再好再贵的助听器也许用不了一两年就会"罢工"了。那么,如何妥善地保养助听器呢? 这里有几条保养的建议。

保养助听器最关键的就是"三防":防潮、防垢、防碰撞。

1. 防潮　助听器是由精密电子元件组成的医疗仪器。潮气或者水的进入会损坏电子元件,使得助听器不能正常工作,如有噪声、失真或无放大等,有时会因为长期受潮,内部主板腐烂而使得助听器损坏甚至彻底报废。耳背式助听器比耳内式助听器更怕潮湿。潮气的来源可能有:不摘助听器游泳、洗脸、洗澡;运动后的汗水;长期不使用助听器但未取出电池;使用劣质电池造成漏液;空气湿度较大时水气进入,等等。特别是汗水,由于其中含有盐分,对电子器件和线路板的腐蚀性远比水厉害,所以夏天或者运动过后出汗较多时更应该注意对助听器的擦拭和保养。请注意,一定不要使用酒精或者其他清洗剂擦拭助听器! 建议准备一个干燥袋或者干燥瓶,每晚把助听器电池取出,打开电池仓后将助听器放入干燥袋或干燥瓶吸潮。干燥剂在药店、照相器材店、化工材料店或助听器专营店都可以买到。

2. 防垢　麦克风声导入口非常狭窄,很容易被脏物堵塞。耳垢堵塞是造成价格昂贵的受话器损坏的主要原因。中国人的耳垢一般属于干性,正常在平时的讲话、咀嚼、走路时因为震动会将大部分耳垢从耳道内逐步振动掉出,但仍有一部分会残留在耳道内,特别是在戴上定制机后,耳道口被堵塞,耳垢无法正常掉出,耳垢"走投无路"只能往制机的受话器孔里去,轻则使声音变轻,重则使受话器严重堵塞而造成损坏,给耳聋者带来不必要的损失。经常定期对受话器孔进行清洁是必要,千万不要小看小小一块耳垢,它可能会给你带来巨大的损失和不方便。在佩戴和操作助听器前,手指一定要保持清洁、干爽。每天清除累积的耳垢。使用耳垢清除工具(如刷子)的时候,应当从下往上清洁助听器。

3. 防碰撞 助听器像石英表一样非常怕摔,因为助听器中的元件是靠非常细小的导线连接的,非常容易在受冲击后断掉,特别是受话器由于本身的结构关系,内部的发声振动簧片和顶针非常容易在冲击后移位变形,造成失真或无声。受话器在装入助听器机壳后,虽然抗冲击程度有所提高,但是仍要高度重视,防止跌落冲击。佩戴或摘取助听器的时候,请尽量坐在柔软的地方(床或者沙发)上,这样一旦助听器滑落,就可以减少助听器掉落后的碰撞程度。助听器应远离尖锐物品,远离小孩和宠物。助听器电池被小孩吞下是很危险的,若意外发生电池被吞的情况,请立即就医。

第六章

耳科护理技术操作

第一节 外耳道冲洗法

外耳道冲洗法是指用温生理盐水冲出外耳道深部不易取出的耵聍或其他异物。

一、目的

冲出外耳道深部不易取出的微小异物或已软化的耵聍栓。

二、用物准备

温生理盐水、20ml注射器、无菌消毒容器、棉签、耳镜、膝状镊、额镜（图1-6-1）。

三、操作步骤

1. 坐位，头向健侧偏斜，如为小儿，由家人固定，患耳正对操作者。
2. 查患耳解剖情况，患侧颈肩部围以治疗巾，耳垂下方置弯盘，操作者

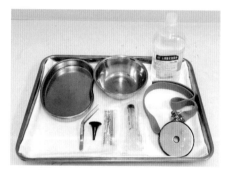

图1-6-1 外耳道冲洗用物准备

左手向后上轻拉患耳廓（小儿向后下方牵拉），右手持盛有温生理盐水的冲洗器，沿外耳道后壁轻轻加压推入，冲洗液借回流力量，将异物及耵聍冲洗出。
3. 异物及耵聍完全冲洗后，用消毒棉签拭干外耳道，检查鼓膜及外耳道情况，必要时用消炎药滴耳。

四、注意事项

1. 冲洗液的温度应与体温相近,不可过热或过凉,过冷、过热均可引起眩晕。

2. 冲洗器头宜放置在外耳道的外 1/3 处,对着外耳道后上壁注入时用力不可过猛,也不可将冲洗器头紧塞外耳道内,以致水不能流出,而胀破鼓膜,更不能正对鼓膜冲击,以免损伤鼓膜。

3. 如为活的昆虫类异物,先用酒精、油剂、乙醚滴耳待其灭活后再冲洗。

4. 坚硬而嵌塞较紧的耵聍,先用3%~5%碳酸氢钠溶液,以润化后再冲洗。

5. 外耳道深部不易取出的微小异物或耵聍栓需由专科医生诊疗后,由专科工作人员处理冲洗或取出(患者不能自行处理)。

第二节　外耳道滴药法

外耳道滴药法是一种将滴耳液滴入外耳道的操作方法。适用于软化耵聍,消炎、止痛,取外耳道各种异物及治疗耳疾病。

一、目的

1. 治疗中耳炎及外耳道炎。

2. 软化耵聍。

3. 麻醉或杀死外耳道昆虫类异物。

二、用物准备

弯盘、卷棉子或专用细棉签、药液、额镜、无菌棉片、无菌棉球(图 1-6-2)。

三、操作步骤

1. 侧卧,患耳向上。先用卷棉子或专用细棉签蘸 3% 双氧水拭净外耳道分泌物,然后擦干。

2. 顺外耳道后壁缓缓滴入药液 3~5 滴,然后按压耳屏数次,以造成外耳道空腔气压的变化,驱使药液进入中耳腔。

3. 保持药液数分钟,使药液与中耳腔充分接触。然后塞一消毒棉球于外耳

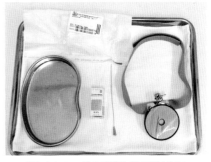

图 1-6-2　外耳道滴药用物准备

道,坐起。

4. 如遇耵聍栓塞,可直接滴入药液,每次药量不能过多(不能溢出外耳道口),每日 5~6 次,3 天后行外耳道冲洗(有中耳炎或鼓膜穿孔不宜冲洗)或取出。

5. 遇到外耳道昆虫类异物,可滴入乙醚、酒精或氯仿(有鼓膜穿孔不用)使其麻醉,或滴入植物油,使其窒息,然后冲出或取出。

四、注意事项

1. 滴药时要顺外耳道后壁缓缓滴入药液,然后按压耳屏数次,以造成外耳道空腔气压的变化,驱使药液进入中耳腔。

2. 患耳滴药后,患耳朝上侧卧 10 分钟,使药液在外耳道存留较长时间,以便达到治疗目的。然后塞一消毒棉球于外耳道。

3. 如有耵聍栓塞,可直接滴入药液,每次滴药量不能溢出外耳道口,3 天后行外耳道冲洗(有中耳炎或鼓膜穿孔不宜冲洗)或取出。

4. 外耳道昆虫类异物,可滴入乙醚、酒精或氯仿(有鼓膜穿孔不用)使其麻醉,或滴入植物油,使其窒息,然后冲出或取出。

5. 滴耳药液温度不可太低,否则可刺激内耳发生眩晕。

6. 成人滴药时操作者轻拉患耳廓向后上(小儿向后下方牵拉)以便拉直外耳道,使药液顺利进入外耳道。

7. 患耳滴药后会有轻度不适症状,属正常现象,不要紧张。如有特殊病情变化,及时就诊。

第三节　剪 耳 毛 法

剪耳毛法是耳科手术前皮肤准备的一种方法。通过剪耳毛,使外耳道在显微镜下更加清晰,不仅为术者提供了良好的手术视野,而且能够有效减少术后感染。

一、目的

1. 耳部手术前准备,使手术视野清楚。
2. 便于消毒和操作,减少术后并发症。

二、用物准备

治疗盘,无菌眼科剪一把(弯头),凡士林少许,75% 酒精及酒精棉签,棉球,额镜,手消液(图 1-6-3)。

三、操作步骤

1. 操作前准备 核对患者,评估患者病情、合作程度及外耳道局部情况;操作者准备(七部洗手法洗手、戴口罩),环境准备(病室清洁、适宜操作)。

2. 患者取坐位,患耳朝向操作者,解释操作目的和方法,取得配合。

3. 操作者戴额镜,聚光于患耳外耳道口。

4. 核对患者,用酒精棉签清除外耳道分泌物。

5. 剪刀刃上涂少许凡士林,以便粘住剪下的耳毛。

6. 用左手拇指和食指将耳廓向后上方提拉(小儿向后下方),将外耳道拉直。右手持剪刀齐耳毛根部剪去耳毛,用蘸有凡士林的棉签蘸净耳毛,直到全部剪净(图 1-6-4)。

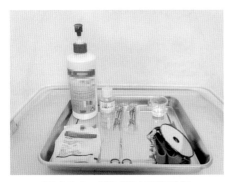

图 1-6-3 剪耳毛法用物准备

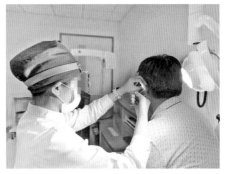

图 1-6-4 剪耳毛法

7. 再次酒精棉签清洁外耳道。

8. 操作完毕,再次核对患者,手消液消毒手部卫生。

四、注意事项

1. 视患者外耳道情况可佩戴一次性护理手套。

2. 剪刀刃上凡士林涂抹要少而均匀,以免过多粘于外耳道壁不利于操作。

3. 尽量使用弯头眼科剪刀,避免刺破外耳道皮肤。

4. 操作后,注意观察患者情况,有无疼痛、眩晕等不适,告知患者如有不适,立即通知医护人员。

第四节　耳廓假性囊肿石膏固定法

耳廓假性囊肿是指耳廓软骨夹层内的非化脓性浆液性囊肿,并非肿瘤,仅为软骨里面出现的囊肿,病因尚不明确。多于外伤、感染后出现。

一、目的

抑制液体渗出,加压。

二、用物准备

医用石膏粉、换药碗 1 个、压舌板 1 块、地塞米松注射液 1 只、生理盐水 250ml、冷开水 100ml,5ml 一次性注射器 2 副,无菌小棉片(图 1-6-5)。

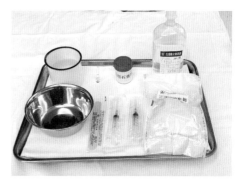

图 1-6-5　耳廓假性囊肿石膏固定用物准备

三、操作步骤

1. 患者取坐位或健侧卧位。

2. 常规消毒耳廓后,用无菌棉球轻轻塞住外耳道口。

3. 用 5ml 一次性注射器抽吸地塞米松 5mg 备用,用另一副 5ml 一次性注射器在囊肿最低处穿刺抽液,一边抽液,一边用另一只手压迫囊肿,尽量将液体抽吸干净。

4. 如液体呈胶冻状,应用无菌生理盐水稀释后抽出,取下注射器,不取穿刺针,再用抽吸好地塞米松 5ml 的空针,取下针头,接在穿刺针上注入药液约0.3ml。

5. 将穿刺点用无菌小棉片压迫,助手(或患者)捏住穿刺点,操作者将适量医用石膏粉放入无菌换药碗中,加适量冷开水,用压舌板搅拌成糊状,助手缓缓倒入患者耳廓内,用压舌板将石膏涂抹成所需形状,待 5 分钟后石膏固定牢固,必要时用灯烤,促其凝固,压迫囊肿腔内继续渗出。

四、注意事项

1. 一般嘱患者 7 天复诊,如出现耳廓瘙痒等不适症状,随时复诊。

2. 如无不良反应,压迫 10 天取下石膏。

3. 石膏固定后同时口服抗生素,预防感染发生。

第五节　鼓膜穿刺抽液法

鼓膜穿刺术是治疗分泌性中耳炎的一种手术方法,具有良好的治疗效果。

一、目的

适用于化脓性中耳炎的鼓室积液。

二、用物准备

75%酒精、棉签、鼓膜麻醉剂、穿刺针、2ml注射器、无菌干棉球、药液、吸引器、额镜(图1-6-6)。

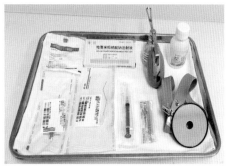

图1-6-6　鼓膜穿刺抽液用物准备

三、操作方法

1. 患者取坐位。
2. 清洁外耳道皮肤及鼓膜表面用75%酒精消毒。
3. 鼓膜麻醉剂麻醉鼓膜表面,10~15分钟后取出。
4. 穿刺针在鼓膜紧张部前下方刺入鼓室,固定针头,用注射器抽吸鼓室内积液。
5. 如果分泌物很黏稠,不易吸出时,可用电动吸引器的无菌吸引管前的前端对准穿刺孔进行抽吸。
6. 抽吸后可用穿刺针注入抗生素,糜蛋白酶、透明质酸酶、醋酸可的松等药物,进行局部治疗。
7. 抽吸液体可按需要送检。
8. 穿刺后,外耳道口堵以无菌干棉球,防止感染。

四、注意事项

1. 此操作必须在无菌条件下进行。
2. 穿刺时勿刺入过深以致鼓室黏膜损伤。
3. 穿刺时患者耳部必须固定位置。
4. 穿刺后注意外耳道清洁,洗澡时外耳道避免进水。

第六节　咽鼓管吹张法

咽鼓管吹张是一种治疗咽鼓管阻塞病症的方法,用于诊断治疗咽鼓管阻塞,引流中耳鼓室积液和改善听力。主要有三种方法:捏鼻鼓气法、波氏球吹张法、导管吹张法。

一、目的

将气流主动或被动的经咽鼓管压入鼓室,检查咽鼓管是否通畅,治疗咽鼓管功能不良。

二、用品准备

物品:鼻镜、波氏球、咽鼓管导管、听诊管、温水一杯。
药品:1% 麻黄碱滴鼻液。

三、操作步骤

1. 捏鼻鼓气法
(1)鼻腔滴入 1% 麻黄碱滴鼻液,待鼻腔黏膜收缩后,清除鼻涕,使鼻腔通畅。
(2)单手捏住两侧鼻翼,防止漏气,张口吸气后屏气,然后用力用鼻呼气,增加鼻咽腔压力,使气体经鼻腔、鼻咽部进入咽鼓管,可反复数次,使咽鼓管通畅,调节中耳腔压力。
2. 波氏球吹张法
(1)鼻腔滴入 1% 麻黄碱滴鼻液,待鼻腔黏膜收缩后,清除鼻涕,使鼻腔通畅。
(2)患者取坐位,解释操作目的和方法,消除紧张,以取得配合。
(3)准备一杯温水,嘱患者含一口水在口中,不要吞咽。
(4)将波式球的橄榄头前端塞入患侧鼻前孔,用手指捏住对侧翼,封住鼻孔。
(5)嘱患者将口中温水咽下,配合患者吞咽动作同时迅速挤压波氏球,使空气压入咽鼓管进入鼓室内。
(6)操作完毕,根据判断将结果记录在病史上。
3. 导管吹张法
(1)患者取坐位,解释操作目的和方法,消除紧张,以取得配合。
(2)用电耳镜检查鼓膜情况:是否内陷、厚薄、决定用力轻重和操作次数。

（3）将听诊橡皮管两端分别塞入患者及操作者的外耳道口。

（4）将咽鼓管导管弯端向下，沿患耳侧前鼻孔插入，沿鼻底缓缓伸入鼻咽部。接触咽后壁后，再将导管退出约 1cm，将弯端向外转 90°，使导管经咽鼓管隆突滑入咽鼓管开口处。以左手固定导管位置。

（5）右手用橡皮球与导管末端连接，将空气吹入导管，反复操作数次。

（6）经听诊橡皮管听到不同声音，可判断咽鼓管阻塞或通畅程度或鼓室有否积液："呼、呼"声表示咽鼓管通畅；"吱、吱、吱"声表示狭窄；水泡声表示中耳有积液；听不到声音，表示咽鼓管完全阻塞。

（7）操作完毕，根据判断将结果记录在病史上。

四、注意事项

1. 急性鼻炎或鼻腔脓涕较多时，不宜吹张，以免将分泌物吹入鼓室，引起急性中耳炎。

2. 吹张过程中操作者动作要轻，要耐心细致。遇鼻中隔偏曲患者，可选用弯端较长的导管，从另一侧鼻腔插入，弯头转向患耳。

3. 插管过程中如鼻黏膜较肿胀遇到阻力，可先用地卡因和肾上腺素麻醉和收敛鼻腔黏膜后再操作，防止损伤鼻黏膜，引起鼻出血。

4. 吹张时切忌用力过急或过猛，以防吹破鼓膜。如果操作过程中患者突然感觉耳痛，应立即停止吹。

5. 检查鼓膜情况，并请医生协助检查确诊鼓膜是否有破裂。

6. 如遇中耳腔内积液，可嘱患者采取垂头位，使液体能沿导管向外流出，或根据医嘱从导管内注入药物，将药物吹入咽鼓管和中耳腔，以减轻中耳炎性反应，提高听力。

第七节　耳部加压包扎法

耳部加压包扎法是耳科术后常用保护创面，加压止血方法。

一、目的

1. 用于耳部伤口换药。
2. 达到止血、保护伤口、防止感染的目的。

二、用物

一次性换药盘（内含镊子、无菌方纱、无菌棉球）、碘伏消毒液、纱条、无菌方纱若干、纱布绷带、污物罐、免洗手消毒液、无菌手套、一次性口罩、胶带（图 1-6-7）。

三、操作步骤

1. 核对医嘱。

2. 操作者洗手,戴口罩。

3. 检查物品。

4. 常规在换药室换药。病情不允许时可携用物至患者床旁。

5. 查对患者姓名、ID 号,向患者解释操作目的,以取得合作。

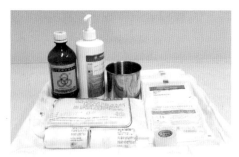

图 1-6-7　耳部加压包扎用物准备

6. 评估　①评估患者年龄,病情及配合程度;②评估伤口部位及伤口情况,有无潮湿、渗出、污染、松动;③伤口有无疼痛。

7. 协助患者取坐位,暴露患侧耳部伤口。不能取坐位者,将床头抬高,协助患者取侧卧或平卧位,暴露患侧耳部伤口。

8. 打开一次性换药盘,用镊子将无菌方纱夹入换药盘内。

9. 碘伏消毒液倒入换药盘,夹取棉球消毒伤口,严格无菌操作。

10. 戴无菌手套。

11. 将无菌方纱打开呈单层状,松软状放置于耳部伤口处（图 1-6-8）,逐渐向上叠加（图 1-6-9）。

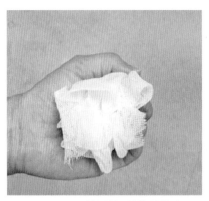

图 1-6-8　单层状、松软状纱布

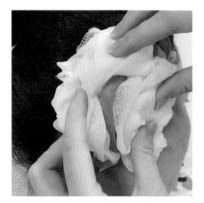

图 1-6-9　纱布逐渐叠加

12. 患者眉侧垂直放置纱条（图 1-6-10）,采用纱布绷带包扎,顺着患侧耳廓方向缠绕绷带,头围最大径缠绕两圈,叠瓦状逐渐缠绕绷带（图 1-6-11）,直至将无菌方纱完全包裹（图 1-6-12）,末端胶带固定。

13. 将纱条两端打结,裸露出眉弓,对侧耳廓无压迫(图1-6-13),松紧容纳一尾指适宜。

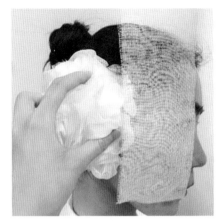

图1-6-10　眉侧垂直放置纱布条

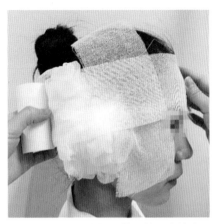

图1-6-11　纱布绷带顺着耳廓缠绕

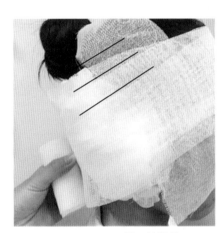

图1-6-12　叠瓦状缠绕

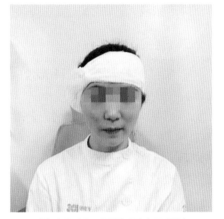

图1-6-13　眉弓、耳廓无压迫

14. 交代注意事项,嘱患者注意保持外层敷料清洁干燥。

15. 换药完毕,做手卫生。

16. 送患者回病房,协助患者取舒适卧位。

17. 整理用物,洗手。

18. 医嘱签字,护理记录单记录。

四、注意事项

1. 动作迅速、手法轻柔,不碰压伤口,以免增加伤口出血及疼痛。

2. 接触伤口的敷料必须保持无菌状态,防止感染。

3. 包扎牢靠、松紧适宜,边缘整齐。

4. 敷料出现潮湿、渗出、污染、松动等情况,应及时更换。

第八节　耳前瘘管脓肿/外耳道疖切开排脓术

耳前瘘管是一种常见的先天性畸形,瘘管开口多位于耳廓前角,少数可在耳廓之三角窝或耳甲腔部。一般无症状,感染时局部红肿、化脓;反复感染可形成瘢痕和脓瘘。

外耳道疖肿好发于外耳道软骨部皮肤,是一种累及皮肤毛囊及其周围组织的细菌感染性疾病。初起为毛囊性、炎性丘疹,炎症逐渐向周围扩展,变成硬质结节,伴有局部红肿热痛,疖肿变软后,出现波动感。

一、目的

排出脓液,清除炎症,减轻局部疼痛肿胀。

二、用品准备

1. 物品　换药包、眼科无齿镊、橡皮引流条、11 号尖头刀、纱布、棉签、胶布。

2. 药品　碘伏、生理盐水、金霉素软膏。

三、操作步骤

1. 核对患者姓名信息,发病部位。

2. 向患者及家属解释操作目的和方法,取得配合。若为小儿,需向家长耐心解释,使其配合强行固定患儿头部。

3. 患者取坐位,患耳正对操作者。

4. 用干棉签轻按脓肿处,了解其成熟度,同时定好切开位置。

5. 局部用棉签碘伏,以切开处为原点消毒皮肤。

6. 左手固定头部及患侧皮肤,右手持刀在脓肿波动感最明显的部位较低处进刀,切开脓肿囊壁,并向上作纵行切口约 1cm,使脓液流出。

7. 用棉签按压脓肿周围,排尽脓液。

8. 用生理盐水冲洗脓腔后,将引流条放入脓腔,涂金霉素软膏,用纱布包扎伤口。

9. 洗手。在病历卡上记录脓液性质和量。

四、注意事项

1. 局部头发过长，告知患者后需要剪去，以免污染伤口。
2. 操作中注意无菌操作。
3. 对于反复发作患者，需避开瘢痕处切开。
4. 嘱患者需每天换药。洗头时保持敷料干燥，污染时应及时更换。

参 考 文 献

［1］丁淑贞、白雅君. 临床五官科护理细节 [M]. 北京：人民卫生出版社，2008.
［2］韩杰. 耳鼻咽喉头颈外科临床护理手册 [M]. 北京；科学技术文献出版社，2007.
［3］黄选兆，汪吉宝. 实用耳鼻喉科学 [M]. 北京：人民卫生出版社，1998.
［4］姜喆. 临床五官科护理细节 [M]. 北京：人民卫生出版社，2008.
［5］黄选兆，汪吉宝，孔维佳. 实用耳鼻咽喉头颈外科学 [M]. 北京：人民卫生出版社，2008.
［6］孔维佳，等. 耳鼻咽喉头颈外科学 [M]. 北京：人民卫生出版社，2019: 525-529.
［7］田梓蓉，韩杰，等. 耳鼻咽喉头颈外科护理健康教育与康复手册 [M]. 北京：人民卫生出版社，2019: 178-181.
［8］芦静，冶娟，张云，等. 浅谈急性化脓性中耳炎的护理 [J]. 实用临床护理学电子杂志，2018, 3 (22): 64, 140.
［9］安淑晶，宫相梅，段凤芹，等. 急性化脓性中耳炎的临床护理 [J]. 世界最新医学信息文摘（连续型电子期刊），2014, 9 (23): 221.
［10］刘婷婷. 左氧氟沙星滴耳液在急性化脓性中耳炎治疗中的临床效果分析 [J]. 中国医药指南，2018, 16 (34): 122-123.
［11］贾贤浩. 中耳癌的研究进展 [J]. 国际肿瘤学杂志，2010, 37 (12): 910-912.
［12］侯军华. 宫琦玮. 五官科疾病护理指南 [M]. 北京：人民军医出版社，2012.
［13］王建荣，周玉虹. 外科疾病护理指南 [M]. 北京：人民军医出版社，2012.
［14］刘铤. 内耳病 [M]. 北京：人民卫生出版社，2019: 497-513.
［15］胡蓉. 梅尼埃病的临床观察与护理 [J]. 世界最新医学信息文摘，2019, 19 (75): 278, 286.
［16］周颖，彭智芳. 大前庭水管综合征的健康指导. 现代护理，2006, 12 (4): 379-380.
［17］James WH. The sex ratios of probands and of secondary cases in conditions of multi factorial inheritance where liability varies with sex. J Med Genet, 1991, 28: 41-43.
［18］Mendlowitz JC, Hirschhorn K. Polygenic inheritance of otosclerosis. Ann Otol Rhinol Laryngol, 1976, 85 (2 Pt1): 281-285.
［19］Arnold W, Friedmann I. Immunohistochemistry of otosclerosis. Acta Otolaryngol, 1990, Suppl 470: 124-129.
［20］Niedermeyer HP, Arnold W. Otosclerosis: a measles virus associatedinflammatory disease. Acta Otolaryngol, 1995, 115: 300-303.

［21］王恩彤 单西征 . 上半规管裂综合征的认识和处理 . 中国中西医结合耳鼻咽喉科杂志 , 2017, 25 (5): 396-399.

［22］石艳丽 . 乙状窦后径路听神经瘤切除术围术期综合护理的临床体会 [J]. 全科护理 , 2017, 21.

［23］夏欢 . 听神经瘤切除术后并发症的观察及护理 [J]. 世界最新医学信息文摘 , 2019, 19.

［24］邵芙玲 , 图解实用耳鼻咽喉科临床护理 [M], 北京 , 化学工业出版社 , 2017.

［25］邹艺辉 , 杨仕明 . 先天性中外耳畸形 [M]. 北京 , 人民卫生出版社 , 2018.

［26］杨仕明 , 邹艺辉 , 李佳楠 . 振动声桥临床应用的适应证探讨 . 中国医学文摘耳鼻咽喉科学 [J], 2011, 26 (1): 11-13.

［27］Foyt D, Carfrae M. Minimal access surgery for the Symphonix/Med-El vibrant soundbridge middle ear hearing implant [J]. Otol Neurotol, 2006, 27 (2); 167-171.

［28］高志强 , 沈鹏 . 植入式人工听觉装置 [J]. 中华耳鼻咽喉头颈外科杂志 , 2010, 45 (10): 875.

［29］Yu JK, Tsang WS, Wong TK, et al. Outcome of vibrant soundbridge middle ear implant in cantonese—speaking mixed hearing loss adults [J]. Clin Exp Otorhinolaryngol, 2012, 5 (SuppI 1): s82-S88.

［30］程世红 , 李静 , 段磊 , 等 . 14 例人工耳蜗植入患儿的护理 [J]. 西部中医药 2012, 25 (4): 83-85.

第二篇

常见鼻科疾病的照护与康复指导

第一章

鼻 外 伤

第一节 鼻 骨 骨 折

一、病因与发病机制

鼻骨骨折位于梨状孔的上方,与周围诸骨连接,受暴力作用所发生的骨折,临床上可见单纯性鼻骨骨折,也可合并颌面骨和颅底骨的骨折。

鼻部遭受外力撞击为本病的主要原因,如鼻部遭受拳击、运动外伤等,摔跤时鼻部或额部着地等。

二、临床表现

鼻骨骨折好发人群:运动时不慎受伤者、冲突时受伤者、车祸时受伤者、摔倒面部着地时。最常见的症状是疼痛、鼻出血、鼻部周围畸形,数小时后鼻部软组织肿胀,空气经创口进入眼部皮下,形成皮下气肿,触之有捻发感,触痛明显。鼻清水样物流出提示脑脊液漏。视力下降,复视眶壁及神经受损,头痛、意识丧失提示有颅内损伤的可能。

三、治疗要点

鼻骨骨折应在外伤后 2~3 小时内处理,此时组织尚未愈合,最迟不宜超过 2 周,以免发生畸形愈合。

1. 对于无移位的单纯性鼻骨骨折不需特殊处理。

2. 有外鼻畸形的鼻骨骨折,应等局部肿胀消退后手术复位。复位的时机最好在伤后 10 天内进行,超过 2 周时因骨痂形成可给复位带来困难。手术复位可分为闭合式和开放式两种方法。

四、常见的护理诊断

1. 疼痛　与鼻骨骨折有关。

2. 舒适受损　与疼痛有关。

3. 自我形象受损　与鼻部周围畸形有关。

4. 潜在并发症　失血性休克、感染。

5. 感知改变　嗅觉减退。

6. 焦虑　与担心手术预后有关。

7. 知识缺乏　缺乏鼻骨骨折防护及治疗的相关知识。

五、护理措施

1. 术前护理

(1) 按耳鼻喉科术前护理常规。

(2) 全面评估患者:包括健康史及相关因素、身体状况、生命体征,以及神志、精神状态、行动能力等。

(3) 饮食护理:指导患者多进食富有营养、易消化、口味清淡的膳食,以加强营养,增进机体抵抗力。

(4) 术前备皮:术前 1 天备皮,剔除术区毛发,男性患者剃胡须,备皮过程中,注意勿损伤皮肤。

(5) 肠道准备:术前禁食 10~12 小时,禁饮 6~8 小时,以防全麻后误吸,导致吸入性肺炎、窒息等危及生命。

(6) 术前做抗生素过敏试验,并仔细记录试验结果。

(7) 心理护理:解除患者的紧张情绪,更好地配合治疗和护理。

2. 术后护理

(1) 卧位与休息。

1) 全麻术后平卧 6 小时,保持呼吸道通畅。

2) 遵医嘱给予 2L/min 的低流量吸氧 4~6 小时。

3) 6 小时后给予床头抬高或半卧位,利于静脉回流,减轻鼻、面部充血、肿胀。

(2) 饮食护理

1) 术后麻醉清醒后可进温凉流食或温凉半流食,不能进食有刺激性、辛辣的食物,不能进食过热食物,防止鼻部血管扩张,引起出血。

2) 应注意补充高蛋白、高维生素饮食(如粥、馄饨、鸡蛋羹、面条等)。

（3）术区护理

1）指导患者术后注意防护，勿触碰鼻部，以免引起复位失败。

2）患者鼻腔纱条抽取后，短期内避免用力打喷嚏，擤鼻涕、咳嗽。

3）严密观察患者生命体征及出血情况，嘱患者及时将鼻腔的血性分泌物吐出，以便观察出血量。

（4）疼痛护理

1）关心患者，讲解疾病相关知识，提高患者对本病的认识，取得配合。

2）转移患者注意力，减轻疼痛。

（5）预防感染

1）遵医嘱给予抗生素等药物治疗，防止术后感染。

2）密切观察患者体温变化，体温超过 38.5℃，及时汇报医生。

3）鼓励患者多饮水，保持口鼻腔卫生。

六、出院后的康复指导

1. 告知患者四勿：①勿用热水洗鼻面部，防止热水扩张血管，引起鼻腔出血。②勿进行剧烈活动，防止鼻腔出血。③勿用力擤鼻，以免加重鼻腔黏膜水肿，可将鼻腔内分泌物先回吸到嘴里，再吐出；或堵住一侧鼻孔，轻擤另一侧。④勿吸烟饮酒及辛辣刺激的食物，宜食营养丰富易消化饮食，以免导致鼻腔分泌物增多，影响通气情况。

2. 戴眼镜者暂时不要佩戴眼镜，注意保护鼻部，不要碰撞。

3. 注意鼻腔卫生，鼻腔内的干痂及分泌物不要用手去挖，可用棉签轻拭。

4. 鼻腔干燥时遵医嘱使用滴鼻药（方法详见本书相关内容），如复方鱼肝油滴鼻液，以减轻鼻腔干燥程度，防止干燥引起的不适及出血。

5. 注意保暖，室内开窗通风，注意口腔卫生，增加抵抗力，预防感冒。

6. 保持良好心理状态，避免紧张、焦虑等情绪，利于康复。

7. 出院手续的办理：出院当日携带住院押金条及出院介绍信、出院证明书、出院带药处方到指定药局先取药，然后到出院结账处办理手续即可。出院时请您带好随身物品，CT 片、胸片等资料。

8. 需要复印病历资料时，出院 7~10 个工作日（不含周末及节假日）到病案室复印。如有困难不能来院，可在出院当天，到病案室办理病历复印邮寄手续。

9. 定期门诊复查及换药　一般出院 7~10 日前往门诊复查（如果出院前医生交代复查时间，按医生交代的时间前往门诊复查）。复查前或者复查当日预约手术主刀医生的门诊。

第二节 鼻 窦 外 伤

一、病因与发病机制

鼻窦骨折分为额窦骨折和筛窦骨折。上颌窦顶,即眶底,易发生骨折,称为击出性骨折。

额窦骨折常与鼻额筛眶复合体骨折同时存在,可分为前壁骨折、后壁骨折、鼻额管骨折 3 种。每一种又可分为线型骨折、凹陷型骨折、粉碎型骨折 3 种。

筛窦结构复杂,其中筛骨水平板及筛顶均为颅前窝底的一部分,因其骨质菲薄,又与硬脑膜等连接紧密,故筛窦骨折易伴脑脊液漏,后组筛窦与视神经管相邻,故外伤有可能损伤视神经,如果筛窦损伤累及其中动脉,则鼻出血或眶后血肿不可避免。

二、临床表现

额骨骨折多合并颅脑外伤,故其临床表现分为脑部症状和额窦局部症状两大类。局部症状包括鼻出血、额部肿胀或凹陷、眶上缘后移、眼球下移等。额骨骨折,特别是鼻额筛眶复合体骨折,还常合并鼻额管骨折、泪器损伤和视力障碍。

筛骨骨折多合并其他颅骨损伤,如鼻额筛眶复合体骨折,故其临床表现复杂。临床上可见鼻根部扁平宽大,内眦间距在 40mm 以上,Marcus-Gunn 瞳孔,视力严重减退,脑脊液鼻漏,鼻额角变锐等。

三、治疗要点

1. 额窦骨折保持鼻额管通畅,同时做清创缝合。手术治疗根据不同类型可做眉弓切口,额部切口,发际切口,严重或疑有感染者,应把窦内黏膜刮净,咬去污染的额窦前壁。

2. 单纯筛窦骨折,无并发症者可不予处理。①有严重鼻出血,鼻腔填塞无效者,可经眶内缘切口行筛前动脉结扎。②因视神经管骨折所致的视力下降者,应做视神经减压,其适应证是:筛窦外伤后视力下降,经糖皮质激素治疗 12 小时以上,视力无改善者。③眶内血肿严重者可经鼻内镜下开放筛窦,清除血肿。④脑脊液鼻漏保守治疗不全者,可在鼻内镜下修补。

四、常见的护理诊断

1. 疼痛　与鼻窦骨折有关。
2. 舒适受损　与鼻窦骨折引起的疼痛有关。
3. 感知改变　嗅觉减退。
4. 焦虑　与担心手术愈后有关。
5. 知识缺乏　缺乏鼻窦骨折防护及治疗的相关知识。
6. 潜在并发症　失血性休克、感染。

五、护理措施

1. 术前护理

(1)按耳鼻喉科术前护理常规。

(2)全面评估患者:包括健康史及相关因素、身体状况、生命体征,以及神志、精神状态、行动能力等。

(3)饮食护理:指导患者多进食富有营养、易消化、口味清淡的膳食,以加强营养,增进机体抵抗力。

(4)术前备皮:术前1天备皮,剃除术区毛发,男性患者剃胡须,若行整形修复,供皮区也需备皮。备皮过程中,注意勿损伤皮肤。

(5)肠道准备:术前禁食10~12小时,禁饮6~8小时,以防全麻后误吸,导致吸入性肺炎、窒息等危及生命。

(6)术前做抗生素过敏试验,并仔细记录试验结果。

(7)心理护理:解除患者的紧张情绪,更好地配合治疗和护理。

2. 术后护理

(1)卧位与休息

1)全麻术后平卧6小时,保持呼吸道通畅。

2)遵医嘱给予2L/min的低流量吸氧4~6小时。

3)6小时后给予床头抬高或半卧位,利于静脉回流,减轻鼻、面部充血、肿胀。

(2)饮食护理

1)术后麻醉清醒后可进温凉流食或温凉半流食,不能进食有刺激性、辛辣的食物,不能进食过热食物,防止鼻部血管扩张,引起出血。

2)应注意补充高蛋白、高维生素饮食。

(3)术区护理

1)指导患者术后注意防护,勿触碰鼻部。

2)患者鼻腔纱条抽取后,短期内避免用力打喷嚏,擤鼻涕、咳嗽。

3）严密观察患者生命体征及出血情况，嘱患者及时将鼻腔的血性分泌物吐出，以便观察出血量。

（4）疼痛护理

1）关心患者，讲解疾病相关知识，提高患者对本病的认识，取得配合。

2）转移患者注意力，减轻疼痛。

（5）预防感染

1）遵医嘱给予抗生素等药物治疗，防止术后感染。

2）密切观察患者体温变化，体温超过 38.5℃，及时汇报医生。

3）鼓励患者多饮水，勤漱口，保持口鼻腔卫生。

六、出院后的康复指导

1. 告知患者四勿：①勿用热水洗鼻面部，防止热水扩张血管，引起鼻腔出血。②勿进行剧烈活动，防止鼻腔出血。③勿用力擤鼻，以免加重鼻腔黏膜水肿，可将鼻腔内分泌物先回吸到嘴里，再吐出；或堵住一侧鼻孔，轻擤另一侧。④勿吸烟饮酒及辛辣刺激的食物，宜食营养丰富易消化饮食，以免导致鼻腔分泌物增多，影响通气情况。

2. 注意鼻腔卫生，鼻腔内的干痂及分泌物不要用手去挖，可用棉签轻拭。鼻腔内分泌物较多者，可遵医嘱使用鼻冲洗，每日至少 2 次，可视分泌物的多少增加冲洗次数，鼻腔清洗器不可反复使用，反复使用会增加感染的概率，及时更换清洗器。

3. 鼻腔干燥时遵医嘱使用滴鼻药（方法详见本书相关内容），如复方鱼肝油滴鼻液，以减轻鼻腔干燥程度，防止干燥引起的不适及出血（鼻腔冲洗与滴鼻药同时使用时，先鼻腔冲洗，再用滴鼻药）。

4. 注意保暖，室内开窗通风，注意口腔卫生，增加抵抗力，预防感冒。

5. 保持良好心理状态，避免紧张、焦虑等情绪，利于康复。

6. 出院手续的办理：出院当日携带住院押金条及出院介绍信、出院证明书、出院带药处方到指定药局先取药，然后到出院结账处办理手续即可。出院时请您带好随身物品、CT、胸片等资料。

7. 需要复印病历资料时，出院 7~10 个工作日（不含周末及节假日）到病案室复印。如您有困难不能来院，可在出院当天，到病案室办理病历复印邮寄手续。

8. 定期门诊复查及换药：一般出院 7~10 日前往门诊复查（如果出院前医生交代复查时间，按医生交代的时间前往门诊复查）。

第三节　脑脊液鼻漏

一、病因及发病机制

脑脊液鼻漏是指脑脊液经颅前窝底、颅中窝底或其他部位的先天性或外伤性骨质缺损处、破裂处或变薄处，流入鼻腔。

脑脊液鼻漏的原因多样，分类标准不统一，临床大致分为外伤性和自发性两类。头部外伤致鼻颅底骨折是脑脊液鼻漏的最主要原因。额窦后壁、筛窦的筛板、筛顶、蝶窦顶及外侧以及颞骨等分别参与颅前、中、后窝底的组成，因此颅底骨折时常伴有上述部位骨折。

二、临床表现

外伤时有血性液体自鼻腔流出，其痕迹的中心呈红色而周边清澈；外伤手术后较长时间，鼻腔流出无色液体干燥后不呈干痂状，考虑为脑脊液鼻漏。

脑脊液鼻漏呈持续性或间歇性，单侧居多，双侧少见。

流出的液体呈清水样，在低头用力时，压迫颈静脉等情况下，有流量增多的特点。

三、治疗要点

1. 保守治疗

（1）外伤性早期脑脊液鼻漏大部分可用保守治疗，这些措施包括降低颅内压和预防感染，创造条件促进瘘孔自然愈合。

（2）鼻内药物腐蚀疗法适用于瘘孔位于筛骨筛板且流量较少者，其方法是用20%硝酸银涂擦瘘孔边缘的黏膜，造成创面以促进愈合。

2. 手术治疗　脑脊液漏长期不愈，将导致细菌性脑膜炎发作，对保守治疗无效者应行手术治疗。手术分为颅内法和颅外法。

颅内法是右神经外科进行开颅术修补瘘孔，颅外法又可分为鼻内手术法和鼻外手术法。近年应用鼻内镜不仅易于寻找瘘孔，且可准确进行修补。鼻内法修补瘘孔适用于蝶筛顶的瘘孔修补，鼻外法修补瘘孔的优点是手术野大，可结合鼻内法进行。

四、常见的护理诊断

1. 焦虑　与疾病治疗的复杂性及愈后难以确定相关。

2. 知识缺乏　与缺乏脑脊液鼻漏的自我护理知识有关。

3. 潜在并发症　颅内感染。

五、护理措施

1. 术前护理

(1)按耳鼻喉科术前护理常规。

(2)正确收集患者脑脊液鼻漏的标本。

(3)全面评估患者:包括健康史及相关因素、身体状况、生命体征,以及神志、精神状态、行动能力等。

(4)饮食护理:指导患者多进食富有营养、易消化、口味清淡的膳食,以加强营养,增进机体抵抗力。

(5)术前备皮:术前 1 天备皮,剔除术区毛发,男性患者剃胡须,若行整形修复,供皮区也需备皮,备皮过程中,注意勿损伤皮肤。

(6)肠道准备:术前禁食 10~12 小时,禁饮 6~8 小时,以防全麻后误吸,导致吸入性肺炎、窒息等危及生命。

(7)术前做抗生素过敏试验,并仔细记录试验结果。

(8)心理护理:解除患者的紧张情绪,更好地配合治疗和护理。

2. 术后护理

(1)观察

1)严密观察患者生命体征、患者瞳孔及视力的变化、对光反射是否存在、患者意识的改变。

2)观察患者有无颅内压增高症状,剧烈头痛、喷射性呕吐等。

3)观察患者有无颅内感染,监测患者体温变化,并且注意患者有无头痛、呕吐、颈项强直等脑膜刺激征。

(2)卧位护理

1)术后清醒后采取半卧位,床头抬高 15°~30°,术后 1~2 周内尽量以卧床休息为主,以降低颅内压,利于漏口恢复。

2)给予患者定时翻身,预防压疮,协助患者床上活动,预防静脉血栓。

(3)饮食护理:告知患者勿吃辛辣刺激、过烫、过硬的食物,防止鼻部血管扩张,引起术腔出血,限制饮水量和食盐摄入量。

(4)遵医嘱给予定时的雾化药物吸入治疗。

(5)做好晨晚间护理,满足患者合理的生活需求。

(6)专科护理

1)避免感冒、受凉、打喷嚏,避免用力咳嗽、咳痰,避免用力排便、屏气,保持大便通畅。

2）预防便秘,必要时遵医嘱给予患者开塞露,禁用高压灌肠。

3）遵医嘱准确运用脱水药,减轻脑组织对修补漏口的压力。

4）避免弯腰低头、手提重物及剧烈活动。

5）慎用止痛药,以免掩盖病情。

（7）疼痛护理

1）关心患者,讲解疾病相关知识,提高患者对本病的认识,取得配合。

2）转移患者注意力,减轻疼痛。

（8）预防感染

1）遵医嘱给予抗生素等药物治疗,减少人员探视,防止术后感染。

2）密切观察患者体温变化,体温超过 38.5℃,及时汇报医生。

3）严格遵守无菌操作原则。

六、出院后的康复指导

1. 告知患者三勿:①勿用热水洗鼻面部,防止热水扩张血管,引起鼻腔出血。②勿进行剧烈活动,半年内避免体力劳动,避免过度弯腰低头等增加颅内压的动作。③勿吸烟饮酒及辛辣刺激、过硬过烫的食物,尽量选择富含维生素、蛋白质及粗纤维食物,预防便秘,避免用力排便增加颅内压,必要时使用缓泻剂。

2. 注意鼻腔卫生,不可用力擤鼻,鼻腔内的干痂及分泌物不要用手去挖,可用棉签轻拭。切记:不可鼻腔冲洗!

3. 注意保暖,室内开窗通风,注意口腔卫生,增加抵抗力,预防感冒。

4. 告知患者适当活动,注意保暖,避免受凉、感冒、打喷嚏,避免用力咳嗽、咳痰。

5. 保持良好心理状态,避免紧张、焦虑等情绪,利于康复。

6. 出院手续的办理:出院当日携带住院押金条及出院介绍信、出院证明书、出院带药处方到指定药局先取药,然后到出院结账处办理手续即可。出院时请您带好随身物品、CT、胸片等资料。

7. 需要复印病历资料时,出院 7~10 个工作日(不含周末及节假日)到病案室复印。如您有困难不能来院,可在出院当天,到病案室办理病历复印邮寄手续。

8. 定期门诊复查及换药:一般出院 7~10 日前往门诊复查(如果出院前医生交代复查时间,按医生交代的时间前往门诊复查)。如有咸味液体流经口咽或鼻部有清水样液体流出等情况随时就诊。

第四节 鼻腔及鼻窦异物

一、病因与发病机制

鼻异物包括鼻腔异物和鼻窦异物,以鼻腔异物多见,异物又可分为外源性异物和内源性异物,以外源性多见,儿童发病率高于成人。若异物在鼻腔停留时间过长可形成结石,可形成鼻石,阻塞鼻腔鼻窦的通畅引流,从而导致鼻窦炎。

二、临床表现

若异物光滑且体积小,患者早期可无症状,其他类型可表现为外鼻、鼻前庭、上唇及面部红肿、胀痛、触痛、头痛、流脓涕或伴有鼻腔少量出血。

三、治疗要点

1. 圆形鼻腔异物特别是豆类、珠子类异物,可使用前端环形或钩状器械置于异物后方,向前勾出。

2. 若是金属、石头、木质类异物可先行 X 线片以确定其位置。

3. 针对纽扣电池类,因其内容物会对黏膜产生腐蚀性,应明确位置,尽快取出并预防并发症的发生。

4. 对于动物类异物如昆虫、水蛭等可先麻药对其进行麻醉,然后取出。

5. 对于内源性异物如死骨、痂皮等可在局麻下行鼻内镜取出。

6. 遇到位置较深、儿童等不易配合取出者,应收入病房在全麻下取出。

四、常见护理诊断/护理问题

1. 舒适受损 与鼻腔鼻窦异物引起鼻阻、鼻塞、头痛有关。

2. 有窒息的风险 与圆形异物滑落到下呼吸道引起误吸有关。

3. 知识缺乏 缺乏鼻腔鼻窦异物防护及取出相关的知识。

4. 疼痛 与鼻腔鼻窦异物的性质及位置有关。

5. 有感染的风险 与异物刺激性强及异物滞留时间长有关。

五、护理措施

1. 安慰患者,并对患者讲解相关知识,取得患者信任,提高患者对疾病的认识及对操作的配合。

2. 行异物取出前,仔细查体,确定位置,并严格遵守操作流程及规范,避免揉鼻、挖鼻,以免进一步加重。

3. 取出后需再次检查确认患者一般情况,无异常方可离去。

六、出院后的康复指导

1. 嘱患者异物取出后,安慰患者,嘱其安静休息,避免紧张焦虑的情绪。
2. 给予温凉普食,避免辛辣刺激及过热的饮食。
3. 遵医嘱合理使用抗生素及相应治疗。
4. 嘱患者不要用力挖鼻、擤鼻、避免上呼吸道感染。
5. 教会患者预防鼻腔鼻窦异物的方法。

第五节　鼻　出　血

一、病因与发病机制

鼻出血是一种常见病,但其病因复杂,可分为原发性和继发性两类,原发性的发病原因不明,继发性可由局部(外伤、鼻中隔偏曲、鼻腔鼻窦肿瘤、鼻腔异物及炎症等)或全身疾病(循环系统疾病导致的血管压力过高、凝血功能障碍、内分泌功能异常等)引起。

二、临床表现

部分患者仅有涕中带血或单侧鼻孔流血,若出血量多时,血液可经后鼻孔流至对侧鼻孔喷出,或由口吐出,严重者可出现头晕、面色苍白、贫血,甚至休克。

三、治疗要点

1. 首先安慰患者,使患者保持镇静,以免过度紧张引起出血加重,嘱患者坐位,头部略前倾,手指捏紧鼻翼,将口中渗血吐出,将准备好的棉片和止血材料塞入鼻腔。

2. 若患者失血量过大,大于 500ml 时,应注意监测血压、脉搏、并给予补液等治疗。

3. 若患者多次出血,且出血部位处于鼻腔后部,需在内镜下寻找出血点,并用双极电凝进行电凝止血。

4. 若上述方法仍不能控制鼻出血时,可进行相应血管的结扎术。

5. 通过血管造影数字减影术,对出血部位定位并进行该部位的血管栓塞治疗。

四、常见护理诊断 / 护理问题

1. 恐惧 与害怕出血及担心出血预后有关。
2. 疼痛 与患者鼻腔填塞纱条有关。
3. 有体液不足的危险 与鼻腔大量出血有关。
4. 有感染的风险 与局部鼻腔填塞、机体抵抗力下降有关。
5. 知识缺乏 缺乏相关疾病的预防及治疗知识。
6. 潜在并发症 失血性休克、低氧血症等。

五、护理措施

1. 给患者创造安静舒适清洁的休养环境,保持温度、湿度适宜。
2. 密切观察患者生命体征及精神状态,嘱患者卧床休息并给予相应的心理护理。
3. 保持患者口腔清洁,及时清除口中分泌物,避免口腔炎的发生。
4. 床旁备有效吸引器,以备出血剧烈时吸出血液,防止窒息。
5. 纱条一般在填塞 24~48 小时后取出,不超过 72 小时,出血严重者选用碘仿纱条填塞 5~7 天。

六、出院后的康复指导

1. 嘱患者保持良好的心理状态,避免紧张焦虑情绪,预防鼻出血的发生。
2. 控制血压,避免辛辣刺激性饮食和烟酒,预防高血压及便秘的发生。
3. 避免碰撞鼻腔,挖鼻、用力擤鼻等不良习惯,鼻腔干燥可用金霉素油膏或鱼肝油滴鼻液滋润鼻腔。
4. 教会患者少量鼻腔出血的紧急处理方法,若出血量多,不能自行止血,应及时来院就诊。
5. 患者鼻腔填塞纱条后,嘱其不要擅自抽拉纱条,避免用力打喷嚏。
6. 嘱患者温凉饮食,少食多餐,避免辛辣刺激性食物,多食蔬菜水果及粗纤维食物,并保持大便通畅。

第二章

外鼻炎症性疾病

第一节 鼻前庭炎

鼻前庭炎(vestibulitis of nose)主要是发生在鼻前庭皮肤上的弥漫性炎症,分为急性和慢性两种。

一、病因与发病机制

1. 急、慢性鼻炎、鼻窦炎、变应性鼻炎等鼻分泌物的刺激。
2. 长期有害粉尘,如烟草、皮毛、石棉、水泥等工作环境刺激。
3. 鼻腔异物、鼻腔及鼻窦肿物、鼻内特殊传染性疾病的分泌物刺激。
4. 经常挖鼻或擤鼻导致鼻前庭皮肤继发损伤感染等。

二、临床表现

1. 症状 发病时主要是鼻前庭皮肤疼痛。

(1)鼻前庭皮肤炎症,常两侧同时发生,多因鼻内分泌物刺激所引起。急性期者自感鼻腔内剧痛,尤以擤鼻涕或挖鼻时明显。

(2)慢性期者自感鼻前庭发干、痒、发热以及触痛,可伴出血,激发感染时症状加重。

2. 体征

(1)急性期者鼻前庭红肿,或有皲裂及浅表糜烂,鼻毛上附有黏性脓块等。重症者阻塞前鼻孔影响患者呼吸,并可侵及鼻翼及上唇部。

(2)慢性期者鼻前庭处鼻毛稀少,局部皮肤增厚,有痂皮形成或皲裂,揭除痂皮后可见渗血创面。

三、治疗要点

1. 局部治疗

(1)急性期给予局部热敷和红外线治疗,配合外用抗生素软膏涂抹,如红霉素软膏、金霉素软膏。

(2)慢性期可给予 3% 过氧化氢溶液清除脓液和痂皮,再涂 1%~2% 黄降汞软膏或抗生素软膏,也可局部给予红外线及激光治疗。

2. 全身治疗　急性鼻前庭炎的患者可全身使用抗生素治疗,慢性期患者可给予补充 B 族维生素。

3. 其他治疗

(1)积极治疗原发病,避免不良粉尘的刺激,戒除挖鼻等不良的生活习惯,保持鼻腔的通畅及清洁。

(2)儿童患者应注意是否有变应性鼻炎,对怀疑有变应性鼻炎的患儿,应考虑给予口服或鼻用抗敏药物治疗。

四、常见护理诊断/护理问题

1. 急性疼痛　与鼻前庭炎症刺激皮肤疼痛有关。

2. 焦虑　与担心预后有关。

3. 知识缺乏　缺乏致病病因、鼻部护理、药物治疗疾病预防与康复的相关知识。

五、护理措施

1. 向患者解释疼痛的原因及正确的处理方法。

2. 指导患者正确局部涂药和全身用药的方法。

3. 嘱患者多饮水,并正确进行热敷,保持鼻腔黏膜湿润。

4. 急性鼻前庭的患者应根据医嘱合理使用抗生素。

5. 向患者或家属进行健康教育。

六、出院后的康复指导

1. 急性期应积极治疗,并告知患者正确的用药方式,避免复发。

2. 多饮水,避免进食刺激性食物,保持大便通畅。

3. 嘱患者远离致病因素:如烟草、皮毛、石棉、粉尘等有害物质。

4. 嘱患者改掉挖鼻的不良习惯。

5. 向患者宣教疾病发生的病因和预防方法。

第二节　鼻　疖

鼻疖（furuncle of nose）是发生在鼻前庭、鼻翼或鼻尖部的毛囊、皮脂腺或汗腺的局限性化脓性炎症。

一、病因与发病机制

1. 皮肤损伤、细菌感染（多为金黄色葡萄球菌）。
2. 因常挖鼻、拔鼻毛或外伤使鼻前庭皮肤受损。
3. 继发于慢性鼻前庭炎。
4. 鼻腔、鼻窦有炎症时，脓液会反复刺激皮肤，使局部皮肤损伤，从而诱发感染。
5. 糖尿病或其他导致全身免疫系统功能下降的疾病容易反复发作。

二、临床表现

1. 症状　鼻前庭皮肤疼痛剧烈，表现为灼痛、胀痛。

（1）局部红肿热痛，呈局限性隆起及周围皮肤充血，可伴有低热和全身不适感。疖肿形成期有明显的跳痛，成熟后顶部出现黄色的脓点，破溃后有脓液流出，有时还会排除黄色脓栓。

（2）并发海绵窦血栓性静脉炎时，可有寒战、高热、及剧烈头痛等症状。

2. 体征

（1）一侧鼻前庭内有丘状隆起，周围浸润发硬、发红。

（2）疖肿可有数个，但多限于一侧。

三、治疗要点

治疗原则是控制感染，预防并发症。

1. 局部处理　未成熟时一般局部碘伏消毒、热敷、理疗，外敷用 10% 鱼石脂软膏涂抹。脓肿形成后可用尖刀挑破，吸出脓液；或切开引流，抗生素软膏保护伤口。

2. 全身处理　足量抗生素，口服清热解毒中药。

3. 并发海绵窦血栓性静脉炎的患者，必须接受住院治疗，并给予足量、有效的敏感抗生素治疗。

四、常见护理诊断 / 护理问题

1. 急性疼痛　与炎症刺激和疖肿刺激局部皮肤神经末梢有关。

2. 潜在并发症　面颊部蜂窝组织炎、海绵窦血栓性静脉炎。

3. 焦虑　与担心预后有关。

4. 知识缺乏　缺乏疾病预防与康复的相关知识。

五、护理措施

1. 嘱患者多休息，多饮水，清淡饮食，禁食辛辣刺激性食物。

2. 注意体温变化，并及时观察有无寒战、高热、头痛、患侧眼睑及结膜水肿等并发症的出现，并积极配合治疗。

3. 指导患者遵医嘱正确用药和采取治疗，以促使脓肿成熟，控制感染，并嘱其坚持治疗至痊愈。

4. 告知患者患病后禁止挤压鼻疖，可局部使用碘伏棉签消毒，以防感染扩散引起颅内海绵窦血栓性静脉炎。

5. 根据医嘱合理使用抗生素。

6. 患者或家属健康教育。

六、出院后的康复指导

1. 嘱患者保持鼻部卫生清洁，戒除挖鼻、拔鼻毛等不良生活习惯，注意休息，多饮水。

2. 戒除烟酒、辛辣刺激性食物。

3. 疖肿产生时切忌挤压。

4. 如症状加重或严重头痛等，应及时就诊。

5. 糖尿病患者应做好血糖监测，控制血糖在正常范围。

6. 向患者宣教疾病发生的原因和预防方法。

第三节　酒　渣　鼻

酒渣鼻为中老年人外鼻常见的慢性皮肤损害，以鼻尖及鼻翼处皮肤红斑和毛细血管扩张为主，又称玫瑰痤疮或赤鼻。发病年龄较寻常痤疮晚。

一、病因与发病机制

病因不明，可能与以下因素有关：

1. 毛囊蠕形螨寄生。

2. 局灶性感染。

3. 鼻腔疾病。

4. 嗜酒及经常进食辛辣刺激性食物。

5. 月经不调。

6. 胃肠功能异常、营养不良。

7. 内分泌紊乱和精神紧张、情绪激动。

8. 心血管疾病。

二、临床表现

1. 病理和临床表现按病程进展可分为三期：

第 1 期：红斑期。外鼻鼻皮肤弥漫性充血，皮肤潮红，皮脂腺开口扩大，分泌物增加，使皮肤呈油光状，饮酒、刺激性食物、冷热刺激或情绪紧张时加重。

第 2 期：丘疹脓疱期。外鼻皮肤潮红持续不退，皮肤毛细血管扩张明显，常并发丘疹和脓疱疮，日久皮肤逐渐增厚呈橘皮样。

第 3 期：鼻赘期。上述病情加重，由于长期慢性充血，鼻部结缔组织增生，出现多个结节，相互融合，表面为凹凸不平。鼻部肥大，毛孔明显的扩大，皮脂腺口扩大，能挤出白色黏稠的皮脂，毛细血管显著扩张，纵横交错，外观形成为鼻赘。

2. 体征 皮肤损害呈对称分布，见于鼻部、两颊、眉间、颏部，以鼻尖最为显著。

三、治疗要点

对症治疗，寻找去除可能的诱因，避免复发。

1. 药物治疗 早期患者皮肤毛细血管扩张不明显，可局部涂抹药物。

2. 手术治疗 中晚期酒渣鼻者鼻部毛细血管明显扩张，皮脂腺和结缔组织增生，鼻部皮肤潮红、肥大，表面有大小不等的鼻赘，单靠药物难以达到治疗目的，必须通过手术的方法恢复鼻部形态。行酒渣鼻切割术以破坏扩张的毛细血管及增生的结缔组织。使毛囊上皮细胞再生，创面愈合，形成正常或接近正常的表皮。

3. 冷冻疗法。

4. 激光疗法。

四、常见护理诊断 / 护理问题

1. 知识缺乏 缺乏致病病因疾病预防与康复的相关知识。

2. 形像紊乱 与鼻面部皮肤改变有关。

3. 焦虑 与担心预后有关。

五、护理措施

1. 指导患者遵医嘱正确用药和采取治疗，控制感染，改善面部皮肤情况，并嘱其坚持治疗至痊愈。

2. 根据医嘱合理使用抗生素。

3. 手术治疗应观察创面的出血、移植游离皮片情况。防止感染,并遵医嘱给予对症药物治疗。

4. 新愈合的伤口对紫外线非常敏感,应避免日光照射,直至恢复正常的肤色。

5. 清淡饮食,戒烟酒,保持心情舒畅,禁食辛辣刺激性食物,少吃甜食和高脂肪食物。

6. 患者或家属健康教育。

六、出院后的健康指导

1. 向患者宣教疾病发生的原因和预防方法,嘱患者远离螨虫,并积极除螨。

2. 避免冷热刺激,如热水浴、蒸汽浴及日光浴。

3. 忌烟酒、辛辣饮食、咖啡、可可等。碘可能会使病情加重,因此应避免各种含碘的药物,如碘化钾;含碘的食物,如海带和贝类等。

4. 外用药使用前应先用温水或肥皂水洗净双手及患处,抹药后用手指轻轻按摩 15 分钟,促使药物渗入皮内,疗效较好。

5. 注意营养、长期补充维生素 B_2、多食水果,保持大便通畅。

第三章

鼻腔炎性疾病

第一节 急性鼻炎

急性鼻炎是即普通感冒,由病毒感染引起的鼻腔黏膜急性炎性疾病。是急性上呼吸道感染的一个最常见类型。

一、病因与发病机制

病毒为本病的主要致病原。先由病毒感染,继之并发细菌感染。

1. 当机体由于各种诱因而至抵抗力下降,鼻黏膜的防御功能遭到破坏时,病毒通过呼吸道传染侵入机体,使本病在原发病毒感染的基础上,合并细菌性继发感染,病毒经飞沫传播。全身抵抗力减退,其他全身性疾病及身体衰弱均易患病。

2. 细菌感染 常见肺炎链球菌。

二、临床表现

1. 局部症状 初期鼻内和鼻咽部瘙痒、干燥、灼热感,随之出现喷嚏、流涕、鼻塞及鼻音等症状。

2. 全身症状 发热、畏寒、头痛、食欲减退和全身疲乏酸痛等不适。

3. 如并发细菌感染则头痛加重。鼻黏膜弥漫性充血,肿胀鼻窦内充满脓性或黏液性分泌物。

4. 急性鼻炎的并发症包括急性鼻窦炎、中耳炎、咽喉炎、气管炎、支气管炎等。

三、治疗要点

此病为自愈性疾病,无特效抗病毒药物治疗,应以对症治疗为主,并注意预防继发性细菌感染等并发症。

1. 全身治疗

(1)嘱患者尽量卧床休息、保暖、适当补充水分,清淡饮食。

(2)口服具有抗病毒作用的中成药,如感冒清热颗粒、板蓝根等。

(3)对高热患者可以给予物理发汗疗法:早期可用发热疗法科减轻症状,缩短病情。

(4)合并细菌感染时,应遵医嘱全身应用抗菌药物治疗。

2. 局部治疗

(1)鼻腔应用减充血剂滴鼻,减轻鼻腔黏膜的充血、肿胀,从而减轻鼻塞,改善引流。如1%麻黄碱滴鼻剂,小儿使用0.5%麻黄碱滴鼻剂(不宜久用,以免引起不良反应)。减充血剂的使用时间不宜超过5~7天。

(2)使用抗组胺药物治疗,具有抗过敏的作用,有助于消除或减轻患者的喷嚏和流涕症状。

四、常见护理诊断 / 护理问题

1. 感知觉紊乱　嗅觉障碍与鼻黏膜水肿有关。

2. 体温过高　与感染有关。

3. 舒适的改变　与鼻塞、高热有关。

五、护理措施

1. 注意保暖,注意休息,劳逸结合。

2. 嘱咐患者多饮水,清淡饮食,增加机体代谢和抵抗力,促进毒素排出。

3. 指导患者正确的滴鼻及擤鼻方法。鼻腔常用滴鼻剂为1%麻黄碱滴鼻剂、呋麻滴鼻液等,小儿药物浓度需降低为0.5%即可。可收缩鼻黏膜血管,缓解鼻黏膜的充血水肿鼻塞,改善引流及抑菌的作用。

六、出院后的健康教育

1. 此病为呼吸道病毒感染,避免与患者密切接触,尽量避免去人员密集的地方,注意居室通风,减少呼吸道交叉感染。

2. 防止交叉感染,应勤洗手,戒除揉眼睛、挖鼻孔的不良生活习惯。

3. 正确擤鼻的方法。

4. 每日监测体温。

5. 嘱症状不缓解或加重,及时就诊。

第二节　慢性鼻炎

鼻腔黏膜或黏膜下的炎症持续12周以上,或炎症反复发作,间歇期内亦不能恢复正常,且无明确的致病微生物,伴有不同程度的功能紊乱者,称为慢性鼻炎。

一、病因与发病机制

1. 局部因素　急性鼻炎治疗不当,反复发作,使之转为慢性。

(1)鼻腔阻塞性原因:鼻息肉、鼻腔肿瘤、鼻中隔偏曲等阻碍鼻腔通气及引流,使鼻黏膜常受刺激而致病。

(2)鼻腔及鼻窦的慢性疾病,鼻黏膜长期受到脓性分泌物的刺激。

(3)滥用鼻腔减充血剂。

(4)长期的吸入有害物质及粉尘等。

2. 全身因素　贫血、营养不良、甲状腺功能异常、免疫力低下。嗜好烟酒或长期过度疲劳,可致鼻黏膜血管舒缩功能障碍。

二、临床表现

(一) 慢性单纯性鼻炎

1. 鼻塞　间歇性和交替性鼻塞:鼻塞的不适感与运动及睡眠的体位姿势有关。

2. 流涕　分泌物呈黏液样,有涕倒流不适感。

3. 头痛　在鼻塞侧较重,鼻呼吸道通畅后消失。

(二) 慢性肥厚性鼻炎

1. 鼻塞　单侧或双侧持续性鼻塞较重,多为持续性。

2. 鼻涕不多,多为黏液性或黏脓性,不易擤出。

3. 下鼻甲后端肥大时压迫咽鼓管口,可引起耳鸣、听力减退。

4. 睡眠障碍。

三、治疗要点

积极消除全身与局部的致病因素,改善生活和工作环境,矫正鼻中隔偏曲,积极治疗慢性化脓性鼻窦炎,避免长期使用鼻减充血剂滴鼻。治疗原则为:单纯性——根除病因、消肿、通气;肥厚性——手术缩小下鼻甲体积、通气。

局部治疗

（1）抗感染：可用抗生素溶液滴鼻或喷鼻。

（2）鼻用激素：单纯性鼻炎的主要治疗方法，是需长期使用鼻用激素，消除鼻黏膜肿胀，使鼻腔及鼻窦恢复通气及引流，一般不少于 3 个月。切忌长期使用减充血剂，以免引起药物性鼻炎。

（3）对于长期用药物治疗无效的单纯性鼻炎及肥厚性鼻炎患者，可考虑外科手术治疗。

（4）鼻腔分泌物过于黏稠时，可进行鼻腔冲洗，2.3% 浓度的高渗盐水或海盐水最常使用，缓解鼻塞的效果也很好，通常与鼻用激素联合应用。

（5）妊娠期患者禁用减充血剂。

（6）加强锻炼身体，改善营养状况，治疗全身慢性疾病，提高机体免疫力。

四、常见护理诊断/护理问题

1. 感知觉紊乱　嗅觉障碍与鼻黏膜肿胀肥厚有关。
2. 焦虑　与鼻窦炎反复发作或者担心预后有关。
3. 舒适的改变　与鼻塞有关。

五、护理措施

1. 一般护理　指导患者合理休息，合理饮食、耐心解释病情。
2. 病情观察　鼻腔分泌物、有无头痛、头昏及耳鸣现象。
3. 药物治疗　单纯性鼻炎使用 0.5%~1% 麻黄素滴鼻液、0.05% 盐酸羟甲唑啉（切记不可长期用药）。
4. 指导患者正确的滴鼻方法。
5. 手术治疗　重点观察术后出血情况，如有活动性出血，应采取相应处理措施。剧烈疼痛者，可酌情给予止痛药物。如有鼻腔填塞物，可于术后 24~48 小时取出。

六、出院后的康复指导

1. 提高抵抗力、预防上呼吸道感染。
2. 取出鼻腔填塞物后，鼻腔干燥剂结痂者，可给予鼻腔冲洗或用油剂润滑滴鼻，并定期门诊复查。
3. 改善工作环境。
4. 戒烟、戒酒。
5. 避免长时间使用滴鼻药，并教会患者正确的擤鼻方法。

第三节　萎缩性鼻炎

萎缩性鼻炎是一种以鼻腔黏膜萎缩或退行性改变为其组织病理学特征的慢性炎症。发展缓慢,病程较长。

一、病因与发病机制

分为原发性和继发性两种,前者无明显致病因,多于健壮青年发病,女性多于男性,继发性病因则很明确。

(一) 原发性

大多数观点认为本病是一种全身性慢性疾病的表现,与内分泌紊乱、自主神经功能失调、维生素族的缺乏、遗传因素、血液中胆固醇含量偏低有关。近年来研究发现本病与微量元素缺乏或不平衡有一定关系。免疫学研究认为本病可能是一种自身免疫性疾病。病因至今尚未明确。

(二) 继发性

1. 慢性鼻咽、鼻腔肿瘤等手术切除鼻甲过多,组织损伤严重。

2. 慢性鼻窦炎或慢性鼻炎时,鼻腔黏膜受脓性分泌物刺激,发生纤维组织增生,导致黏膜的营养障碍而萎缩。

3. 长期吸入高浓度有害粉尘、气体的刺激,持续刺激鼻腔。

4. 不适当的手术。

5. 特殊传染病对鼻黏膜的损害,使鼻黏膜萎缩性变化。

二、临床表现

1. 鼻塞　鼻腔内脓性分泌物阻塞所致。

2. 鼻及鼻咽部干燥　由于鼻腔黏膜腺体萎缩、分泌减少和长期的张口呼吸所致。

3. 鼻出血　由于鼻腔黏膜萎缩变薄和干燥,或用力挖鼻使毛细血管损伤所致。

4. 头痛、头晕　鼻黏膜萎缩,鼻腔的调温保湿功能减退或缺失了,导致鼻腔黏膜受冷空气刺激,引起前额、颞侧或枕部疼痛。

5. 嗅觉障碍　与鼻腔黏膜萎缩有关。

三、治疗要点

无特殊的治疗方案,目前临床多采用局部用药及全身综合治疗。

1. 局部治疗

（1）鼻腔冲洗：温热的生理盐水，可清鼻腔内痂皮及臭味，减少鼻腔内细菌的数量、润滑鼻黏膜，从而减轻症状的目的。

（2）鼻腔内用药：滴鼻剂可用 1%~3% 的链霉素滴鼻液，可起到抑菌、减少炎性糜烂，有利于上皮细胞的生长。

（3）手术治疗：目的是缩小鼻腔，减少鼻腔通气量，降低鼻腔内水分的蒸发，从而减轻鼻腔黏膜干燥和结痂的形成。

2. 全身治疗　加强营养，改善周围环境及个人的卫生。

（1）维生素疗法：多吃富含维生素的饮食，也可口服维生素 A、B 族维生素或维生素 C、维生素 E 均可使用，有利于上皮的恢复。

（2）微量元素疗法：铁、锌制剂对本病有一定的治疗作用。

（3）雌激素：应用雌激素局部喷雾或软膏涂抹，可使鼻黏膜血管扩张、充血。

四、常见护理诊断 / 护理问题

1. 舒适的改变　与长期鼻塞、嗅觉减退有关。
2. 知识缺乏　缺乏疾病预防与康复的相关知识。

五、护理措施

1. 指导患者多休息，劳逸结合、多饮水、清淡饮食。
2. 补充营养，适当补充多种维生素。
3. 指导患者正确的滴鼻及擤鼻方法。
4. 改变不良的生活习惯。

六、出院后的康复指导

1. 指导患者正确的擤鼻方法。
2. 鼻腔分泌物多时，可在患者鼻翼及唇上涂防护油，以免引起皮肤皲裂。
3. 指导患者正确的鼻腔冲洗器冲洗鼻腔。

第四节　变态反应性鼻炎

变态反应性鼻炎也称为过敏性鼻炎（allergic rhinitis）、变应性鼻炎，是指特应性个体接触致敏原后导致包含 IgE 介导的介质释放，并有多种免疫活性细胞、细胞因子等参与的鼻黏膜慢性炎症性疾病。

一、病因与发病机制

（一）病因

变应性鼻炎是一种由基因与环境互相作用而诱发的多因素疾病。变应性鼻炎的危险因素可存在于所有年龄段。

1. 遗传因素　变应性鼻炎患者具有特应性体质,通常显示出家族聚集性,已有研究发现某些基因与变应性鼻炎相关联。

2. 变应原暴露　变应原是特异性 IgE 抗体并与之发生反应的抗原。引起变应性鼻炎的变应原主要分吸入性变应原和食物性变应原。吸入性变应原是变应性鼻炎的主要原因。常见主要的吸入变应原有:屋尘螨、昆虫、羽毛、猫、狗等及家畜的上皮脱屑、花粉、真菌等。食物中常见致敏原如面粉、奶、蛋、鱼虾、花生、大豆及某些水果、蔬菜。

（二）发病机制

变应性鼻炎确切机制尚不清楚,属 IgE 介导的 I 型变态反应,也称超敏反应。当特异性抗原进入特应性个体后,抗体内产生的免疫球蛋白 E(IgE)抗体,并附着于介质细胞(肥大细胞、嗜碱性粒细胞)的表面,机体即处于致敏状态。当相同的抗原再次侵入改机体时,此抗原则与介质细胞表面的 IgE(络合),并激发细胞膜产生一系列生化变化,使之脱颗粒。从被排出的颗粒中和细胞内释放出生物活性介质,如组胺、慢反应物质、缓激肽等,这些介质引起毛细血管扩张、血管通透性增加、平滑肌收缩和腺体分泌增多等病理变化,机体处于发敏状态,临床上则表现喷嚏、清涕、鼻塞、鼻痒等典型症状。

二、临床表现

变应性鼻炎的典型症状主要是鼻痒、阵发性喷嚏、水样清涕、鼻塞,可伴有眼睛干痒等症状。部分患者有嗅觉减退,但多为暂时性。

1. 鼻痒　鼻黏膜感觉神经末梢受组胺等炎性介质等刺激引起,大多数患者感鼻内发痒。花粉症患者可伴有眼睛、外耳道、软腭等处发痒。

2. 阵发性喷嚏　为鼻黏膜神经反应性增高的表现,每天数次阵发性发作,每次多于 3 个,可连续 10 个或数十个,多在晨起或夜间或接触过敏原后立刻发作。

3. 清涕　大量清水样鼻涕,有时可不自觉从鼻孔滴下。

4. 鼻塞　程度轻重不一,间歇性或持续性,单侧或两侧交替,表现不一。

三、治疗要点

1. 避免接触过敏原

（1）室内的环境温湿度应适宜,定期清扫地毯,清洗床上用品、窗帘,螨变应原溶于水,水洗纺织品可清除其中的大部分变应原。使用有滤网的空气净化机、吸尘器等。

(2)相应花粉致敏季节,应避免接触过敏原,或出门佩戴口罩。

(3)对动物皮毛过敏的患者要避免过敏原,家中不养宠物、不接触宠物。

2. 药物治疗　变应性鼻炎主要是联合用药,并且疗效明显、安全性高、效果理想等。常用鼻内和口服给药,疗效在不同患者之间可能有差异。停药后无长期持续疗效,因此对持续性变应性鼻炎需维持治疗。

(1)抗组胺药物:如氯雷他定、西替利嗪、咪唑斯汀等临床上使用普遍。

(2)糖皮质激素:如布地奈德鼻喷剂、糠酸莫米松鼻喷剂等,给药方式以喷鼻为主,局部利用度高,全身副作用少。

(3)鼻减充血剂:缓解鼻塞,但限制使用时间一般不超过 7 天。

(4)抗胆碱药物:主要是抑制亢进胆碱能神经的分泌,用于减少分泌物,对鼻痒、喷嚏无效,常用药物为异丙托溴铵。

(5)肥大细胞稳定剂:稳定肥大细胞、减少介质释放,主要有色甘酸钠。

(6)妊娠期患者应慎用各种药物。

3. 免疫学治疗　特异性脱敏采用引起患者变态反应的变应原制成提取液,给该患者进行脱敏注射或舌下含服,可改变疾病进程,预防哮喘。

4. 手术治疗　药物治疗无效的下鼻甲肥大,单侧鼻息肉样变或对药物治疗无效的双侧鼻息肉。

四、常见护理诊断 / 护理问题

1. 感知觉紊乱　与嗅觉障碍与鼻黏膜肿胀、嗅区黏膜病变所致嗅觉受损有关。

2. 睡眠型态紊乱　与长期鼻塞有关。

3. 舒适的改变　与鼻塞、打喷嚏、鼻痒有关。

五、护理措施

1. 详细了解患者的过敏史,家族过敏性疾病、呼吸道过敏性疾病史、发作期典型症状及时间等。

2. 指导患者改善居住生活环境,避免接触过敏原。

3. 指导患者禁食辛辣刺激性食物,以免导致鼻黏膜水肿的加重,避免食用过敏性的食物。

4. 服用抗组胺药物应在睡觉前服用,开车的患者尽量不服用,提示患者注意安全,以防止摔伤。

六、出院后的康复指导

1. 对婴幼儿和学龄前的儿童进行多方面的干预,以减少他们生命早期出现的房间尘螨暴露。

2. 儿童和妊娠妇女应避免接触污染或烟草环境。

3. 避免接触家里的某些宠物,如猫、狗。

第四章

鼻中隔疾病

第一节 鼻中隔偏曲

一、病因与发病机制

鼻中隔偏向一侧或两侧、或局部有凸起,并且引起鼻腔功能障碍,如鼻塞、鼻出血和头痛等。按鼻中隔偏曲的临床形态可分为 C 形、S 形、呈尖锥样突起(骨棘或矩状突),呈由前向后的条形山嵴样突起(骨嵴)。由多块生长发育均衡的软、硬骨共同组成,相互间构成复杂的连接,才可能保证鼻中隔局于正中位。若其中一块骨生长发育不正常,可影响其他骨的生长发育,从而发生诸骨相互间各种不同形态的异常连接。因此,临床上鼻中隔偏曲的类型是多样化的,发育异常的原因常见有儿童时期腺样体肥大导致长期张口呼吸,时间久可发生硬腭高拱,从而限制鼻中隔发育引起鼻中隔偏曲。其中,鼻外伤和鼻腔鼻窦巨大肿瘤、鼻息肉等肿物的长时间推压,也可形成鼻中隔偏曲。

二、临床表现

1. 鼻塞 为最常见症状,多持续性鼻塞。可分为单侧和双侧(下鼻甲有代偿性肥大)。

2. 鼻出血 多发生于偏曲的凸面、骨棘和骨嵴处,由于此处黏膜菲薄且张力较大,受外界因素(如气流和尘埃)刺激时,可引发出血。

3. 头痛 偏曲的凸起压迫同侧的中下鼻,从而可引起同侧的反射性头痛。

4. 邻近器官症状 因偏曲影响鼻腔鼻窦正常引流,可继发化脓性鼻窦炎。长期鼻塞致张口呼吸,易发生上呼吸道感染。

三、治疗要点

确诊鼻中隔偏曲并有明显症状者,需进行手术治疗。一般常见方法有鼻中隔黏膜下矫正术和鼻中隔黏膜下切除术,前者比较符合鼻生理功能,手术时仅切除少量的软、硬骨,故亦可选用青少年严重鼻中隔偏曲者。

四、常见护理诊断 / 护理问题

1. 舒适的改变　与术后鼻腔填塞止血材料、鼻黏膜充血水肿等因素有关。
2. 有出血的危险　与手术后局部气流冲击或者食物过硬过热等因素有关。
3. 潜在并发症　出血。
4. 睡眠紊乱　与环境改变、鼻塞、头痛有关。

五、护理措施

1. 术前健康指导

(1)疾病知识教育:向患者讲解疾病相关知识,提高对此疾病的认识,注意心理护理,解除顾虑,消除紧张情绪,促进术后康复。

(2)术前检查:告知患者术前常规检查及专科检查,如血、尿、便常规,凝血,生化,血型,术前八项,心电图,胸部 X 线,鼻内镜,鼻窦 CT 等。有特殊检查要求时,如空腹,要及时告知患者及家属,积极协助患者完善术前检查。

(3)饮食指导:根据患者进食情况及身体状况,进行有针对性的饮食指导,一般以温凉软烂、清淡易消化为主,避免辛辣刺激性食物,禁烟酒。

(4)用药指导:术前遵医嘱给予患者滴鼻、喷鼻及口服用药,用药前向患者告知用药目的、方法和注意事项,使其正确用药。

(5)术前准备:①物品准备:病历、胸片、鼻窦 CT、检验结果及术中用药等是否齐全,观察患者有无感冒发热及女性月经来潮等情况,并及时报告主管医生;②卫生准备:告知患者可沐浴,保证身体清洁卫生,沐浴期间注意保暖,以防受凉;检查患者指(趾)甲,如有指甲油及过长等情况协助给予清除;③晚间准备:晚间给予患者开塞露清洁灌肠,未能按时入睡者,遵医嘱给予患者药物助眠,以保证充足的睡眠,24 :00 后禁食水;④术晨准备:手术当日男性患者剃净胡须,女性勿化妆;将活动性义齿、佩戴饰物及隐形眼镜摘下,首饰及贵重物品交于家属保管;遵医嘱给予患者注射术前针;与手术室人员交接影像资料、术中用药等。

2. 术后健康教育

(1)体位指导:患者术后头偏向一侧,避免呕吐物误吸入呼吸道发生窒息。

（2）饮食指导：术后4~6小时根据患者病情及麻醉恢复情况，可少量饮水，如无呛咳、恶心呕吐等情况发生，可适当进食少量温凉半流食或易消化性食物，勿进食过烫过硬及辛辣刺激性食物。

（3）出血指导：告知患者术后鼻腔少量渗血属于正常情况，切勿紧张；若发现患者出血不止时，及时通知医生。平卧时鼻腔渗血从后鼻孔进入口腔，嘱患者及时从口腔吐出，勿咽下，以防引起胃部不适；坐位时，让鼻腔少量血性分泌物自然流出，及时擦净。

（4）鼻腔填塞：告知患者切勿自行拉扯填塞物，术后填塞48~72小时，术后可能会出现头痛、打喷嚏、耳闷、眼睛胀痛及溢泪等情况，待鼻腔填塞物清理后上述症状即可缓解。告知患者打喷嚏时，将舌尖抵住上腭，使喷嚏从口腔打出，或者张口深呼吸，抑制打喷嚏。切勿从鼻腔打出喷嚏，以免气流过大将鼻腔填塞物喷出或移位引起出血。

（5）用药指导：术后遵医嘱给予患者抗炎补液等药物静脉输入，频繁打喷嚏者，遵医嘱给予患者抗过敏药物治疗。

六、出院后的康复指导

1. 告知患者四勿：①勿用热水洗鼻面部，防止热水扩张血管，引起鼻腔出血。②勿进行剧烈活动，防止鼻腔出血。③勿用力擤鼻，以免加重鼻腔黏膜水肿，可将鼻腔内分泌物先回吸到嘴里，再吐出；或堵住一侧鼻孔，轻擤另一侧。④勿吸烟饮酒及辛辣刺激的食物，宜食营养丰富易消化饮食，以免导致鼻腔分泌物增多，影响通气情况。

2. 注意鼻腔卫生，鼻腔内的干痂及分泌物不要用手去挖，可用棉签轻拭。鼻腔内分泌物较多者，可遵医嘱使用鼻冲洗，每日至少2次，可视分泌物的量确定是否增加冲洗次数，及时更换鼻腔清洗器鼻腔清洗器不可反复使用，反复使用会增加感染的概率。

3. 鼻腔干燥时遵医嘱使用滴鼻药（方法详见本书相关内容），如复方鱼肝油滴鼻液，以减轻鼻腔干燥程度，防止干燥引起的不适及出血。（鼻腔冲洗与滴鼻药同时使用时，先鼻腔冲洗，再用滴鼻药）

4. 注意保暖，室内开窗通风，注意口腔卫生，增加抵抗力，预防感冒。

5. 保持良好心理状态，避免紧张、焦虑等情绪，利于康复。

6. 出院手续的办理：出院当日携带住院押金条及出院介绍信、出院证明书、出院带药处方到指定药局先取药，然后到出院结账处办理手续即可。出院时请您带好随身物品、CT、胸片等资料。

7. 需要复印病历资料时，出院7~10个工作日（不含周末及节假日）到病案室复印。如有困难不能来院，可在出院当天，到病案室办理病历复印邮寄手续。

8. 定期门诊复查及换药：一般出院 7~10 日前往门诊复查（如果出院前医生交代复查时间，按医生交代的时间前往门诊复查）。

第二节　鼻中隔血肿和脓肿

一、病因及发病机制

鼻中隔血肿是指鼻中隔软骨膜下或骨膜下积血，单侧或双侧均可发生。鼻中隔脓肿通常是由于鼻中隔血肿继发感染所致。

发病机制：

1. 鼻中隔血肿　鼻部外伤致外鼻及鼻中隔支架骨折或鼻中隔软骨脱位（黏膜未破裂），局部血管损伤出血而形成。行鼻中隔矫正术和鼻中隔黏膜下切除术时由于术中止血不妥或术后患者有打喷嚏、擤鼻等也可导致鼻中隔血肿。自发性血肿在临床上较为少见。

2. 鼻中隔脓肿　多由于鼻中隔血肿继发感染所致。少数可继发于邻近组织的炎症，鼻咽、鼻窦的急性炎症和伤寒等急性传染病。本病也可发生于新生儿及幼儿。

二、临床表现

1. 鼻中隔血肿　由于血肿的机械性压迫，患者可有双侧鼻塞、额部疼痛和鼻梁压迫感。一般无明显的全身症状。检查时可见鼻中隔单侧或双侧呈对称性半圆形隆起，表面光滑，黏膜颜色暗红或正常，触之柔软。若使用鼻腔血管收缩剂时，可见隆起处无反应。进行穿刺时，可抽出血液。

2. 鼻中隔脓肿　除有鼻中隔血肿的临床表现症状外，尚有明显的全身和局部急性发炎症状为主，如寒战、发热、周身不适、鼻梁和鼻尖红肿疼痛等。检查时可见鼻中隔双侧对称性隆起，黏膜颜色暗红，触痛明显。若使用鼻腔血管收缩剂时，可见隆起处无反应。进行穿刺时，可抽出脓性分泌物。

三、治疗要点

1. 鼻中隔血肿　对于较小的血肿，可行穿刺抽吸出血液即可。对于较大者，需要在表面麻醉下，在血肿的最低处作 L 形切口进行引流，排除淤血或血块。穿刺或切口引流清除其血肿后，用消毒凡士林纱条或膨胀止血材料等其他填塞物填塞双侧鼻腔压迫鼻中隔，防止再次出血，并全身应用抗生素，预防感染。

2. 鼻中隔脓肿 及早切开引流排脓,如有坏死软骨应给予清除,放置引流,每日清洗,不填塞鼻腔。全身应用抗生素控制感染程度。若鼻中隔软骨部被广泛破坏,有塌鼻畸形或鞍鼻者,可于炎症消退 2~3 个月后,进行鼻部整形手术。

四、常见护理诊断 / 护理问题

1. 舒适的改变 与术后鼻腔填塞止血材料有关。
2. 焦虑 与担忧术后鼻部外形受损有关。
3. 有局部感染恶化的危险 与鼻中隔脓肿未及早切开引流排脓有关。
4. 知识缺乏 与缺乏鼻中隔相关疾病知识有关。

五、护理措施

1. 术前护理措施

(1)积极向患者及家属进行疾病知识宣教,及时解答患者的疑问,消除患者的焦虑及恐惧。发现患者的心理问题,及时予以相应的心理疏导。

(2)术前 1 天给予患者备皮(剪鼻毛),男性患者清除胡须;检查患者有无感冒、鼻腔急性炎症水肿及女性患者月经期等情况,有以上情况者应暂缓手术治疗。

(3)其他:①检查患者各项检验是否齐全,各项检验指标是否正常,有无手术禁忌证,并及时与主管医生沟通,排除手术禁忌,确保手术安全进行。根据患者的病情需要及药物过敏史,完成药物皮肤敏感试验;②术前 1 日,修剪指(趾)甲,注意保暖,防止感冒,做好个人卫生;③晚间遵医嘱服用镇静药物,以保证睡眠充足;④术前禁烟酒及刺激性食物;⑤晚间遵医嘱给予患者开塞露清洁肠道,24:00 后禁食水;⑥术晨患者病号服贴身穿着并取下活动性义齿、首饰及隐形眼镜等交于患者家属保管,女性患者不化妆、不涂指甲油。

2. 术后护理措施

(1)一般护理:患者去枕平卧侧头位,防止血性分泌物误吸,发生窒息;麻醉清醒后可为半卧位。术后 24 小时内可用冰袋冰敷额部,以减轻肿胀及出血情况。及时执行各项术后医嘱,应用抗生素,预防感染。

(2)术后观察:注意观察鼻腔渗血情况,嘱患者若有少量血性分泌物从后鼻孔流下时,及时吐出,以便护理人员及时观察出血量,也防止血液对胃部的刺激,引起胃部不适。

(3)鼻腔填塞护理:术后通常需填塞 48~72 小时,在此期间,由于填塞可能导致患者疼痛、鼻部不适,影响睡眠、呼吸,从而出现焦虑症状。因此,要多关心疏导患者,耐心解释,以促进康复。填塞期间因鼻腔不通气,患者需张口呼吸,要指导其少量多次饮水,减轻咽部不适。填塞期间,患者应尽量避免咳嗽或打喷嚏,如要打喷嚏时,可将舌尖抵住上腭或张口深呼吸,抑制喷嚏,以防止鼻腔填塞物松动或移位,引起鼻腔出血。频繁打喷嚏者遵医嘱给予抗过敏药物。

(4)发热护理:监测患者的生命体征变化,定时测量体温,一般每日 3 次。患者行降温处理,半小时后再复测。同时,还需要注意观察脉搏、呼吸、血压等变化。注意保暖,预防感冒。发热时需患者多饮水,以防止大量出汗导致脱水。

(5)饮食指导:患者术后 4 小时可饮少量温凉水,若无恶心呕吐、呛咳等情况,可进食易消化性饮食,少量多餐,避免进食过硬过热及辛辣刺激性食物,注意口腔卫生。

六、出院后的康复指导

1. 告知患者四勿:①勿用热水洗鼻面部,防止热水扩张血管,引起鼻腔出血。②勿进行剧烈活动,防止鼻腔出血。③勿用力擤鼻,以免加重鼻腔黏膜水肿,可将鼻腔内分泌物先回吸到嘴里,再吐出;或堵住一侧鼻孔,轻擤另一侧。④勿吸烟饮酒及进食辛辣刺激的食物,宜食营养丰富易消化饮食,以免导致鼻腔分泌物增多,影响通气情况。

2. 注意鼻腔卫生,鼻腔内的干痂及分泌物不要用手去挖,可用棉签轻拭。鼻腔内分泌物较多者,可遵医嘱使用鼻冲洗,每日至少 2 次,可视分泌物的量确定是否增加冲洗次数,及时更换鼻腔清洗器,鼻腔清洗器不可反复使用,反复使用会增加感染的概率。

3. 鼻腔干燥时遵医嘱使用滴鼻药(方法详见本书相关内容),如复方鱼肝油滴鼻液,以减轻鼻腔干燥程度,防止干燥引起的不适及出血。(鼻腔冲洗与滴鼻药同时使用时,先鼻腔冲洗,再用滴鼻药)

4. 注意保暖,室内开窗通风,注意口腔卫生,增加抵抗力,预防感冒。

5. 保持良好心理状态,避免紧张、焦虑等情绪,利于康复。

6. 出院手续的办理:出院当日携带住院押金条及出院介绍信、出院证明书、出院带药处方到指定药局先取药,然后到出院结账处办理手续即可。出院时请您带好随身物品、CT、胸片等资料。

7. 需要复印病历资料时,出院 7~10 个工作日(不含周末及节假日)到病案室复印。如有困难不能来院,可在出院当天,到病案室办理病历复印邮寄手续。

8. 定期门诊复查及换药:一般出院 7~10 日前往门诊复查(如果出院前医生交代复查时间,按医生交代的时间前往门诊复查)。

第三节 鼻中隔穿孔

一、病因及发病机制

鼻中隔穿孔是指由于各种原因导致鼻中隔贯穿两侧鼻腔的永久性穿孔。穿孔形态、部位及大小各异。

下列情况和疾病可能会导致鼻中隔穿孔：

1. 外伤 鼻中隔贯通伤、鼻面部外伤和挖鼻等因素所致的鼻中隔脓肿；腐蚀性粉尘或气体，如硫酸、铬酸、矽尘、砷及汞等被吸入鼻腔，长期刺激腐蚀鼻腔黏膜，形成溃疡面而终致穿孔。

2. 医源性损伤 鼻中隔手术或其他治疗引起鼻中隔两侧相对应部位的对称性损伤。

3. 感染

(1)普通感染：主要为鼻中隔脓肿。

(2)特殊传染病：梅毒、结核、狼疮、麻风等。

(3)急性传染病：白喉、天花、伤寒和猩红热等。

4. 肿瘤及恶性肉芽肿 原发于鼻中隔的某些肿瘤累及深层或鼻腔巨大肿瘤长久性的压迫。

5. 其他 鼻腔异物或结石长期压迫可致鼻中隔穿孔。

二、临床表现

主要表现为鼻腔干燥、易结痂，常伴有头痛和自行排出鼻痂后的小量鼻出血。穿孔小而位于前段者，呼吸时产生吹哨声；位于后段者，无明显症状。穿孔过大者，常伴有鼻腔黏膜萎缩现象。结核和梅毒引起者，脓痂常伴有臭味。

三、治疗要点

明确病因，对症处置。单纯鼻中隔穿孔者，首先行全身和局部抗感染治疗，再择期行穿孔修补术，根据穿孔的位置和大小形态选择修补方式和修补材料。主要方法有：鼻中隔黏膜移位缝合修补术、下鼻甲游离黏膜瓣修补术、黏膜片修补术等。

四、常见护理诊断/护理问题

1. 舒适的改变 与鼻中隔穿孔导致的干燥有关。

2. 缺乏相关疾病知识。

五、护理措施

1. 术前健康指导

(1)疾病知识教育:向患者讲解疾病相关知识,提高对该疾病的认识,加强心理护理,消除患者不安心理及紧张情绪,有利于术后康复。

(2)术前检查:检查患者各项检验及检查是否齐全,各项检验指标是否正常,如有异常,及时与主管医生沟通,排除手术禁忌,确保手术安全进行。

(3)饮食指导:一般以温凉易消化食物为主,避免辛辣刺激性食物,禁烟酒。

(4)用药指导:术前遵医嘱给予患者滴鼻、喷鼻药。用药前告知患者用药目的、方法和注意事项,使其正确用药。

(5)术前准备:①物品准备:病历、胸片、鼻窦 CT、检验结果及术中用药等是否齐全。观察患者有无感冒发热及女性月经来潮等情况,并及时报告主管医生;②抗生素准备:根据患者过敏史及病情,遵医嘱给予患者药物皮肤敏感试验;③卫生准备:告知患者可沐浴,注意保暖,以防受凉,检查患者指(趾)甲,如有指甲油协助给予清除,以免术中影响血氧饱和度监测及观察甲床颜色;④晚间准备:晚间遵医嘱给予患者开塞露清洁灌肠,未能按时入睡者,遵医嘱给予患者药物助眠,以保证充足的睡眠,24:00 后禁食水;⑤术晨准备:手术当日男性患者剃净胡须,女性勿化妆;将活动性义齿、佩戴饰物及隐形眼镜摘下,首饰及贵重物品交于家属保管,与手术室人员交接影像资料、术中用药等。

2. 术后健康教育

(1)体位指导:患者术后去枕平卧,头偏向一侧,避免呕吐物误吸入呼吸道发生窒息。

(2)饮食指导:术后 4~6 小时根据患者的病情及麻醉清醒状态,可少量饮水,如无呛咳、恶心呕吐等情况发生,可适当进食少量温凉半流食或易消化性食物,勿进食过烫、过硬及辛辣刺激性食物。

(3)出血指导:告知患者术后鼻腔少量渗血属于正常情况,切勿紧张;若发现患者出血不止时,及时通知医生。平卧时,鼻腔渗血从后鼻孔进入口腔,嘱患者及时从口腔吐出,勿咽下,以防引起胃部不适;坐位时,让鼻腔少量血性分泌物自然流出并及时擦净。

(4)鼻腔填塞:告知患者切勿自行拉扯填塞物,术后填塞 48~72 小时,术后可能会出现头痛、打喷嚏、耳闷、眼睛胀痛及溢泪等情况发生,待鼻腔填塞物清理后上述症状即可缓解。告知患者打喷嚏时,将舌尖抵住上腭,使喷嚏从口腔打出,或者张口深呼吸,抑制打喷嚏。切勿从鼻腔打出喷嚏,以免气流过大将鼻腔填塞物喷出或移位引起出血。

（5）用药指导：术后遵医嘱给予患者抗炎补液等药物静脉输入，频繁打喷嚏者，遵医嘱给予患者抗过敏药物治疗。

六、出院后的康复指导

1. 告知患者四勿：①勿用热水洗鼻面部，防止热水扩张血管，引起鼻腔出血。②勿进行剧烈活动，防止鼻腔出血。③勿用力擤鼻，以免加重鼻腔黏膜水肿，可将鼻腔内分泌物先回吸到嘴里，再吐出；或堵住一侧鼻孔，轻擤另一侧。④勿吸烟饮酒及辛辣刺激的食物，宜食营养丰富易消化饮食，以免导致鼻腔分泌物增多，影响通气情况。

2. 注意鼻腔卫生，鼻腔内的干痂及分泌物不要用手去挖，可用棉签轻拭。禁忌鼻腔冲洗，以免冲洗刺激加重穿孔。

3. 注意保暖，室内开窗通风，注意口腔卫生，增加抵抗力，预防感冒。

4. 保持良好心理状态，避免紧张、焦虑等情绪，利于康复。

5. 出院手续的办理：出院当日携带住院押金条及出院介绍信、出院证明书、出院带药处方到指定药局先取药，然后到出院结账处办理手续即可。出院时请您带好随身物品、CT、胸片等资料。

6. 需要复印病历资料时，出院 7~10 个工作日（不含周末及节假日）到病案室复印。如有困难不能来院，可在出院当天，到病案室办理病历复印邮寄手续。

7. 定期门诊复查及换药：一般出院 7~10 日前往门诊复查（如果出院前医生交代复查时间，按医生交代的时间前往门诊复查）。

第五章

鼻 - 鼻窦炎

第一节 急性鼻 - 鼻窦炎

一、病因及发病机制

急性鼻 - 鼻窦炎即急性化脓性鼻窦炎,常继发于急性鼻炎,是鼻窦黏膜的一种急性化脓性感染,多与鼻炎同时存在。

本病的发生主要分全身因素和局部因素。

(一) 局部因素

1. 鼻腔源性感染　主要与鼻腔的解剖位置有关。当鼻腔出现多种疾病时,由于鼻窦口小,鼻道曲折、狭窄,易发生阻塞。从而引起鼻腔通气引流的障碍。

2. 邻近组织源性感染　如拔牙损伤上颌窦、上列牙第二尖牙的牙根感染等,均可引起上颌窦炎症。腺样体肥大可导致鼻黏膜纤毛输送功能下降,也可诱发此病。

3. 直接感染　如骨折、鼻腔异物及游泳后用力擤鼻,将细菌带入鼻腔。

4. 医源性感　鼻腔填塞材料留置时间过长,引起的继发感染。

5. 气压创伤源性感染　如飞行、潜水时,当人体所处的大气压发生变化,鼻窦压力与界气压相差大时,易引起鼻窦的病理性改变。

(二) 全身因素

如身体抵抗力弱以及全身性疾病等均可诱发此病。

二、临床表现

(一) 局部症状

1. 鼻塞　呈持续性,主要由于鼻黏膜急性充血、肿胀。分泌物在鼻腔内积聚所引起的。

2. 鼻腔分泌物增多　分泌物较多,呈黏、脓性。前组鼻窦炎产生的分泌物多从前鼻擤出,后组鼻窦炎产生的分泌物多流向鼻咽部,诉"涕倒流"、"痰多"。有时分泌物黏稠成脓块,多有擤鼻不尽感,需用力吸取方可排除。牙源性上颌窦炎时,分泌物多带腐臭味。

3. 嗅觉障碍　常表现为嗅觉减退或丧失。主要是由于鼻腔黏膜肿胀,嗅物质微粒达到嗅区所致,多为暂时性。黏膜肿胀消退后,嗅觉可以恢复。

4. 头疼及局部疼痛是本病最常见的症状　可表现为神经痛、弥漫性疼痛或局限性疼痛,多在低头、咳嗽、头部摇晃等使头部静脉压增高时,以及情绪激动时症状加重。各鼻窦炎引起的疼痛特点如下:

(1)急性上颌窦炎:疼痛部位多位于上颌窦前壁 - 尖牙窝处,伴有同侧颌面部疼痛。疼痛具有规律性,晨起轻,午后重。

(2)急性筛窦炎:疼痛部位多位于内眦或鼻根部处,疼痛程度较轻,晨起明显,午后减轻。

(3)急性额窦炎:疼痛部位多位于前额部,具有周期性,晨起后明显,逐渐加重,中午最明显,午后逐渐减轻,晚间完全缓解,次日又重复发作。

(4)急性蝶窦炎:疼痛定位较深,多为枕后或眼后钝痛。也可引起广泛的反射性痛,如牵扯三叉神经。晨轻,午后重。

(二) 全身症状

此病成人症状较轻,多伴有烦躁不安、畏寒、发热、头疼、精神萎靡及嗜睡等症状。儿童症状较重,可出现咳嗽、高热等呼吸道症状。

三、治疗要点

此病的治疗原则以非手术治疗为主。控制感染所导致的鼻腔鼻窦黏膜炎症。改善鼻腔的通气,促进引流,预防并发症。

(一) 全身用药

1. 正确选择并足量使用抗炎药物。以及时控制感染,预防并发症或转为慢性鼻窦炎一般急性鼻窦炎的抗生素疗程不少于 2 周。

2. 特应性体质如变态反应性鼻炎等,必要时使用抗变态反应药物全身治疗。

3. 如有邻近病变如牙源性上颌窦炎等,应给予对症针对性治疗。

(二) 局部治疗

1. 鼻腔用药　可使用血管收缩剂及鼻内糖皮质激素,使其黏膜收缩,控制水肿,促进鼻窦的通气引流。但一般不建议长期连续使用鼻内血管收缩剂,尤其是儿童和青少年。

2. 生理性盐水冲洗   是近些年来比较流行的治疗及鼻腔保健护理方法。

3. 上颌窦穿刺冲洗   在急性上颌窦炎无并发症者,在全身症状消退和局部炎症基本控制时,可行上颌窦穿刺冲洗,根据症状决定冲洗次数。

4. 物理治疗   超声雾化、蒸汽吸入、红外线照射、局部热敷等物理疗法,有助于炎症消退及症状的减轻。

5. 手术治疗   急性期一般不宜手术治疗。但鼻窦炎症向外扩散而使邻近器官发生严重并发症时,不得已而为之,但必须严格掌握适应证。

四、常见护理诊断 / 护理问题

1. 体温过高   与炎症刺激引起的全身反应有关。

2. 急性疼痛   与炎症感染所引起的黏膜水肿及分泌物过多,压迫和刺激神经末梢有关。

3. 知识缺乏   缺乏急性鼻窦炎的相关治疗及自我保健知识。

4. 焦虑   与担心疾病的治疗与预后等因素有关。

5. 潜在并发症   急性咽炎、扁桃体炎、眶内及颅内并发症等。

五、护理措施

1. 高热患者应嘱患者大量饮水,饮食清淡,尽量卧床休息。注意监测体温变化,可使用物理降温或遵医嘱使用解热镇痛类药物对症治疗。

2. 戒烟戒酒,保持室内空气流通,避免粉尘等刺激。

3. 指导患者正常擤鼻,防止并发症。

4. 遵医嘱正确使用足量有效的抗生素以控制感染。

5. 指导患者鼻腔用药的正确方法,促进分泌物的引流,必要时可行鼻窦穿刺。

六、出院后的康复指导

1. 告知患者四勿:①勿用热水洗鼻面部,防止热水扩张血管,引起鼻腔出血。②勿进行剧烈活动,防止鼻腔出血。③勿用力擤鼻,以免加重鼻腔黏膜水肿,可将鼻腔内分泌物先回吸到嘴里,再吐出;或堵住一侧鼻孔,轻擤另一侧。④勿抽烟饮酒及进食辛辣刺激的食物,宜进食营养丰富易消化饮食,以免导致鼻腔分泌物增多,影响通气情况。

2. 在医生指导下正确使用抗生素。

3. 注意鼻腔卫生,鼻腔内的干痂及分泌物不要用手去挖,可用棉签轻拭。鼻腔内分泌物较多者,可遵医嘱使用鼻冲洗,每日至少 2 次,可视分泌物的量确定是否增加冲洗次数,及时更换鼻腔清洗器,鼻腔清洗器不可反复使用,反复使用会增加感染的概率。

4. 按医生指导或者遵药物的使用说明书,使用糖皮质激素类鼻喷雾剂喷鼻,使用前将药剂混匀,每日喷鼻 1~2 次。

5. 鼻腔干燥时使用滴鼻药,如复方鱼肝油滴鼻液,以减轻鼻腔干燥程度,防止干燥引起的不适及出血。(注意:以上 3~5 项中药物同时使用时,按鼻腔冲洗、鼻喷雾剂、滴鼻剂顺序使用,每种药物之间间隔 5~10 分钟)

6. 游泳运动时,注意姿势的正确。

7. 保持良好心理状态,避免紧张、焦虑等情绪,利于康复。

8. 生活规律,劳逸结合,忌辛辣、烟酒刺激。急性发作期时,注意保暖,室内开窗通风,注意鼻腔及口腔卫生,增加抵抗力,预防感冒。

9. 如出现头痛较前加剧、高热不退或眼球运动受限时,要及时就诊。一定要及时、彻底治疗此病,防止转化为慢性鼻窦炎。

10. 出院手续的办理:出院当日携带住院押金条及出院介绍信、出院证明书、出院带药处方到指定药局先取药,然后到出院结账处办理手续即可。出院时请您带好随身物品、CT、胸片等资料。

11. 需要复印病历资料时,出院 7~10 个工作日(不含周末及节假日)到病案室复印。如有困难不能来院,可在出院当天,到病案室办理病历复印邮寄手续。

12. 定期门诊复查及换药:一般出院 7~10 日前往门诊复查(如果出院前医生交代复查时间,按医生交代的时间前往门诊复查)。

第二节　慢性鼻 - 鼻窦炎

一、病因及发病机制

慢性鼻 - 鼻窦炎较急性鼻 - 鼻窦炎常多见,多由于急性鼻窦炎反复发作而未彻底治愈迁延而来,也可单侧单窦发病,但多个鼻窦同时受累较为常见。

二、临床表现

(一) 局部症状

1. 流脓涕　为此病的主要症状之一,涕多且呈黏脓性或脓性,牙源性上颌窦炎患者分泌物常有腐臭味。

2. 鼻阻塞　为此病的另一主要症状。多由于黏膜肿胀以及分泌物增多所致。

3. 嗅觉障碍 常表现为嗅觉减退或丧失,多数为暂时性,少数为永久性。

4. 头疼 多表现为锐痛或钝痛。疼痛时间及部位多较固定。

5. 视神经障碍 病变多存在于筛窦或蝶窦,累及眶内、眶尖及管段视神经时症状明显。主要表现为视力减退或失明。也可表现为其他视力障碍如复视、眼球移位等。

(二) 全身症状

症状多不明显或较轻,可有头晕、疲倦、精神不振、注意力不集中以及记忆力减退等。

三、治疗要点

1. 鼻腔内应用减充血剂和糖皮质激素,减轻鼻黏膜的水肿,以改善鼻腔的通气及引流。

2. 鼻腔冲洗 可每日用生理性盐水冲洗鼻腔,以减少鼻腔分泌物,改善黏膜环境。

3. 负压置换法 目的是利用吸引器,吸出鼻腔及鼻窦的分泌物,以改善鼻腔通气,并可以形成窦腔负压,使药液进入窦腔,以达到排脓抗炎的目的,可用于慢性额窦炎、筛窦炎及全组鼻窦炎等。

4. 手术治疗 当经一段时间规范的保守治疗无效时,选择手术治疗。分为鼻腔手术、鼻窦手术。鼻腔手术主要是纠正鼻腔鼻窦解剖学异常及清除新生物,以达到改善通气及引流的目的,如鼻中隔偏曲、息肉及息肉样变、内翻性乳头状瘤等。鼻窦手术主要分为传统鼻窦手术及功能性鼻内镜鼻窦手术。主要目的是解除鼻腔及鼻窦口的通气及引流障碍,尽可能地保留鼻腔基本结构,由于传统鼻窦手术及功能性鼻内镜鼻窦手术手术创伤小、术野清晰、操作精细、观察精确等,已成为近些年慢性鼻窦炎治疗的主要手术方式。

四、常见护理诊断 / 护理问题

1. 疼痛 与手术损伤及术后鼻腔填塞有关。

2. 舒适度的改变 鼻塞、头面部胀痛与鼻腔填塞止血材料鼻腔分泌物增多及脓性分泌物刺激有关。

3. 有感染的风险 与手术部位有关。

4. 口腔黏膜受损 与术后鼻腔填塞所引起的张口呼吸有关。

5. 焦虑 与担心疾病的治疗与预后等因素有关。

6. 知识缺乏 缺乏慢性鼻窦炎的相关预防保健知识。

7. 潜在并发症 术后鼻腔出血、脑脊液鼻漏等。

五、护理措施

（一）术前护理常规

1. 术前检查　术前告知患者及家属各项必做的检查及检验,并告知其完善各项检验的目的及意义,以取得患者及家属的配合。

2. 心理护理　向患者及家属进行疾病的宣教,介绍手术的目的及意义,说明术中可能出现的状况、术后的注意事项及此病的预后、预防等,以减轻患者的焦虑。

3. 用药指导　术前遵医嘱应用滴鼻药物,向患者讲解用药的目的、方法及注意事项。根据病情遵医嘱完善药物皮肤敏感实验。

4. 鼻部准备　剪鼻毛,检查患者鼻腔黏膜有无破溃,有无感冒、鼻黏膜肿胀等急性炎症,如有上述情况,应与医生沟通是否待炎症消退后再行手术。

5. 术前准备

（1）物品准备:检查患者各项检查、检验报告是否齐全,如鼻部 CT、胸片、心电图、血尿便常规、生化等,了解患者有无糖尿病、心脏病、高血压以及其他全身疾病,有无手术禁忌证。

（2）卫生准备:术前一日洗澡、修剪指甲,做好个人卫生,女性患者如有美甲,应协助其去除指甲油,以免术中影响血氧饱和度的检测。

（3）晚间准备:晚间 20 :00 左右给予患者开塞露清洁灌肠,0 :00 后禁食水。保证睡眠。

（4）术晨准备:嘱患者术晨正常洗漱;排空大小便;病服贴身穿着;有义齿、首饰等予以取下,交给家属保管;有特殊病情的患者,要告知其相关准备,如高血压患者提前口服降压药、糖尿病患者术晨勿服降糖药、哮喘患者应随身携带哮喘吸入剂。与手术室人员核对患者、病历、药物以及检查腕带信息,以保证手术顺利进行。

（二）术后护理常规

1. 体位指导　全麻未清醒者应给予去枕平卧位,避免呕吐物误吸而引起窒息;全麻清醒后可给予患者床头抬高,减轻头部充血的同时也有利于鼻腔分泌物的引流。

2. 饮食指导　告知患者术后 4 小时可少量饮水,如无呛咳,术后 6 小时可进食温凉半流食,如有基础疾病患者则需要根据医嘱进行针对性的饮食指导。勿进食辛辣刺激、过烫过硬的食物。

3. 用药指导　术后需遵医嘱给予患者抗炎、止血等药物治疗,如频繁打喷嚏者,遵医嘱加用抗过敏药物,同时要和患者解释用药名称、目的、用药方法和相关注意事项。

4. 术区渗血的观察 告知患者术后可能会有鼻腔渗血的情况,避免患者过度紧张。平卧时,鼻腔渗血可能流入口中,嘱患者吐出,勿咽下,以免引起胃肠道反应,如恶心、呕吐等;坐位时,可让鼻腔渗液自然引流,如鼻腔不断有鲜血渗出,则需要及时通知医护人员,以便给予对症处理。

5. 鼻腔填塞的指导 鼻腔填塞者嘱患者不要用力打喷嚏或咳嗽,以免填塞物松动或脱出,引起鼻腔出血。教会患者如想打喷嚏,则可深呼吸或用舌尖抵住硬腭以抑制打喷嚏。鼻腔填塞一般术后 48~72 小时由医生根据病情给予取出,取之前嘱患者适量进食,避免抽取填塞物时,因紧张、疼痛等引起患者低血糖反应或晕厥。填塞物全部取出后,遵医嘱应用滴鼻剂。

6. 口腔护理 术后因鼻腔填塞,不能通气,患者需张口呼吸,一定要做好口腔护理,遵医嘱应用漱口液等,保持口腔的清洁,预防口腔感染,增进食欲。

六、出院后的康复指导

1. 预防感染 注意保暖,室内开窗通风,保持室内空气清新,多饮水,注意口腔卫生,避免感冒。

2. 饮食指导 近期内忌食辛辣刺激、过硬的食物,指导患者进食温凉、易消化的饮食,饮食要适量、营养均衡。忌烟酒。

3. 活动指导 适量运动,增强抵抗力,有良好的生活习惯,避免过度劳累。

4. 注意鼻腔卫生,鼻腔内的干痂及分泌物不要用手去挖,可用棉签轻拭。鼻腔内分泌物较多者,可遵医嘱使用鼻冲洗,每日至少 2~3 次,可视分泌物的量确定是否增加冲洗次数,及时更换鼻腔清洗器,鼻腔清洗器不可反复使用,反复使用会增加感染的概率。

5. 按医生指导或者遵药物的使用说明使用给予糖皮质激素类鼻喷雾剂喷鼻,使用前将药剂混匀,每日喷鼻 1~2 次。

6. 鼻腔干燥时使用滴鼻药,如复方鱼肝油滴鼻液,以减轻鼻腔干燥程度,防止干燥引起的不适及出血。(注意:以上 4~6 项中药物同时使用时,按鼻腔冲洗、鼻喷雾剂、滴鼻剂顺序使用,每种药物之间间隔 5~10 分钟)

7. 心理指导 保持良好的心态,避免情绪激动等,有利于疾病的恢复。

8. 出院手续的办理 出院当日携带住院押金条及出院介绍信、出院证明书、出院带药处方到指定药局先取药,然后到出院结账处办理手续即可。出院时请您带好随身物品、CT、胸片等资料。

9. 需要复印病历资料时,出院 7~10 个工作日(不含周末及节假日)到病案室复印。如有困难不能来院,可在出院当天,到病案室办理病历复印邮寄手续。

10. 复诊指导 定期复诊,要告知患者定期复诊的重要性,一般出院后

7~10天门诊复查,以便医生及时了解术区情况并及时给予处理,之后再根据病情预约下次复诊时间。如果出院前医生交代复查时间,按医生交代的时间前往门诊复查。如出现鼻出血等情况时应及时就诊。

第三节　真菌性鼻-鼻窦炎

一、病因及发病机制

真菌性鼻-鼻窦炎是临床较为常见的一种特异性鼻-鼻窦炎症。主要发生在长期应用抗生素、免疫抑制剂、糖皮质激素、放射治疗后及某些慢性消耗性疾病的患者。临床最常见为曲霉菌病,毛霉菌虽少见,但鼻脑型毛霉菌病的患者病情凶险且进展迅速,病死率高。

根据病理学,可分为侵袭性真菌性鼻-鼻窦炎(invasive fungal rhino-sinusitis,IFRS)和非侵袭性真菌性鼻-鼻窦炎(non-invasive fungal rhino-sinusitis,NIFRS)。

IFRS又分为急性侵袭性真菌性鼻-鼻窦炎(acute invasive fungal rhino-sinusitis,AIFRS)和慢性侵袭性真菌性鼻-鼻窦炎(chronic invasive fungal rhino-sinusitis,CIFRS)。NIFRS又分为真菌球(fungal ball,FB)和变应性真菌性鼻-鼻窦炎(allergic fungal rhino-sinusitis,AFRS)。

二、临床表现

1. AIFRS　本病起病急,病情凶险,发展迅速。可表现为发热、鼻腔结构破坏、组织坏死、有大量的脓性结痂,眶周胀痛、眼球突出、视力减退或眶尖综合征等,多见于免疫力低下或缺陷者。

2. CIFRS　本型病的临床特征是起病隐匿,病程发展缓慢。早期真菌侵袭多在鼻窦内、黏膜等,可有血性涕或头疼。后期多侵犯周围组织,后期的临床表现与AIFRS相似。此型早期多可治愈且少复发,但后期治疗相对较困难,容易复发且预后差。

3. FB　常为单侧发病,多见于上颌窦发病,其次为蝶窦、筛窦,额窦罕见。临床表现与慢性鼻窦炎相似,如单侧鼻塞、流脓涕,或有恶臭等,但也可能没有任何症状,只有在影像学检查时发现。FB发展较大者,可有面部隆起及疼痛,少有流脓血涕和周围组织受累,一般无全身症状。

4. AFRS　多发生于有免疫能力的成人和青年人,此病患者多有特应性体质、长期反复发作的全组鼻窦炎、哮喘或合并哮喘等,此病发病隐匿,进展缓慢,多累及一侧多窦。临床表现与慢性鼻窦炎或鼻息肉类似,病变多在鼻窦内扩展性发展,以鼻窦"肿物"形式发病,表现为眶侧或颌面部的缓慢隆起,隆起无痛、固定、质硬和呈不规则形。隆起不断增大时,可压迫眼眶引起眼球外凸、移位,进而眼球活动受限,复视等,严重者可累及眶内及视神经,致视力减退或失明。

三、治疗要点

首选手术治疗,并需配合抗真菌药物等药物治疗和其他治疗。

1. 手术治疗　NIFRS 行窦内病变清除,保留鼻窦黏膜及骨壁,建立鼻窦正常通气及引流,IFRS 行鼻窦清创术,不仅要彻底清除病变组织,还应根据病变范围扩大切除受累的鼻窦黏膜和骨壁。临床手术方式多以鼻内镜手术为主。

2. 药物治疗　FB 术后多不需应用抗真菌药物治疗。AFRS 术后则必须配合糖皮质激素控制病情。目前临床常口服泼尼松片或鼻用糖皮质激素喷剂。IFRS 术后必须用抗真菌药物,临床较常用伊曲康唑和两性霉素 B。

3. 其他治疗　IFRS 术后常应用抗真菌药物冲洗术腔。AFRS 术后,术区应用抗真菌药物冲洗的意义尚不明确。一些学者对于后期 CIFRS 和 AIFRS 建议给予间断吸氧,在治疗期间应停用抗真菌和免疫抑制剂,并注意全身症状的改善。

四、常见护理诊断 / 护理问题

1. 疼痛　与手术创伤、术后鼻腔填塞有关。
2. 有感染的风险　与手术有关。
3. 口腔黏膜受损　与鼻腔填塞后张口呼吸有关。
4. 舒适受损　与鼻腔填塞、疼痛、手术创伤有关。
5. 知识缺乏　缺乏此病的相关预防保健知识。
6. 焦虑　与担心疾病的治疗与预后等因素有关。
7. 潜在并发症　术后鼻腔出血、脑脊液鼻漏等。

五、护理措施

(一) 术前护理常规

1. 术前检查　术前告知患者及家属各项必做的检查及检验,并告知其完善各项检验的目的及意义,以取得患者及家属的配合。检查患者各项检查、检验报告是否齐全,如鼻部 CT、鼻部磁共振、胸片、心电图、血尿便常规、生化等,了解患者有无糖尿病、心脏病、高血压以及其他全身疾病,有无手术禁忌证,以保证手术的安全进行。

2. 心理护理　了解患者的心理状态,有针对性的向患者及家属进行疾病宣教。介绍手术的目的及意义,说明术中可能出现的情况、术后的注意事项及此病的预后、预防等。以减轻患者的焦虑,有充分的心理准备。

3. 鼻部准备　剪鼻毛,检查患者鼻腔黏膜有无破溃,有无感冒、鼻黏膜肿胀等急性炎症,如有应与医生沟通是否待炎症消退后再行手术。

4. 用药指导　术前遵医嘱应用滴鼻及口服药物,向患者讲解用药的目的、方法及注意事项。根据病情遵医嘱完善药物皮肤敏感实验。

5. 术前准备

(1)物品准备:检查患者各项检查、检验报告是否齐全,如鼻部CT、胸片、心电图、血尿便常规、生化等,了解患者有无糖尿病、心脏病、高血压以及其他全身疾病,有无手术禁忌证。

(2)卫生准备:术前一日洗澡、修剪指甲,做好个人卫生,女性患者如有美甲,应协助其去除指甲油,以免术中影响血氧饱和度的检测。

(3)晚间准备:晚间20:00左右给予患者开塞露清洁灌肠,0:00后禁食水。保证睡眠,如患者入睡困难,遵医嘱给予患者助眠药物。

(4)术晨准备:嘱患者术晨正常洗漱;排空大小便;病服贴身穿着;有义齿、首饰等予以取下,交给家属保管;有特殊病情的患者要告知其相关准备,如高血压患者提前口服降压药、糖尿病患者术晨勿服降糖药、哮喘患者应随身携带哮喘吸入剂。与手术室人员核对患者、病历、药物以及检查腕带信息是否清楚、正确,以保证手术顺利进行。

(二) 术后护理常规

1. 体位指导　全麻未清醒者应给予去枕平卧位,避免呕吐物误吸而引起窒息;全麻清醒后可给予患者床头抬高,有利于鼻腔分泌物的引流、减轻头部充血等不适症状。

2. 饮食指导　告知患者术后4小时可饮温凉水,如无呛咳,术后6小时可进食温凉半流食,避免辛辣刺激、过硬、过烫饮食,如有基础疾病患者则需要根据医嘱进行针对性的饮食指导。

3. 鼻腔填塞的指导　鼻腔填塞者嘱患者不要用力打喷嚏或咳嗽,以免填塞物松动或脱出而引起鼻腔出血。教会患者如想打喷嚏,则可深呼吸或用舌尖抵住硬腭以抑制打喷嚏。鼻腔填塞一般术后48~72小时由医生根据病情给予取出,取之前嘱患者适量进食,避免抽取填塞物时,因紧张、疼痛等引起患者低血糖反应或晕厥。填塞物全部取出后,遵医嘱应用滴鼻剂。

4. 鼻腔渗血的观察　告知患者术后可能有鼻腔渗血的情况,平卧时,鼻腔渗血可能流入口中,嘱患者吐出,勿咽下,以免引起胃肠道反应,恶心、呕吐等;坐位时,可让鼻腔渗液自然流出,告知患者不要过度紧张。如鼻腔不断有鲜血渗出,则需要及时通知医护人员,以便给予对症处理。

5. 口腔护理　术后因鼻腔填塞,不能通气,患者需张口呼吸,一定要做好口腔护理,遵医嘱应用漱口液等,保持口腔的清洁,预防口腔感染,增进食欲。

6. 用药指导　术后需遵医嘱给予患者抗炎、止血等药物治疗时,要和患者解释用药名称、目的、用药方法和相关注意事项。并要注意观察药物的疗效及有无不良反应。

六、出院后的康复指导

1. 预防感染　注意保暖,室内开窗通风,保持室内空气清新,多饮水,注意口腔卫生,避免感冒。

2. 饮食指导　近期内忌食辛辣刺激、过硬的食物,指导患者温凉、易消化饮食,饮食要适量、营养要均衡,忌烟酒。

3. 活动指导　适量运动,增强抵抗力,避免剧烈运动,以免鼻腔出血。养成良好的生活习惯,避免过度劳累。

4. 术区指导　勿用热水洗鼻面部,防止热水扩张血管,引起鼻腔出血。注意鼻腔卫生,鼻腔有分泌物时,勿用力擤鼻,以免加重鼻黏膜水肿,可将鼻腔分泌物回吸至嘴里,经口吐出;或堵住一侧鼻腔,轻擤另一侧。当鼻腔分泌物较多时,可用棉签轻轻拭去或遵医嘱应用鼻腔冲洗,口服促进鼻腔分泌物排出药物。

5. 鼻腔冲洗每日至少 2 次,可视分泌物的量确定是否增加冲洗次数,要及时更换鼻腔清洗器,鼻腔清洗器不可反复使用,反复使用会增加感染的概率。

6. 用药指导　按医生指导或者遵药物的使用说明做好用药指导,告知患者出院后药品用法、剂量、给药途径及注意事项,并告知其遵医嘱用药的重要性,按时按量,不得加量或减量,不能自行停药。

7. 心理指导　保持良好的心态,避免情绪激动,有利于疾病的恢复。

8. 出院手续的办理:出院当日携带住院押金条及出院介绍信、出院证明书、出院带药处方到指定药局先取药,然后到出院结账处办理手续即可。出院时请您带好随身物品、CT、胸片等资料。

9. 需要复印病历资料时,出院 7~10 个工作日(不含周末及节假日)到病案室复印。如您有困难不能来院,可在出院当天,到病案室办理病历复印邮寄手续。

10. 复诊指导　定期复诊,要告知患者定期复诊的重要性,一般出院后7~10 天门诊复查,以便医生及时了解术区情况并及时给予处理,之后再根据病情预约下次复诊时间。如果出院前医生交代复查时间,按医生交代的时间前往门诊复查。如出现鼻出血等情况时应及时就诊。

第六章

鼻 息 肉

一、病因与发病机制

鼻息肉为鼻部常见慢性炎症性疾病,是由于水肿而突出于到鼻腔鼻窦的炎性组织,好发于上颌窦、筛窦、中鼻道、中鼻甲及筛泡等处,成年人多见,以30~60岁男性居多,且易复发。

该病病因尚不明确,可能与鼻腔解剖结构异常或炎症及分泌物刺激等有关,现有的研究认为其与炎症,感染及变态反应等关系密切。

二、临床表现

1. 症状

(1)息肉小时可无症状

(2)鼻塞:多为双侧患病,少数患者为单侧,常为双侧鼻塞并逐渐加重,进而变为持续性,重者说话时可有闭塞性鼻音,偶有睡眠时打鼾。若息肉较长,患者可感觉鼻腔内有物随呼吸移动。有时候鼻孔息肉可致呼吸时患侧鼻呼气受阻。

(3)流涕:鼻腔流清涕或脓涕,有些患者脓涕中伴有血性分泌物,可伴有打喷嚏。

(4)耳部症状:息肉或分泌物阻塞咽鼓管口,影响咽鼓管通气,进而耳闷、耳鸣、听力下降等。

(5)嗅觉功能改变:患者多伴有嗅觉减退或丧失。

(6)继发症状:有些患者会出现面颊部胀痛及头痛。

2. 体征 局部鼻腔黏膜水肿及半透明隆起。

(1)息肉较小时,多位于鼻顶部,需要用鼻喷剂收缩鼻腔黏膜后方能看到。

(2)息肉较大时,多位于总鼻道,形似葡萄,表面光滑,呈淡红色或灰白色半透明肿物,触之柔软,不易出血。

(3)鼻腔多可见稀薄浆液性或黏稠的脓性分泌物。

(4)病史长,复发次数多,巨大的鼻息肉可使鼻背变宽,形如蛙鼻。

三、治疗要点

1. 早期无明显症状者,可用口服激素药物治疗或使用激素药物喷鼻,以使息肉缩小,或为手术做准备。

2. 手术治疗可在局麻或全麻下,行鼻窦开放,息肉切除术,术后给予抗组胺及激素类药物,以防复发。

四、常见护理诊断/护理问题

1. 舒适度改变　与鼻腔通气受阻有关。

2. 知识缺乏　缺乏鼻息肉疾病与治疗的相关知识。

3. 并发症　术后出血、感染。

五、护理措施

1. 术前护理

(1)按耳鼻喉相关护理常规,遵医嘱完善术前相关检查,包括鼻窦 CT,血尿便心电图等。

(2)向患者讲解检查目的,使患者积极配合。

(3)指导患者使用鼻喷剂,以便于手术摘除。

(4)术前一日给予患者剪鼻毛,注意勿触碰鼻息肉避免出血,并正确用医用海盐水冲洗鼻腔清洗鼻腔分泌物,保持鼻腔清洁。

(5)男性患者术晨剃胡须,女性患者术晨摘除饰品,若为长发患者将头发尽量靠头顶扎,以免术中时间长,造成头皮压伤。

(6)告知患者禁食 6~8 小时,以免胃中食物未消化完全,返流而致呕吐物误吸。

(7)心理护理,减轻患者对手术的紧张、恐惧心情,进而使患者积极配合手术。

2. 术后护理

(1)术后卧位:全麻术后 6 小时,患者平卧,清醒后可抬高床头或让患者半卧位,以利于呼吸及鼻腔分泌物的引流;可减少头、面部充血,减轻头痛等症状。

(2)饮食护理:术后视麻醉清醒状况,4 小时后可小口喝温水,若无呛咳反应,可继续少量多次服用温水(勿使用吸管),6 小时后可进冷流食或冷半流饮食,不能进食有刺激性、辛辣、过热的食物,防止鼻部血管扩张、受刺激,引起术腔出血。应注意补充高蛋白、高维生素饮食。

(3)卫生:保持口腔清洁,每次进食前后用漱口水清洁口腔。术后鼻腔及口腔会有少量血性分泌物,请用卫生纸蘸流到鼻腔外的分泌物,并及时处理放到医疗垃圾桶里,以免感染。

(4)专科护理:观察患者鼻腔有无渗血,视情况应用止血药物或给予额部冷敷,以减少出血情况。观察口腔分泌物颜色、性质及量,嘱患者勿将口腔分泌物咽下,以免引起恶心、呕吐。

(5)术后鼻腔填塞止血材料,有可能会引起头痛、溢泪、憋气等,48~72 小时撤除鼻腔填塞物后即可缓解。

(6)患者应尽量避免咳嗽、打喷嚏,以防引起鼻腔填塞物移位或掉出鼻腔引起出血。将舌尖抵住上腭或张口深呼吸,可抑制打喷嚏。

(7)患者鼻腔有渗血时,视情况应用止血药物,嘱患者勿吞咽血液及分泌物,以免引起恶心、呕吐等胃肠道不适症状,也不利于对出血量的观察。

(8)因术后鼻腔填塞,需经口呼吸,易引起口腔黏膜干燥,应多饮水,可用湿纱布覆盖口鼻处,缓解口腔黏膜干燥现象。

六、出院后的康复指导

1. 告知患者四勿:①勿用热水洗鼻面部,防止热水扩张血管,引起鼻腔出血。②勿行剧烈活动,防止鼻腔出血。③勿用力擤鼻,以免加重鼻腔黏膜水肿,可将鼻腔内分泌物先回吸到嘴里,再吐出;或堵住一侧鼻孔,轻擤另一侧。④勿吸烟饮酒及进食辛辣刺激的食物,给予营养丰富易消化饮食,以免导致鼻腔分泌物增多,影响通气情况。

2. 注意鼻腔卫生,鼻腔内的干痂及分泌物不要用手去挖,可用棉签轻拭。鼻腔内分泌物较多者,可遵医嘱使用鼻冲洗,每日至少 2 次,可视分泌物的量确定是否增加冲洗次数,及时更换鼻腔清洗器,鼻腔清洗器不可反复使用,反复使用会增加感染的概率。

3. 按医生指导或者遵药物的使用说明,使用糖皮质激素类鼻喷雾剂喷鼻,使用前将药剂混匀,每日 1~2 次。

4. 鼻腔干燥时使用滴鼻药(方法详见第 2 篇第 8 章鼻科护理技术),如复方鱼肝油滴鼻液,以减轻鼻腔干燥程度,防止干燥引起的不适及出血。(注意:以上 2~4 项中药物同时使用时,按鼻腔冲洗、鼻喷雾剂、滴鼻剂顺序使用,每种药物之间间隔 5~10 分钟)

5. 在医生指导下局部或全身应用类固醇类药物,有助于推迟或防止息肉复发。

6. 注意保暖,室内开窗通风,注意口腔卫生,增加抵抗力,预防感冒。

7. 保持良好心理状态,避免紧张、焦虑等情绪,利于康复。

8. 出院手续的办理:出院当日携带住院押金条及出院介绍信、出院证明书、出院带药处方到指定药局先取药,然后到出院结账处办理手续即可。出院时请您带好随身物品、CT、胸片等资料。

9. 需要复印病历资料时,出院 7~10 个工作日(不含周末及节假日)到病案室复印。如有困难不能来院,可在出院当天,到病案室办理病历复印邮寄手续。

10. 定期门诊复查及换药:一般出院 7~10 日前往门诊复查(如果出院前医生交代复查时间,按医生交代的时间前往门诊复查)。复查前或者复查当日预约手术主刀医生的门诊。

第七章

鼻及鼻窦肿物

第一节　鼻前庭囊肿

一、病因与发病机制

鼻前庭囊肿是鼻科常见病、多发病,指位于鼻前庭底壁皮下与上颌牙槽突骨间、下鼻甲前端以前鼻腔外下壁部非牙源性局限性囊性肿物,多见于30~50岁女性。该病病因尚不明确,目前公认的病因主要有以下几方面:

1. 腺体潴留　鼻腔底部黏膜黏液腺腺管堵塞,腺体分泌物潴留,并不断增多而形成囊肿,因此也有学者称其为潴留囊肿。

2. 先天性异常　胚胎发育期间,上颌突、球状突及鼻外侧突联合处,由残余或迷上皮发育形成,属裂隙性囊肿的一种。

3. 也可能与面裂囊肿、鼻泪管退化不全等有关。

二、临床表现

鼻前庭囊肿大多为单侧,也有少数为双侧。生长较为缓慢,患者早期无自觉症状,当囊肿增大,患者逐渐感觉不适。

1. 一侧鼻前庭部和鼻翼附着处隆起,伴鼻前庭部上唇胀痛,咀嚼时加重,有些患者会出现进食困难。有时可累及上颌部和额部,引起反射性头痛。

2. 患侧鼻塞,囊肿较大时,阻塞鼻前庭部,严重者可出现患侧鼻吸气困难。

3. 若合并感染,则有局部红、肿、热、痛等表现。

4. 颜面部麻木、疼痛、肿胀,严重者甚至会出现面部畸形。

5. 随着囊肿逐渐增大,有些患者唇龈沟消失。

体征:口 - 鼻前庭联合触诊,可触及柔软、有弹性及波动感,可移动无痛性半球状囊性肿块。若有感染,可有压痛。

X 线示梨状孔底部有一浅淡均匀的局限性阴影,无骨质及上列牙病变。

CT 示梨状孔底局限性类圆形软组织影。

三、治疗要点

鼻前庭囊肿的治疗方法主要有囊肿切除、囊肿揭盖、激光照射、药物注射等方法,目前多采用手术切除,将囊肿仔细分离后完整切除,以彻底切除囊肿壁为原则。常见手术方式,如经唇龈沟入路切除术、鼻侧切开进路切除术等。

四、常见护理诊断 / 护理问题

1. 自我形象紊乱　与囊肿增大引起面部畸形有关。
2. 疼痛　与囊肿增大有关。
3. 营养不良　与咀嚼时疼痛加重,引起进食困难有关。
4. 知识缺乏　缺乏鼻前庭囊肿相关知识。

五、护理措施

1. 术前护理

(1)给予患者讲解疾病相关知识,使其对该疾病有一定认识及了解。

(2)患者入院后,按耳鼻喉术前护理常规,给予患者做常规及专科检查,向患者讲解术前检查目的和必要性,使其积极配合完善检查。

(3)告知患者饮食以清淡易消化为主,禁烟酒,注意饮食卫生,以免出现腹泻等不适症状,影响手术。

(4)遵医嘱应用喷鼻药物,以收缩鼻血管,利于手术。

(5)告知患者全麻注意事项,禁食水 6~8 小时,剪鼻毛,清洁鼻腔,可视情况沐浴,注意保暖,勿感冒;如有指甲油等,应及时清除以免影响术中监测血氧饱和度。男性患者剃胡须,女性患者勿化妆,佩戴头饰。

(6)术前 1 晚,遵医嘱给予开塞露清洁肠道;若患者睡眠不好,可遵医嘱应用睡眠药物。

(7)术晨排空大小便,取下义齿等,贵重物品交给家属保管。高血压患者提前服用降压药,控制血压;高血糖患者禁用降糖药,以免引起低血糖;哮喘患者备好哮喘喷雾剂,以免术中出现风险。

2. 术后护理

(1)术后麻醉未清醒时,取平卧位,头偏向一侧,避免呕吐物或分泌物误吸,引起呛咳、窒息。术后抬高床头或让患者处于半卧位,减轻局部充血,利于鼻腔分泌物流出,利于呼吸。

(2)饮食护理,术后4小时可少量喝水,观察患者有无呛咳反应,若无呛咳,术后6小时可进温凉流食或半流食,勿进食有刺激性及辛辣的食物,每天早晚刷牙,并在每餐前后用漱口水含漱,以保持口腔清洁,避免感染。

(3)观察患者术后鼻腔渗血情况,遵医嘱应用止血药物,高血压患者及高龄患者应慎用止血药物,多安慰患者,尽量减轻患者紧张情绪。若有鲜血不断滴出等异常情况,应报告医生,及时进行处理。

经唇龈沟入路切除术治疗的患者一般采用四头带固定及鼻腔填塞止血法,要观察四头带固定的位置及皮肤,以免移位,引起手术切口出血以及压伤四头带固定处皮肤。若四头带不慎沾有血性分泌物,应及时更换,避免感染。

告知患者鼻腔填塞重要性,使其配合治疗。鼻腔填塞一般48~72小时抽出或清理,未清理期间,可能会有头痛、打喷嚏、流眼泪等情况,打喷嚏时,舌尖抵住上颌,深呼吸,让气流尽量从嘴巴呼出,以免填塞物松动脱出引起出血。严密观察四头带处皮肤,以免压伤。

根据患者疼痛情况,给予患者心理安慰,必要时,在不影响观察病情的情况下,给予止痛药物治疗。

遵医嘱应用抗生素,观察患者生命体征变化情况,3天内体温升高,应注意监测并及时报告医生,给予降温。

六、出院后的康复指导

1. 告知患者"四勿":①勿用热水清洗鼻面部,防止热水扩张血管,引起鼻腔出血。②勿进行剧烈活动及体育活动,防止鼻腔出血。③勿用力擤鼻,以免加重鼻腔黏膜水肿,可将鼻腔内分泌物先回吸到嘴里,再吐出;或堵住一侧鼻孔,轻擤另一侧。④勿吸烟、饮酒及进食过硬、辛辣刺激性的食物,宜食营养丰富易消化饮食,以免鼻腔分泌物增多,影响通气情况。

2. 注意鼻腔卫生,鼻腔内的干痂及分泌物不要用手去挖,可用棉签轻轻擦拭;鼻腔分泌物较多者,遵医嘱使用鼻腔冲洗器冲洗鼻腔,每日两次,可根据个人鼻腔分泌物的量酌情增加或减少鼻腔冲洗次数,鼻腔冲洗器不可反复多次使用,以免增加感染概率。

3. 注意保暖,室内开窗通风,改善空气环境。

4. 注意口腔卫生,增加抵抗力,预防感冒。特别是手术方式为唇龈入路的患者,遵医嘱使用漱口液,餐前餐后漱口,以防手术切口感染。

5. 出院后可继续遵医嘱使用点鼻药(方法详见本书相关内容),如鼻腔干燥时可使用复方鱼肝油滴鼻液,以免过度干燥造成鼻腔出血,鼻腔冲洗和点鼻药同时进行时,需先进行冲洗鼻腔再使用点鼻药。

6. 出院手续的办理:出院当日携带住院押金条及出院介绍信、出院证明书、出院带药处方到指定的药局和出院结算处办理出院。

7. 需要复印病历资料,请于出院7~10个工作日(不包含周末及节假日)到病案管理科复印。如有困难不能来院,可在出院当天,到病案管理科办理病历复印邮寄手续。

8. 保持良好的心态,避免紧张及焦虑的心情,有利于病情的恢复。

9. 定期门诊复查及换药:一般出院7~10日前往门诊复查(如果出院前医生交代复查时间,按医生交代的时间前往门诊复查)。复查前预约手术主刀医生的门诊。

第二节　鼻腔内翻性乳头状瘤

一、病因与发病机制

鼻腔内翻性乳头状瘤,又称内翻性"移行细胞性"乳头状瘤,单侧发病较为多见,常见于40~70岁男性,多发于鼻外侧壁,鼻中隔及上颌窦、筛窦。具有易复发,易侵袭和易恶变的特点,是鼻腔鼻窦良性肿瘤中的多见病。

该病原因尚不明确,多数学者认为该病是一种良性型的真性肿瘤,因它易复发及恶变成癌。根据文献报道还可能与病毒感染,鼻息肉增生,变态反应,炎症,以及致癌物质等有关。

二、临床表现

1. 多单侧鼻腔通气不畅,进而变为持续性,渐进性加重。

2. 偶有流涕、涕中带血,或反复鼻出血。

3. 有些患者会出现头面部疼痛或嗅觉异常。

4. 随着瘤体增大,若累及鼻泪管,可能出现单侧或双侧眼睛溢泪。

5. 随着瘤体增长,导致鼻腔及鼻窦引流不畅;瘤体增大、压迫,易造成鼻及鼻窦静脉和淋巴回流受阻,因此一些患者常伴发鼻息肉及鼻窦炎。

检查示肿瘤大小、硬度不一,外观息肉样,表面不平,粉红或灰红色,触之易出血。

病理示:表层上皮过度增生,向基质内呈现乳头状增生,可表现为鳞状上皮、变移上皮和纤毛柱状上皮同时存在。

三、治疗要点

该肿瘤对放疗不敏感,常以手术治疗为主,因其易复发的特性,所以手术务求彻底切除,这样术中明确肿瘤基底部至关重要。手术方式常见有上颌窦扩大切除术,蝶筛全切术等。

四、常见护理诊断／护理问题

1. 舒适度改变　与鼻腔通气不畅有关。
2. 疼痛　与囊肿增大有关。
3. 知识缺乏　缺乏鼻前庭囊肿相关知识。
4. 焦虑　与鼻腔流血性分泌物,疼痛有关。

五、护理措施

1. 术前护理

(1)患者入院后,协助患者完成常规及专科检查,并向患者讲解疾病相关知识,使其对该疾病有一定认识及了解,积极配合治疗。

(2)根据患者疼痛情况,给予患者心理安慰。在不影响观察病情的情况下,可适当应用止痛药。

(3)告知患者住院期间饮食以清淡易消化为主,禁烟酒,注意饮食卫生,以免出现腹泻等不适症状。

(4)遵医嘱应用喷鼻药物。

(5)告知患者全麻注意事项,禁食水 6~8 小时,剪鼻毛,清洁鼻腔,可视情况沐浴,应注意保暖,勿感冒;如有指甲油等,应及时清除,以免影响术中监测血氧饱和度。男性患者剃胡须,女性患者勿化妆,勿佩戴头饰。

(6)术前 1 晚,遵医嘱给予开塞露清洁肠道;若患者睡眠不好,可遵医嘱应用睡眠药物。

(7)术晨排空大小便,取下义齿等,贵重物品交给家属保管。高血压患者提前服用降压药,控制血压;高血糖患者禁用降糖药,以免引起低血糖;哮喘患者备好哮喘喷雾剂,以免术中出现风险。

2. 术后护理

(1)平卧 4~6 小时,头偏向一侧,保持呼吸道通畅,有利于防止呕吐物误吸,以免窒息。

(2)全麻清醒后,将床头抬高,有利于减轻头部水肿,降低颅内压。

(3)饮食护理,术后麻醉清醒后可进温凉流食或半流食,勿进食有刺激性及辛辣的食物,每天早晚刷牙,并在每餐前后用漱口水含漱,以保持口腔清洁,避免感染。

（4）遵医嘱应用抗生素及雾化药物治疗,观察患者生命体征变化情况,若体温连续升高,及时报告医生,给予降温;观察患者鼻腔有无渗血,视情况应用止血药物或给予额部冷敷,以减少出血。观察口腔分泌物颜色、性质及量,嘱患者勿将口腔分泌物咽下,以免引起恶心,呕吐。注意观察患者瞳孔及视力有无变化。

（5）患者应尽量避免咳嗽、打喷嚏,以防引起鼻腔填塞物移位或掉出引起鼻腔出血。可将舌尖抵住上腭或张口深呼吸,抑制打喷嚏。

（6）术后 48~72 小时抽出鼻腔纱条或用吸引器清理鼻腔分泌物及止血材料。

六、出院后的康复指导

1. 告知患者"四勿":①勿用热水清洗鼻面部,防止热水扩张血管,引起鼻腔出血。②勿进行剧烈活动及体育活动,防止鼻腔出血。③勿用力擤鼻,以免加重鼻腔黏膜水肿,可将鼻腔内分泌物先回吸到嘴里,再吐出;或堵住一侧鼻孔,轻擤另一侧。④勿吸烟、饮酒及辛辣刺激性的食物,宜食营养丰富易消化饮食,以免导致鼻腔分泌物增多,影响通气情况。

2. 注意鼻腔卫生,鼻腔内的干痂及分泌物不要用手去挖,可用棉签轻轻擦拭;鼻腔分泌物较多者,遵医嘱使用鼻腔冲洗器冲洗鼻腔,每日两次,可根据个人鼻腔分泌物的量酌情增加鼻腔冲洗次数,鼻腔冲洗器不可反复多次使用,以免增加感染概率。

3. 注意保暖,室内开窗通风,改善空气环境。注意口腔卫生,增加抵抗力,预防感冒。

4. 出院后可继续遵医嘱使用点鼻药(方法详见本书相关内容),如鼻腔干燥时可使用复方鱼肝油滴鼻液,以免过度干燥造成鼻腔出血,鼻腔冲洗和点鼻药同时进行时,需先进行冲洗鼻腔再使用点鼻药。

5. 按医生指导或者遵药物的使用说明,使用糖皮质激素类鼻喷雾剂喷鼻,使用前将药剂混匀,每日 1~2 次。

6. 出院手续的办理:出院当日携带住院押金条及出院介绍信、出院证明书、出院带药处方到指定的药局和出院结算处办理出院。

7. 需要复印病历资料,请于出院 7~10 个工作日(不包含周末及节假日)到病案管理科复印。如有困难不能来院,可在出院当天,到病案管理科办理病历复印邮寄手续。

8. 保持良好的心态,避免紧张及焦虑的心情,有利于病情的恢复。

9. 定期门诊复查及换药:一般出院 7~10 日前往门诊复查(如果出院前医

生交代复查时间,按医生交代的时间前往门诊复查)。复查前或者复查当日预约手术主刀医生的门诊。

第三节 鼻-鼻窦血管瘤

鼻-鼻窦血管瘤是鼻及鼻窦中的首位良性肿瘤,上颌窦是首发部位。常见的有毛细血管瘤和海绵状血管瘤。毛细血管瘤最为多见,常见于30~50岁男性,多发生于鼻中隔前部、下鼻甲前端、外鼻皮肤等处,多为表面光滑或形成溃疡的有蒂息肉样,易出血。

海绵状血管瘤多见于鼻腔侧壁、上鼻甲前部、上颌窦、筛窦等处,瘤体色红,质软,常无包膜,可直接侵犯周围骨质。

一、病因与发病机制

血管瘤病因至今不明,有学者认为它属真性肿瘤,但也有些学者因其极少恶变、无转移等特点,认为它是血管发育过程中发育障碍或畸形所形成的错构瘤,但与真性血管瘤区分困难。也有可能与慢性炎症、外伤等有关。亦有学者认为血管瘤为先天良性肿瘤,与胚胎残余有关,可能是自胚形成血管细胞产生。

二、临床表现

1. 鼻出血或血性分泌物,可反复发作;出血量不多,但可引起贫血。

2. 鼻塞与嗅觉障碍,当肿瘤影响咽鼓管时,可出现耳部反应,如耳闷、听力减退。

3. 肿瘤较大时,可压迫或累及骨壁,引起头痛及视力减退。肿瘤向外扩展,可引起面部畸形、眼球移位等症状。

4. 体征 检查示有时可在中隔前下或鼻甲处见一小蒂,呈暗红色,表面光滑或呈桑椹状,触之易出血。若血管瘤发生在鼻窦,有时可见中鼻道有息肉样物或血性分泌物,鼻窦CT可见上颌窦扩大。

三、治疗要点

1. 妊娠期发现的,多数可在妊娠后消退,不消退者,可行手术切除治疗。

2. 多数血管瘤以手术治疗为主,但由于其手术切除时易引起大出血,所以为减少术出血,术前可选择小剂量放疗、硬化剂注射或血管栓塞等。

四、常见护理护理/护理诊断

1. 容貌改变　与肿瘤增长引起面部畸形有关。
2. 舒适度改变　与头痛、鼻塞有关。
3. 焦虑　与疾病困扰、担心预后有关。
4. 潜在并发症　鼻出血、眼部并发症。

五、护理措施

1. 术前护理

(1)按耳鼻喉相关护理常规,遵医嘱完善术前相关检查,包括鼻窦CT,血、尿、便常规,心电图等。向患者讲解检查目的,使患者积极配合。

(2)若术前行血管栓塞术,则需要注意,患者一般在局麻下行此术,常规禁食2小时,术前1日备需栓塞血管处皮肤(一般为大腿根部、会阴及肚脐)。

(3)行血管瘤切除术前1日给予患者剪鼻毛。

(4)男性患者术晨剃胡须,女性患者术晨摘除饰品并将长发尽量靠头顶扎,以免术中时间长,造成头皮压伤。

(5)告知患者禁食6~8小时,以免胃中食物未消化完全,返流而致呕吐物误吸,严重者将引起窒息。

(6)心理护理,减轻患者对手术的紧张、恐惧心情,进而使患者积极配合手术。

2. 术后护理

(1)术后卧位:行血管栓塞术的患者,回病房后,平卧,要观察患者手术部位加压包扎情况,是否有渗血,双下肢的皮温、颜色及足背动脉波动情况,记录封堵器松撤的时间,栓塞侧下肢24小时之内保持不动,不可弯曲,嘱患者勿下地。

(2)饮食护理:术后视麻醉清醒状况,4小时后可小口喝温水,若无呛咳反应,可继续少量多次服用温水(勿使用吸管),6小时后可进冷流食或冷半流饮食,不能进食有刺激性、辛辣、过热的食物,防止鼻部血管扩张、受刺激,引起术腔出血。应注意补充高蛋白,高维生素饮食。

(3)卫生:保持口腔清洁,每次进食前后用漱口水清洁口腔。术后鼻腔及口腔会有少量血性分泌物,请用卫生纸蘸流到鼻腔外的分泌物,并及时放到医疗垃圾桶里,以免感染。

(4)专科护理:观察患者鼻腔有无渗血,视情况应用止血药物或给予额部冷敷,以减少出血情况。观察口腔分泌物颜色、性质及量,嘱患者勿将口腔分泌物咽下,以免引起恶心,呕吐。

(5)术后鼻腔填塞止血材料,有可能会引起头痛、溢泪、憋气等,待24~48小时撤除鼻腔填塞物后即可缓解。

(6)患者应尽量避免咳嗽、打喷嚏，以防引起鼻腔填塞物移位或掉出鼻腔引起出血。将舌尖抵住上腭或张口深呼吸，可抑制打喷嚏。

(7)患者鼻腔有渗血时，视情况应用止血药物，嘱患者勿吞咽血液及分泌物，以免引起恶心、呕吐等胃肠道不适症状，也不利于对术后出血量的观察。

(8)因术后鼻腔填塞，需经口呼吸，易引起口腔黏膜干燥，应多饮水，可用湿纱布覆盖口鼻处，缓解口腔黏膜干燥现象。

六、出院后的康复指导

1. 告知患者"四勿"：①勿用热水清洗鼻面部，防止热水扩张血管，引起鼻腔出血。②勿进行剧烈活动及体育活动，防止鼻腔出血。③勿用力擤鼻，以免加重鼻腔黏膜水肿，可将鼻腔内分泌物先回吸到嘴里，再吐出；或堵住一侧鼻孔，轻擤另一侧。④勿吸烟、饮酒及进食辛辣刺激性的食物，宜食营养丰富易消化饮食，以免导致鼻腔分泌物增多，影响通气情况。

2. 注意鼻腔卫生，鼻腔内的干痂及分泌物不要用手去挖，可用棉签轻轻擦拭；鼻腔分泌物较多者，遵医嘱使用鼻腔冲洗器冲洗鼻腔，每日两次，根据个人鼻腔分泌物的量酌情增加鼻腔冲洗次数，鼻腔冲洗器不可反复多次使用，以免增加感染概率。

3. 注意保暖，室内开窗通风，改善空气环境。注意口腔卫生，增加抵抗力，预防感冒。

4. 出院后可继续遵医嘱使用点鼻药（方法详见本书相关内容），如鼻腔干燥时可使用复方鱼肝油滴鼻液，以免过度干燥造成鼻腔出血，鼻腔冲洗和点鼻药同时进行时，需先进行冲洗鼻腔再使用点鼻药。

5. 出院手续的办理　出院当日携带住院押金条及出院介绍信、出院证明书、出院带药处方到指定的药局和出院结算处办理出院。

6. 需要复印病历资料，请于出院7~10个工作日（不包含周末及节假日）到病案管理科复印。如有困难不能来院，可在出院当天，到病案管理科办理病历复印邮寄手续。

7. 保持良好的心态，避免紧张及焦虑的心情，有利于病情的恢复。

8. 定期门诊复查及换药　一般出院7~10日前往门诊复查（如果出院前医生交代复查时间，按医生交代的时间前往门诊复查）。复查前或者复查当日预约手术主刀医生的门诊。

第四节 基底细胞癌

基底细胞癌是一种常见的皮肤癌,癌肿细胞发生于表皮的基底细胞,常见于老年人的鼻面部,以鼻翼、鼻背和鼻尖较为常见。恶性程度低,临床进展缓慢,易于诊断。但该病均为高龄体差的老年患者,行动不便,防范意识不强,家里疏于照顾,癌肿溃烂、腐败坏死致毁容影响本人及周围人群生活才就诊。

一、病因与发病机制

发病诱因与紫外线、电离辐射、组织代谢、免疫抑制、病毒感染、化学致癌无等有关,其中紫外线是基底细胞癌发病最主要的环境因素,应避免在强烈的日光下暴晒。

二、临床表现

发病早期以结节出现,逐渐缓慢增大,中心呈溃疡,可覆盖痂皮,常脱落而有少量出血,无痛。溃疡边缘较硬,常呈白色隆起,与健康皮肤分界清晰。如有色素沉着,则呈棕色或蓝色。

三、治疗要点

1. 手术治疗   手术切除为最佳治疗方案,一经确诊尽早进行手术切除。
2. 放射治疗   基底细胞癌呈局部浸润生长,恶性程度低,对放射线较为敏感。

四、常见护理诊断 / 护理问题

1. 自我形象紊乱   与癌肿导致的皮肤溃烂,坏死有关。
2. 疼痛   与手术切口有关。
3. 皮肤完整性受损   与癌肿溃烂,腐败坏死有关。
4. 有感染的危险   与皮肤受损有关。
5. 潜在并发症   出血。
6. 焦虑   与担心疾病愈后有关。

五、护理措施

1. 术前护理
(1)按耳鼻喉科术前护理常规。

（2）全面评估患者：包括健康状况及相关因素、生命体征，以及神志、精神状态、行动能力等。

（3）饮食护理：指导患者多进食富有营养、易消化、口味清淡的膳食，以加强营养，增进机体抵抗力。

（4）术前备皮：术前1天备皮，剔除术区毛发，男性患者剃胡须，若行整形修复，供皮区也需备皮。备皮过程中，注意勿损伤皮肤。

（5）肠道准备：术前禁食10~12小时，禁饮6~8小时，以防全麻后误吸，导致吸入性肺炎、窒息等危及生命。

（6）心理护理：解除患者的紧张情绪，更好地配合治疗和护理

2. 术后护理

（1）卧位与休息：全麻清醒后给予床头抬高或半卧位，利于静脉回流，减轻鼻面部充血、肿胀、减少伤口张力，促进伤口愈合。保持呼吸道通畅，遵医嘱给予2L/min的低流量吸氧。

（2）饮食护理：术后麻醉清醒后可进温凉流食或温凉半流食，不能进食有刺激性、辛辣的食物，不能进食过热食物，防止鼻部血管扩张，引起出血。应注意补充高蛋白、高维生素饮食（如粥、馄饨、鸡蛋羹、面条等）。保持口腔清洁，进食前后用漱口水清洁口腔。

（3）术区护理

1）严密观察受植区带蒂皮瓣血液循环颜色、湿度、肿胀情况等，观察术区及取皮区包扎敷料，有无渗血渗液情况，如有异常，及时报告医生。

2）加强基础护理，做好晨晚间护理，防止患者自行洗漱时污染术区。

3）术区拆除敷料包扎后可局部涂抹金霉素眼膏或红霉素眼膏，保持局部湿润，防止感染。

（4）疼痛护理：皮瓣移植后供皮区和受皮区都会疼痛，一般可持续3天，24小时内最明显，疼痛可导致患者情绪紧张、烦躁、睡眠障碍等，同时使机体释放5-羟色胺，其有强烈的缩血管作用，如不及时处理，可导致血管闭塞，或血栓形成，皮瓣血液循环障碍。为减轻疼痛，除遵医嘱给予止痛药物外，可交代家属与患者聊天或让其听舒缓的音乐以分散注意力。

（5）预防感染

1）遵医嘱给予抗生素、止血药等药物治疗，防止术后感染及出血。如年龄大或有高血压等基础疾病患者，慎用止血药，以防发生心脑血管意外。

2）密切观察患者体温变化，体温超过38.5℃时，及时汇报医生。

3）严格无菌操作。

4）减少家属探视。

六、出院后的康复指导

1. 指导患者及家属出院后注意保持创面清洁、干燥,勿浸湿、搔抓伤口。手术创面可涂抹金霉素眼膏,如果发现局部伤口渗出物较多,表面皮肤溃烂或身体其他地方出现肿物及时就诊。

2. 告知患者尽量避免阳光照射,外出可戴帽子或口罩。

3. 恢复期间应禁烟禁酒,避免辛辣刺激性食物,选择富含维生素、蛋白质的食物,增强机体抵抗力,促进康复。

4. 注意鼻腔卫生,手术切口处的干痂及分泌物不要用手去挖,使其自然脱落。

5. 注意保暖,室内开窗通风,改善空气环境。注意口腔卫生,增加抵抗力,预防感冒。

6. 保持良好的心理状态,避免紧张、焦虑等情绪,以利于康复。

7. 出院手续的办理:出院当日携带住院押金条及出院介绍信、出院证明书、出院带药处方到指定的药局和出院结算处办理出院。

8. 需要复印病历资料,请于出院 7~10 个工作日(不包含周末及节假日)到病案管理科复印。如有困难不能来院,可在出院当天,到病案管理科办理病历复印邮寄手续。

9. 定期门诊复查及换药:一般出院 7~10 日前往门诊复查(如果出院前医生交代复查时间,按医生交代的时间前往门诊复查)。复查前或者复查当日预约手术主刀医生的门诊。

第五节　鳞状细胞癌

鳞状细胞癌简称鳞癌,又名表皮癌,是发生于表皮或附属器细胞的一种恶性肿瘤,癌细胞有不同程度的角化,多见于有鳞状上皮覆盖的部位。外鼻鳞状细胞癌较基底细胞癌少见。

鼻腔及鼻窦恶性肿瘤中以鳞状细胞癌最为多见,占 70%~80%,,好发于上颌窦。鼻腔及鼻窦恶性肿瘤除早期外,两者常合并出现,多数患者在就诊时肿瘤已从原发部位向邻近组织广泛扩散,甚至难以辨别原发部位。

一、病因与发病机制

1. 长期慢性炎症刺激　长期炎症刺激可以使假复层柱状上皮发生化生,转化为鳞状上皮,从而成为鳞癌发生的基础。

2. 免疫功能低下　患者大多表现有外周血 T 淋巴细胞功能炎症抑制,

细胞免疫和免疫监视功能低下,使细胞的正常凋亡过程混乱,突变细胞异常增生。

3. 理化刺激 长期接触或吸入某些刺激性或化学物质、X线照射等,可以诱发鳞状细胞癌。

4. 日光暴晒、紫外线辐射 紫外线能引起皮肤的免疫抑制、减弱宿主抵抗肿瘤细胞的免疫反应而使肿瘤快速生长。

5. 良性肿瘤恶变 如内翻性乳头状瘤反复复发,多次手术,侧有恶变的可能。

二、临床表现

1. 外鼻鳞状细胞癌 早期常呈小疣状物或皮肤浅表溃疡,呈菜花样改变。肿物迅速增大,发展为侵蚀性溃疡,基底部浸润、边界不清、触之有坚实感且易出血,有较明显的疼痛。发展较快且向深面发展,破坏骨质,常向耳前、颌下淋巴结转移。

2. 鼻腔鼻窦鳞状细胞癌

(1)鼻塞:为鼻腔鳞癌的早期症状,在鼻窦鳞癌中则属于晚期症状。鼻塞多为一侧,初为间歇性,进行性鼻塞,后为持续性鼻塞,鼻中隔被推向对侧,则可出现双侧鼻塞。

(2)鼻出血或涕中带血:一侧鼻腔分泌物中经常带血或有少量鼻出血,尤其同时出现鼻腔内有特殊臭味可闻及,则有癌变可能。起初,鼻出血的次数及出血量可能很少,以后逐渐增多,严重者可危及患者生命。

(3)疼痛:疼痛是较早出现的症状之一,晚期因肿瘤侵犯眶内或颅底而常有头痛。当肿瘤位于上颌窦时,肿瘤压迫上齿槽神经或向下侵及牙槽,而常出现牙痛,常误诊为牙病,但拔牙后症状依旧。肿瘤向面部或眶底扩展,则可出现一侧眶下及面颊部胀痛,由于眶下神经受累,可出现一侧颜面部麻木感。

(4)溢泪与复视:当肿瘤压迫鼻泪管使之阻塞,可能出现溢泪。压迫眼球使之移位或出现眼肌瘫痪、眼球运动受限,则可发生复视。

(5)张口受限:肿瘤向后侵犯翼腭窝、颞下窝和颞窝时,可使翼内、外肌、咬肌和颞肌受累,导致张口困难。此症状多为晚期,预后不佳。

(6)恶病质:表现为各器官功能衰竭、贫血、体重下降等,也可发生远处转移、颅内并发症及动脉侵蚀性大出血,从而致其死亡。

三、治疗要点

根据肿瘤的原发部位、临床分期及患者全身情况,选择手术、放射治疗,化学治疗生物治疗等方案。早期以手术切除为主,以放疗和化疗为辅的综合治疗。

四、常见护理诊断/护理问题

1. 疼痛 与肿瘤侵及有关。
2. 有感染的危险 与手术有关。
3. 有出血的危险 与肿瘤侵蚀有关。
4. 电解质紊乱 与疾病晚期张口困难、不能进食有关。
5. 焦虑 与担心手术效果及疾病预后有关。
6. 知识缺乏 缺乏疾病相关知识。

五、护理措施

1. 术前护理

（1）按耳鼻喉科术前护理常规。

（2）全面评估患者：包括健康史及相关因素、身体状况、生命体征，以及神志、精神状态、行动能力等。

（3）饮食护理：指导患者多进食富有营养、易消化、口味清淡的膳食，以加强营养，增强机体抵抗力。避免进食刺激性食物，禁烟禁酒，注意饮食卫生。

（4）术前检查：患者入院后需行常规检查及专科检查，如血、尿、便常规，血生化，凝血四项，血清术前八项，血型鉴定，心电图，胸片（必要时可行肺CT），鼻内镜检查，鼻窦CT，鼻与鼻窦磁共振等检查。

（5）术前准备：术前1天备皮，剔除术区毛发，男性患者剃胡须，若行整形修复供皮区也需备皮。

（6）肠道准备：术前禁食10~12小时，禁饮6~8小时，以防全麻后误吸，导致吸入性肺炎、窒息等危及生命。

（7）心理护理：解除患者的紧张情绪，更好地配合治疗和护理。如果晚间入睡困难可告知护士，遵医嘱使用助眠药物，以保证充足的睡眠。

2. 术后护理

（1）卧位与休息：全麻术后平卧4~6小时，头偏向一侧，防止呕吐物误吸。保持呼吸道通畅，遵医嘱给予2L/min的低流量吸氧4~6小时。全麻清醒后给予床头抬高或半卧位，利于静脉回流，减轻鼻、面部充血、肿胀。

（2）饮食护理：术后麻醉清醒后可进温凉流食或温凉半流食，不能进食有刺激性、辛辣的食物，不能进食过热食物，防止鼻部血管扩张，引起出血。应注意补充高蛋白、高维生素饮食（如粥、馄饨、鸡蛋羹、面条等）。保持口腔清洁，进食前后用漱口水清洁口腔。

（3）出血护理

1）告知患者术后鼻腔少量渗血及口腔分泌物中带血均属正常情况，避免患者紧张。

2）患者平卧位时会有鼻腔渗血流入口腔，嘱患及时吐出，以便于观察出血量，防止血液咽入胃内引起恶心、呕吐等不适症状。

3）若有鲜血不断从鼻腔及口腔渗出的情况，给予患者额部或颈部冰敷，及时报医生给予处理。

4）术后遵医嘱给予患者应用止血药，防止术后出血。如为年龄大或有高血压等础疾病患者，慎用止血药，以防发生心脑血管意外。

5）观察患者有无乏力、头晕等症状，指导患者下床活动时有家属陪同，且使用三步起床法，每步至少30秒，防止患者因虚脱而摔倒。

6）一旦发生大出血，立即建立静脉通路，配合医生抢救，严密观察生命体征变化。

（4）鼻腔填塞护理

1）告知患者鼻腔填塞一般于术后48~72小时后由医生取出，填塞期间勿自行取出，以免引起出血。如术中出血多，病变范围大，填塞物为碘纺纱条时，可长时间填塞，具体抽取时间由医生决定。如果填塞物为可吸收性止血材料，则部分可自行吸收，48~72小时后医生会根据情况清理鼻腔。

2）鼻腔填塞期间请勿用力咳嗽、打喷嚏，以免填塞物松动引起出血。打喷嚏时知患者张口深呼吸，舌尖抵住上腭，张口打喷嚏。如患者频繁打喷嚏，护士需告知医生，遵医嘱给予药物干预。

3）告知患者鼻腔填塞的目的及必要性，尽量减轻患者焦虑情绪。

（5）疼痛护理

1）肿瘤切除术后，根据肿瘤切除范围、大小以及鼻腔填塞等因素，可能引起局疼痛或头痛等症状，需告知患者疼痛的原因，持续时间的长短，缓解患者紧张情绪。

2）为减轻患者疼痛，可给予患者局部冷敷，并交代家属与患者聊天或让其听舒缓的音乐以分散注意力，必要时遵医嘱给予止痛药物干预。

（6）用药护理

1）遵医嘱给予患者抗炎药物静脉输入，预防感染。

2）密切观察患者体温变化，3天内体温不超过38.5℃时，为术后吸收热，告知患者多饮水，给予物理降温，继续观察即可。体温超过38.5℃，及时汇报医生处理。

3）患者可能由于术中出血多，术后进食差等情况出现水电解质紊乱情况，需密切关注患者血常规及血生化指标，如有异常及时处理。

（7）并发症的护理

1）如果肿瘤侵袭眼眶导致术中损伤视神经，术后可能出现复视、失明、眼球运受限等问题,因此,术后应注意观察患者视力情况、眼球运动情况、结膜有无充血水肿等情况,如有异常及时通知医生。

2) 如果肿瘤侵袭颅内,行脑脊液漏修补术,术后以卧床休息为主,注意观察瞳孔意识变化,注意有无头痛、呕吐、高热等症状;禁止擤鼻、剧烈咳嗽、弯腰低头、手提重物、用力排便以及鼻腔滴药,预防颅内压增高及颅内感染;必要时使用甘露醇降颅压,输甘露醇过程中,注意监测血钾变化,防止低血钾。

(8) 如为外鼻鳞状细胞癌,则参考上章基底细胞癌患者护理措施。

六、出院后的康复指导

1. 告知患者"四勿":①勿用热水清洗鼻面部,防止热水扩张血管,引起鼻腔出血。②勿进行剧烈活动及体育活动,防止鼻腔出血。③勿用力擤鼻,以免加重鼻腔黏膜水肿,可将鼻腔内分泌物先回吸到嘴里,再吐出;或堵住一侧鼻孔,轻擤另一侧。④勿吸烟、饮酒及进食过硬、辛辣刺激性的食物,宜食营养丰富易消化饮食,以免导致鼻腔分泌物增多,影响通气情况。

2. 注意鼻腔卫生,鼻腔内的干痂及分泌物不要用手去挖,可用棉签轻轻擦拭;鼻腔分泌物较多者,遵医嘱使用鼻腔冲洗器冲洗鼻腔,每日两次,可根据个人鼻腔分泌物的多少,可酌情增加或减少鼻腔冲洗次数,鼻腔冲洗器不可反复多次使用,以免增加感染概率。冲洗鼻腔,减少滤泡生成,防止术后鼻腔粘连。

3. 如行脑脊液修补术,术后禁止鼻腔滴药及鼻腔冲洗,半年内避免重体力劳动和弯腰低头、手提重物等动作;如有咸味液体流入口腔或鼻腔流清亮液体及时就诊。

4. 注意口腔卫生,饭前饭后漱口,如张口困难,则需行张口训练,防止后期进食困难。如患者后期需行放化疗治疗,应鼓励患者保持良好的心理状态,坚持治疗,定期随访。

5. 出院后可继续遵医嘱使用点鼻药(方法详见本书相关内容),如鼻腔干燥时可使用复方鱼肝油滴鼻液,以免过度干燥造成鼻腔出血,鼻腔冲洗和点鼻药同时进行时,需先进行冲洗鼻腔再使用点鼻药。

6. 出院手续的办理 出院当日携带住院押金条及出院介绍信、出院证明书、出院带药处方到指定的药局和出院结算处办理出院。

7. 需要复印病历资料,请于出院 7~10 个工作日(不包含周末及节假日)到病案管理科复印。如有困难不能来院,可在出院当天,到病案管理科办理病历复印邮寄手续。

8. 保持良好的心态,避免紧张及焦虑的心情,有利于病情的恢复。

9. 定期门诊复查及换药 一般出院 7~10 日前往门诊复查(如果出院前医生交代复查时间,按医生交代的时间前往门诊复查)。复查前或者复查当日预约手术主刀医生的门诊。

第六节　恶性黑色素瘤

恶性黑色素瘤是来源于黑色素细胞恶变而来的肿瘤,虽其发病率低,但恶性程度高,转移发生早,死亡率高,因此早诊断、早治疗尤其重要。根据病变发生的部位,可分为皮肤及黏膜恶性黑色素瘤两大类。外鼻恶性黑色素瘤少见,原发于鼻腔者则多见于鼻中隔及中、下鼻甲,少数可发生在鼻窦。

一、病因与发病机制

目前恶性黑色素瘤的病因尚不明确,一些研究资料提示,其发生与下列危险因素有关:基因、环境及基因、环境共同因素。比如不典型痣或黑色素瘤家族史、光导致色素沉着的皮肤、不容易晒黑的皮肤、强烈间断日光暴晒、日晒伤、多发黑色素细胞痣等。

二、临床表现

1. 外鼻的黑色素痣在短期内变大、变硬、颜色变深,痒或有痛感,表面潮湿或覆盖痂皮,甚至出现溃疡或有出血倾向,周围出现卫星结节者,均考虑为恶性黑色素瘤的可能。

2. 鼻腔恶性黑色素瘤早期症状为鼻塞,血性腐臭分泌物。肿瘤多为外突结节状,表面破溃,棕黑色,可以向周围侵犯至上颌窦、筛窦、眶内,破坏鼻中隔至对侧鼻腔,晚期可累及面部软组织,并向颌下和颈深上淋巴结转移。

三、治疗要点

患者一经确诊应立即将病变组织广泛切除。关键在于切除足够的深度和确定安全缘。如果有淋巴结转移,则需行颈淋巴结清扫术。恶性黑色素瘤对放疗和化疗均不敏感,但化疗可用于恶性黑色素瘤有转移的情况。近年来免疫治疗在恶性黑色素瘤的治疗中起到了重要的作用。

四、常见护理诊断 / 护理问题

1. 疼痛　与手术切口及肿瘤侵犯有关。
2. 恐惧　与被诊断为恶性肿瘤有关。
3. 皮肤完整性受损。
4. 潜在并发症　出血、感染等。

5. 焦虑　与担心疾病预后有关。

6. 知识缺乏　缺乏疾病相关知识。

五、护理措施

1. 术前护理

(1)按耳鼻喉科术前护理常规。

(2)全面评估患者：包括健康史及相关因素、身体状况、生命体征,以及神志、精神状态、行动能力等。

(3)饮食护理：指导患者多进食富有营养、易消化、口味清淡的膳食,以加强营养,增进机体抵抗力。

(4)术前检查：患者入院后需行常规检查及专科检查,如血、尿、便常规,血生化,凝血四项,血清术前八项,血型鉴定,心电图,胸片(必要时可行肺 CT),鼻内镜检查,鼻窦 CT,鼻与鼻窦磁共振等检查。

(5)术前备皮：术前 1 天备皮,剔除术区毛发,男性患者剃胡须,若行整形修复,供皮区也需备皮。如为鼻腔鼻窦恶性黑色素瘤,则需剪鼻毛,清理鼻腔,备皮过程中,注意物损伤皮肤。

(6)肠道准备：术前禁食 10~12 小时,禁饮 6~8 小时,以防全麻后误吸,导致吸入性肺炎、窒息等危及生命。

(7)心理护理：解除患者的紧张情绪,更好地配合治疗和护理

2. 术后护理

(1)卧位与休息：全麻术后平卧 6 小时,保持呼吸道通畅,遵医嘱给予 2L/min 的低流量吸氧。6 小时后给予床头抬高或半卧位,利于静脉回流,减轻鼻、面部充血、肿胀。

(2)饮食护理：术后麻醉清醒后可进温凉流食或温凉半流食,不能进食有刺激性、辛辣的食物,不能进食过热食物,防止鼻部血管扩张,引起出血。应注意补充高蛋白、高维生素饮食(如粥、馄饨、鸡蛋羹、面条等)。保持口腔清洁,进食前后用漱口水清洁口腔。

(3)鼻腔鼻窦恶性黑色素瘤术后出血护理

1)告知患者术后鼻腔少量渗血及口腔分泌物中带血均属正常情况,避免患者紧张。

2)患者平卧位时会有鼻腔渗血流入口腔,嘱患者及时吐出,以便于观察出血量,防止血液咽入胃内引起恶心、呕吐等不适症状。

3)若有鲜血不断从鼻腔及口腔渗出的情况,给予患者额部或颈部冰敷,及时报告医生给予处理。

4)术后遵医嘱给予患者应用止血药,防止术后出血。如为年龄大或有高

血压等基础疾病患者,慎用止血药,以防发生心脑血管意外。

5)观察患者有无乏力、头晕等症状,指导患者下床活动时有家属陪同,且使用三步起床法,每步至少30秒,防止患者因虚脱而摔倒。

6)一旦发生大出血,立即建立静脉通路,配合医生抢救,严密观察生命体征变化。

(4)鼻腔鼻窦恶性黑色素瘤鼻腔填塞护理

1)告知患者鼻腔填塞的目的、必要性、可能带来的不适以及持续时间等,减轻患者焦虑情绪。具体抽取时间由医生决定,期间请勿随意触摸和拉扯。

2)鼻腔填塞期间请勿用力咳嗽、打喷嚏,以免填塞物松动引起出血。打喷嚏时告知患者张口深呼吸,舌尖抵住上腭,张口打喷嚏。如患者频繁打喷嚏,护士需告知医生,遵医嘱给予药物干预。

3)填塞物取出后,遵医嘱使用复方鱼肝油滴鼻剂润滑鼻腔,防止鼻腔干燥引起出血。

(5)外鼻恶性黑色素瘤术区护理

1)观察术区及取皮区包扎敷料,有无渗血渗液情况,如有异常,及时报告医生。

2)加强基础护理,做好晨晚间护理,防止患者自行洗漱时污染术区。

3)术区拆除敷料包扎后可局部涂抹金霉素眼膏,保持局部湿润,防止感染。

(6)疼痛护理

1)肿瘤切除术后,根据肿瘤切除范围、大小以及鼻腔填塞等因素,可能引起局部疼痛或头痛等症状,需告知患者疼痛的原因,持续时间的长短,缓解患者紧张情绪。

2)为减轻患者疼痛,可给予局部冷敷,并交代家属与患者聊天或让其听舒缓的音乐以分散注意力,必要时遵医嘱给予止痛药物干预。

3)遵医嘱给予患者抗炎药物静脉输入,预防感染。

4)密切观察患者体温变化,3天内体温不超过38.5℃为术后吸收热,告知患者多饮水,给予物理降温,继续观察即可。体温超过38.5℃时,及时汇报医生处理。

5)严格无菌操作。

六、出院后的康复指导

1. 外鼻恶性黑色素瘤者指导患者及家属出院后注意保持创面清洁、干燥,勿浸湿、搔抓伤口。外出时尽量避免阳光照射,可戴帽子或口罩。

2. 鼻腔鼻窦恶性黑色素瘤患者术后告知其勿用力擤鼻,以免加重鼻腔黏膜水肿,可将鼻腔内分泌物先回吸到嘴里,再吐出漱口。

3. 告知患者术后注意鼻腔卫生,鼻腔内的干痂及分泌物不要用手去挖,可用棉签轻拭。

4. 鼻腔分泌物较多者,遵医嘱使用鼻腔冲洗器冲洗鼻腔,每日两次,可根据个人鼻腔分泌物的多少,酌情增加或减少鼻腔冲洗次数,鼻腔冲洗器不可反复多次使用,以免增加感染概率。

5. 出院后可继续遵医嘱使用点鼻药(方法详见本书相关内容),如鼻腔干燥时可使用复方鱼肝油滴鼻液,以免过度干燥造成鼻腔出血,鼻腔冲洗和点鼻药同时进行时,需先进行冲洗鼻腔再使用点鼻药。

6. 勿吸烟、饮酒及进食过硬、辛辣刺激性的食物,宜食营养丰富易消化饮食,以免导致鼻腔分泌物增多,影响通气情况。

7. 如患者后期需行放化疗治疗或免疫治疗,应鼓励患者保持良好的心理状态,坚持治疗,定期随访。

8. 出院手续的办理 出院当日携带住院押金条及出院介绍信、出院证明书、出院带药处方到指定的药局和出院结算处办理出院。

9. 需要复印病历资料,请于出院 7~10 个工作日(不包含周末及节假日)到病案管理科复印。如有困难不能来院,可在出院当天,到病案管理科办理病历复印邮寄手续。

10. 保持良好的心态,避免紧张及焦虑的心情,有利于病情的恢复。

11. 定期门诊复查及换药 一般出院 7~10 日前往门诊复查(如果出院前医生交代复查时间,按医生交代的时间前往门诊复查)。复查前或者复查当日预约手术主刀医生的门诊。

第八章

鼻科护理技术操作

第一节 滴 鼻 法

滴鼻法是鼻科常见疾病的局部治疗方法之一,操作简单、便捷,广泛应用于临床工作。

一、目的

1. 保持鼻腔黏膜湿润或者收缩鼻腔,减少因鼻腔黏膜干燥或者血管扩张引起的不适或者出血。

2. 改善鼻腔黏膜内部环境状况,达到引流、消炎、消肿、通气的作用。

二、用物准备

治疗盘、手消液、干棉签、小药杯、0.9% 氯化钠注射液、滴鼻剂、手电筒、清洁纱布、生活垃圾桶、医疗垃圾桶(图 2-8-1)。

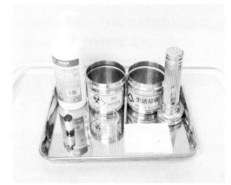

图 2-8-1 滴鼻法用物准备

三、操作步骤

1. 操作前准备　核对患者,评估患者病情、配合程度及鼻腔局部情况;操作者准备(七步洗手法洗手、戴口罩),环境准备(病室清洁、适宜操作)。

2. 患者取坐位(或取平卧,肩下垫软枕),头尽量后仰,鼻孔朝上,与地面垂直,解释操作目的和方法,取得配合(图2-8-2)。

3. 操作者左手持手电筒,查看患侧鼻腔内有无分泌物及鼻痂。若鼻腔内有分泌物,右手用棉签给予清理;若鼻腔内有鼻痂,将0.9%氯化钠注射液倒入小药杯内5~10ml,用干棉签蘸适量溶液,先湿润鼻痂,再轻轻将鼻痂取下。

4. 充分暴露鼻腔,再次核对患者后,右手持滴鼻剂,在距离患侧鼻孔1~2cm处,将滴鼻剂滴入2~3滴,使滴鼻剂沿鼻翼和鼻背的内侧壁流入鼻腔(图2-8-3)。

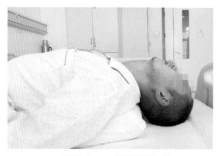
图2-8-2　滴鼻法体位

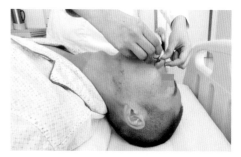
图2-8-3　滴鼻法

5. 轻捏鼻翼,使滴入鼻腔的药液均匀分布于鼻腔黏膜和鼻窦。

6. 患者保持原体位3~5分钟后,恢复自由体位。

7. 操作完毕,再次核对患者,整理用物,行手卫生。

四、注意事项

1. 操作前告知患者滴药过程中勿做吞咽动作,防止药液进入咽部引起不适。若不慎进入咽部,协助患者及时漱口。

2. 滴鼻剂的温度应与体温接近,温度不可过低,以免引起不适。若滴鼻剂的温度过低,操作者可将滴鼻剂握于掌心,进行复温。

3. 禁止将药液直接滴入鼻中隔黏膜上。

4. 滴药时勿将滴药孔触碰到鼻孔,以免污染药剂。

5. 患者鼻孔处若有药液不慎流出,及时用清洁纱布擦拭干净。

6. 操作后,注意观察患者情况,有无头痛、头晕等不适症状,告知患者如有不适,立即通知医护人员。

第二节　剪鼻毛法

剪鼻毛法是鼻科手术前皮肤准备的一种方法,安全性好,并且具有良好的效果。通过剪鼻毛,使鼻腔在内镜下更加清晰,不仅为术者提供了良好的手术视野,而且能够有效减少术后感染。

一、目的

1. 鼻部及经鼻部行颅底手术前准备,使手术视野清楚。
2. 便于消毒和操作,减少术后并发症。

二、用物准备

治疗盘、无菌眼科剪、凡士林少许、干棉签、头灯、手消液、手套(图 2-8-4)。

三、操作步骤

1. 操作前准备:①核对患者,评估患者病情、配合程度及鼻腔局部情况;②操作者准备(七步洗手法洗手、戴口罩、戴手套),环境准备(病室清洁、适宜操作)。③解释操作的目的和方法。
2. 嘱患者取坐位,双腿并拢偏向一侧,头部上扬 30°~45°。
3. 操作者佩戴头灯,聚光于一侧鼻腔。
4. 再次核对患者,用干棉签清除鼻腔内的分泌物。
5. 检查眼科剪的有效期,剪刀刃上涂少许凡士林,以便黏住剪下的鼻毛。
6. 操作者右手持眼科剪,左手拇指轻扶鼻尖并向上方轻推,其余四指并拢。嘱患者用口呼吸,右手持剪刀齐鼻毛根部减去鼻毛,用蘸有凡士林的棉签蘸净鼻毛,直到全部剪净(图 2-8-5)。

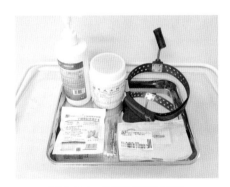

图 2-8-4　剪鼻毛用物准备

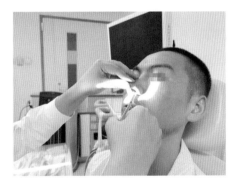

图 2-8-5　剪鼻毛法

7. 再次用干棉签清洁鼻腔。
8. 重复 4~7 步骤,剪另一侧鼻毛。
9. 操作完毕,再次核对患者,整理用物,脱手套,行手卫生。

四、注意事项

1. 操作过程中患者易习惯性用鼻呼吸,操作者可视情况佩戴一次性护理手套,减少护患感染。

2. 剪刀刃上凡士林涂抹要少而均匀,以免过多粘于鼻腔黏膜不利于操作。

3. 给儿童患者操作前,取得家属的知情同意及配合。

4. 操作过程中动作轻柔,尽量使用弯头眼科剪,避免刺破鼻黏膜。

5. 操作后,注意观察患者情况,有无疼痛,鼻黏膜有无出血等,告知患者如有不适,立即通知医护人员。

第三节 鼻腔冲洗法

鼻腔冲洗是治疗鼻腔、鼻窦疾病的一种常用方法,主要应用于耳鼻喉科鼻内镜手术前后及鼻腔、鼻窦肿瘤放疗期间患者的鼻腔清洁。安全性及耐受性好,副作用少,具有良好的疗效,可缩短治疗时间。

一、目的

1. 保持鼻腔、鼻窦的清洁,减少鼻腔内的结痂,促进鼻腔及鼻窦内分泌物的排出,防止鼻腔、鼻窦粘连。

2. 促进鼻腔及鼻窦血液循环,减轻鼻腔黏膜水肿,促进炎症吸收,缓解鼻塞。

3. 清除鼻腔内的过敏原,缓解因过敏引起的打喷嚏、鼻痒等症状。

二、用物准备

治疗盘、鼻腔清洗器、清洁纱布(图 2-8-6)。

三、操作步骤

1. 操作前准备 核对患者评估患者病情、配合程度及鼻腔局部情况;环境准备(病室清洁、适宜操作)。

2. 患者取坐位或站立位,面对洗手池或盛水容器,身体前倾,头部稍向前倾斜30°,以便冲洗时冲洗液与分泌

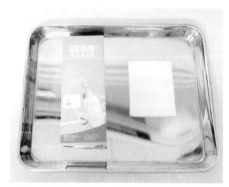

图 2-8-6 鼻腔冲洗法用物准备

物的排出。解释操作目的和方法,取得配合。

3. 将鼻腔清洗器的前端放入前鼻孔,使冲洗液的出口对准鼻腔后方或鼻背的内侧壁。

4. 双手握住瓶体,轻轻挤压,使药液喷出,挤压 3~5 秒后松开,嘱患者呼吸,停 1~2 秒后再次挤压冲洗,如此反复操作 3~5 次,直到分泌物冲洗干净(图 2-8-7)。

5. 鼻腔冲洗后患者可擤鼻,避免用力,以免残留的液体进入中耳,引起中耳炎。

6. 用纱布擦净鼻部周围的冲洗液和分泌物。

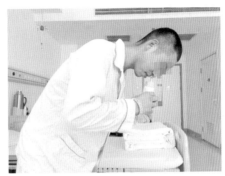

图 2-8-7 鼻腔冲洗法

7. 操作完毕,再次核对患者,整理用物,将鼻腔清洗器清洗干净,晾干,以备下次使用。

四、注意事项

1. 操作前告知患者清洗过程中勿用鼻呼吸,以防引起呛咳。

2. 溶质与溶剂分离的鼻腔冲洗液,需现用现配,鼻腔冲洗液的温度应与体温接近,温度不可过高或过低。鼻腔冲洗液的温度过高易扩张鼻腔内血管,引起鼻出血;鼻腔冲洗液的温度过低易收缩鼻腔内血管,引起局部供血不足。

3. 每次冲洗的时间不宜过久,防止时间过久引起脑部缺氧,出现头晕。

4. 禁止将鼻腔冲洗液直接对准鼻中隔黏膜冲洗,以防止冲压过大造成鼻中隔穿孔。

5. 鼻腔冲洗液不可多次反复使用,易滋生霉菌,引起鼻腔、鼻窦霉菌感染,应严格按说明使用。

6. 操作中及操作后,注意观察患者有无鼻腔出血、头晕、耳闷等症状,若有不适,立即停止冲洗并通知医护人员。

7. 鼻腔出血、脑脊液鼻漏患者禁止鼻腔冲洗。

第四节 鼻窦负压置换法

鼻窦负压置换法指用吸引器具使鼻窦形成负压,吸出鼻窦分泌物并使药液进入鼻窦内而达到治疗目的的方法。鼻窦负压置换常用于保守治疗慢性鼻窦炎,尤其是儿童慢性鼻窦炎。

一、目的

1. 吸出鼻窦分泌物,使药液进入鼻窦内达到治疗目的。

2. 治疗慢性鼻窦炎,置换疗法以引流法为基础,通过置换达到治疗目的。

二、用物

负压吸引装置、一次性吸引管、一次性橄榄头、一次性干棉签、1% 呋麻滴鼻液、治疗碗、生理盐水、遵医嘱备药(图 2-8-8)。

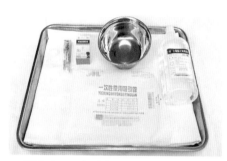

图 2-8-8 鼻腔负压置换法物品准备

三、操作步骤

1. 操作者洗手戴口罩。

2. 向患者说明置换疗法的目的及步骤,取得患者合作。

3. 用生理盐水棉签清洁鼻腔,患者取仰卧位,垫肩、伸颈,使下颏与外耳道口连线与水平线(即床面)垂直,使鼻部低于口腔部,沿两侧鼻孔贴壁缓慢滴入微温的 1% 呋麻滴鼻液 3~5ml(儿童用 0.5% 呋麻滴鼻液),以淹没所有窦口为度,患者张口等待 1~2 分钟。

4. 操作者将与吸引器(负压不超过 24kPa)相连的橄榄头塞于患侧的前鼻孔,对侧前鼻孔用另一手指按压鼻翼封闭,嘱患者在吸时均匀的发"开 - 开 - 开"的声音,此时软腭上提关闭鼻腔,使鼻腔形成短暂负压状态,利于鼻窦脓液的排出和药液进入。一般每次吸引 1~2 秒后迅速移去,再塞进,上述操作重复 6~8 次,直到无脓性分泌物吸出,达到充分的置换目的。

5. 同法治疗对侧,在吸引过程中,若分泌物较多,可用生理盐水冲洗橄榄头后再吸。若年幼患者不能配合,嘱其尽量张大口,也可将鼻咽部封闭。

6. 操作完毕,向患者鼻腔内滴入 1% 呋麻滴鼻液 2~3 滴,维持原姿势 3 分钟,扶患者坐起,吐出口内和鼻腔内药液及分泌物,部分药液将仍留在鼻腔内,15 分钟内勿擤鼻及弯腰,告知治疗后注意事项。

7. 此法隔天 1 次,4~5 天不见效,应考虑其他疗法。

四、注意事项

1. 治疗前训练患者正确配合发声与换气。

2. 要求患者缓慢发声"开 - 开 - 开"音,可以更好地封闭鼻咽腔;尽量减少换气次数和缩短换气时间。

3. 治疗后让患者静卧 3~5 分钟或更长时间保证药液不至于因体位改变很快流出。

4. 初诊患者(尤其是儿童)给药,应先滴药液数滴试用,按要求给药时不淹没鼻阈为准。

5. 为了预防创伤,便于观察,手持橡胶吸引管处需安装一小段玻璃管。

6. 3 岁以下幼儿给药,须有经验者操作;每次给药量宜小,以免引起患儿误吸或者呛咳。

7. 放疗后患者及鼻咽炎症患者的给药,因其血管脆性增加,给药时需要注意负压控制。

8. 疗程间隔:急性、亚急性病例一般 1~3 次,慢性期病例一般 6 次为 1 疗程,少数病例先后治疗 2~3 个疗程症状基本控制,数月后重犯,重复治疗仍有疗效。有条件者每周给药 2~3 次,重者每日 1 次,最长 1 周 1 次。

9. 患有高血压、颈椎病、急性鼻窦炎、鼻出血、鼻部手术后伤口未愈合的患者禁止进行此项治疗。

10. 操作者动作轻柔,操作过程中观察患者的反应及置换物的性状和量,询问患者的感受,如主诉头痛、头晕、耳痛等不适,暂停操作。

11. 做好物品清洁灭菌,严格遵守无菌操作,防止交叉感染,使用过的吸引装置进行灭菌处理。

第五节　上颌窦穿刺冲洗法

一、目的

1. 诊断性穿刺　观察上颌窦内有无炎性分泌物及潴留囊肿。采取分泌物作细菌培养及细胞学检查,必要时注入碘油,检查上颌窦内有无占位病变。

2. 治疗性穿刺　通过穿刺冲洗出窦内的积脓、积血,然后注入抗生素。

二、用物

上颌窦穿刺针、无菌冲洗管、1% 呋麻棉片、2% 盐酸丁卡因、卷棉子、20ml 注射器、治疗碗、弯盘、鼻镜、枪状镊、额镜、遵医嘱备药和细菌培养瓶(图 2-8-9)。

三、操作步骤

1. 操作者洗手戴口罩。患者取坐位,向患者解释操作目的、方法并取得配合。用鼻镜检查鼻腔有无异常,必要时用 2% 麻黄素棉片收缩鼻腔黏膜及鼻甲,明确解剖位置。

2. 2% 丁卡因卷棉子置入下鼻道前、中 1/3 穿刺处进行黏膜麻醉,5~10 分钟达到麻醉效果。

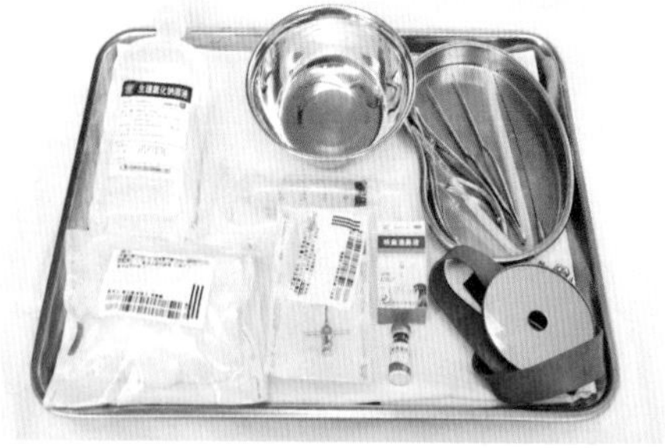

3. 取出卷棉子穿刺:操作者将穿

图 2-8-9 　上颌窦穿刺冲洗法物品准备

刺针对准下鼻道外侧壁前、中 1/3 交界处,接近下鼻甲附着部(此处骨质较薄),针尖指向同侧眼外眦,轻轻旋转式刺入上颌窦,动作要稳、准,进入窦腔时常有一穿透骨壁的声音和落空感。另一只手固定患者枕部。

4. 刺入后,抽出针芯,用 20ml 注射器回抽,有空气或脓液吸出,证明针已进入窦内(若嘱患者头向健侧倾斜,若针管内有黄褐色液体流出,则可能是上颌窦囊肿,不可冲洗)。嘱患者身体前倾、略低,作张口呼吸,用手托住弯盘于颌下,连接无菌冲洗管与穿刺针,然后以温无菌生理盐水缓缓冲洗,并嘱患者用手压对侧鼻腔、轻轻擤鼻,观察有无脓液流出,这样反复冲洗至水清脓净为止。冲净后根据医嘱注入抗生素药液,并嘱患者头向患侧倾斜 3 分钟,防止药液漏出。

5. 冲洗完毕,插入针芯拔出穿刺针,鼻腔内用 2% 麻黄素棉片填塞鼻腔止血,嘱患者 2 小时后自行取出棉片。

四、注意事项

1. 穿刺部位及方向必须准确,持穿刺针的手必须把持稳固动作,不能滑动。

2. 旋转进针时不应用力过猛过大,注意方向与力量的控制,穿刺不可过深,防止穿入眶内或面颊部气肿、感染。

3. 针刺入窦内后,必须用注射器先抽吸,若阻力大或见回血,应终止操作。

4. 确定针在窦腔内方可冲洗,未确定之前不要随意灌水冲洗,冲洗时不可用力过大。

5. 窦腔内不能注入空气,以免针头刺入血管而发生空气栓塞。

6. 操作中密切观察患者面色及表情,若有面色苍白、晕厥等休克征象,应立即停止操作,将患者平卧测量生命体征,报告医生采取急救措施。老幼体弱、过度劳累、饥饿、高血压心脏病等暂缓穿刺。

第六节 鼻骨骨折复位法

一、目的

鼻骨外伤后骨折复位,恢复鼻腔功能。

二、用物准备

额镜、鼻镜、枪状镊、卷棉子、治疗碗、弯盘、鼻骨复位钳、2% 盐酸丁卡因、0.1% 肾上腺素、1% 呋麻棉片、凡士林无菌纱布无菌操作(图 2-8-10)。

图 2-8-10 鼻骨骨折复位法物品准备

三、操作步骤

1. 操作者洗手戴口罩。

2. 向患者解释操作目的和方法,并取得配合。

3. 患者取坐位,先观察鼻部外形及鼻部 X 线片,作为复位前后对照。

4. 将鼻镜撑开鼻前庭,将浸有 1% 丁卡因和 0.1% 肾上腺素的棉片用枪状镊缓慢放入左右鼻腔,放置 10 分钟,起到表面麻醉和收敛鼻腔黏膜。

5. 将鼻骨复位钳前端缠绕一层凡士林无菌纱布,将鼻骨复位钳伸入到塌陷的鼻骨下方,将其抬起复位,同时另一手手指按压鼻梁,推压健侧鼻骨,复位成功时可感知或闻及复位的骨摩擦音。鼻骨骨折伴鼻梁弯曲者,在鼻骨复位的同时,将鼻梁弯曲处推向正中,帮助鼻骨完全复位并使鼻梁变直。

6. 复位后观察鼻腔有无出血,必要时用 0.1% 肾上腺素棉片止血。

四、注意事项

1. 就诊时若鼻部肿胀明显,为不影响复位效果,可嘱患者于外伤后 7~10 天之间,肿胀消退后行复位术,但不宜超过 2 周,超过 2 周骨痂形成,增加复位难度。

2. 复位器械远端伸入鼻腔超过塌陷处,但不可超过内眦连线,以防损伤筛板。

3. 嘱患者鼻腔内填塞的 0.1% 肾上腺素棉片 2 小时后取出,若出血较多,及时就诊。

4. 复位后 1 周内不要按压或碰撞鼻部,以免影响复位效果。

参 考 文 献

1. 韩东一 , 肖水芳 . 耳鼻咽喉头颈外科学 [M]. 北京 : 人民卫生出版社 , 2015.

2. 席淑新 , 陶磊 . 实用耳鼻咽喉头颈外科护理学 [M]. 北京 : 人民卫生出版社 , 2014.

3. 田梓蓉 , 韩杰 , 周颖 . 耳鼻咽喉头颈外科护理健康教育与康复手册 [M]. 北京 : 人民卫生
   出版社 , 2019.

4. 席淑新主编 . 耳鼻咽喉科护士手册 [M]. 北京 : 人民卫生出版社 , 2009.

5. 孔维佳 . 耳鼻咽喉头颈外科血 [M]. 2 版 . 北京 : 人民卫生出版社 , 2010.

6. 中华耳鼻咽喉头颈外科杂志编委 , 中华医学会耳鼻咽喉头颈外科学分会鼻科学组 .
   慢性鼻 - 鼻窦炎诊断和治疗指南 (2008 年 , 南昌)[J]. 中华耳鼻咽喉头颈外科杂志 ,
   2009, 44 (1): 6-7.

7. 姜安丽 . 最新护理诊断手册 [M]. 北京 : 人民卫生出版社 , 2012.

8. 吕探云 , 孙玉梅 . 健康评估 [M]. 北京 : 人民卫生出版社 , 2012.

9. 韩杰 . 眼耳鼻咽喉头颈外科特色护理技术 [M]. 北京 : 科学技术文献出版社 , 2011.

10. 韩德民 . 耳鼻咽喉头颈科学 [M]. 2 版 . 北京 : 高等教育出版社 , 2011.

11. 王筱敏 , 杨敏 . 护理学原理及实践 [M]. 北京 : 人民卫生出版社 , 2004: 868-869.

12. 卜国铉 , 鼻科学 [M]. 上海 : 上海科学技术出版社 , 2000: 10, 243.

13. 苏芳 , 谢景华 . IPL 强脉冲光联合 CO_2 激光治疗酒糟鼻 [J]. 海南医学 , 2008, 19: 154.

第三篇

第三篇

常见咽部疾病的照护与康复指导

第一章

咽 部 炎 症

第一节 慢 性 咽 炎

一、病因与发病机制

慢性咽炎(chronic pharyngitis)为咽黏膜、黏膜下及淋巴组织的慢性炎症。弥漫性咽部炎症常为上呼吸道慢性炎症的一部分;局限性咽部炎症则多为咽淋巴组织炎症。本病在临床中常见,病程长,症状容易反复发作。

病因主要有以下几点:

1. 急性咽炎反复发作转为慢性咽炎。

2. 咽部邻近的上呼吸道炎症刺激 如慢性鼻窦炎,鼻咽部炎症,可因炎性分泌物经后鼻孔倒流至咽部刺激咽部黏膜,亦可因其长期张口呼吸,引起咽部黏膜长期过度干燥而导致慢性咽炎;慢性扁桃体炎的慢性炎症可直接蔓延至咽后壁,引起慢性咽炎;口腔炎症如果不能得到及时控制,随着炎症扩散也可导致慢性咽炎。

3. 气候及地域环境变化 温度、湿度的变化、空气质量差、烟酒刺激、辛辣刺激性食物、粉尘、有害气体及放射性照射也是导致慢性咽炎的原因。

4. 职业因素 长期大量用声者如教师、歌唱者及易感体质因素亦可引起本病。

5. 全身因素 如贫血、消化不良、胃食管反流、心脏病、慢性支气管炎、支气管哮喘、风湿病、肝肾疾病等,也可引发慢性咽炎。内分泌紊乱、自主神经失调、臭鼻杆菌及类白喉杆菌的感染、维生素缺乏及免疫功能紊乱等均与萎缩性及干燥性咽炎相关。

6. 过敏因素 吸入性过敏原(包括季节性与常年性过敏原),药物、工作环境中的化学刺激物及食物过敏原都可以引起变应性咽炎。

病理可分5类:

1. 慢性单纯性咽炎 此种类型较常见,表现为咽部黏膜慢性充血。病变主要集中在咽部黏膜层,其血管周围有较多淋巴组织浸润,也可见白细胞及浆细胞浸润。黏膜及黏膜下结缔组织增生,可伴有黏液腺肥大,腺体分泌功能亢进,黏液分泌增多且较黏稠。

2. 慢性肥厚性咽炎 慢性单纯性咽炎迁延不愈可形成慢性肥厚性咽炎,此种类型在临床中也很常见。咽部黏膜层充血增厚,黏膜及黏膜下有广泛的结缔组织及淋巴组织增生,在黏液腺周围的淋巴组织增生突起,表现咽后壁多个颗粒状淋巴滤泡,可呈慢性充血状,亦可多个淋巴滤泡融合为一体。黏液腺内的炎性渗出物可被封闭其中,在淋巴颗粒隆起的顶部形成囊状白点,破溃时可见黄白色渗出物。此型慢性咽炎常累及咽侧索淋巴组织,使其增生肥厚,呈条索状。

3. 萎缩性及干燥性咽炎 临床中较少见。发病初期黏液腺分泌减少,分泌物稠厚而干燥。继因黏膜下层慢性炎症,逐渐发生机化及收缩,压迫腺体与血管,使腺体分泌减少和营养障碍,致使黏膜及黏膜下层逐渐萎缩变薄。咽后壁上可有干痂或脓痂附着,通常伴有臭味。

4. 慢性过敏性咽炎 为发生于咽部黏膜的由 IgE 介导的 I 型变态反应。变应原刺激咽部黏膜,使合成 IgM 的浆细胞转化为合成 IgE 的浆细胞,IgE 又附着于肥大细胞、嗜碱性粒细胞表面,使咽部黏膜处于致敏状态。当相同的变应原再次接触机体后,变应原与介质细胞表面的 IgE 结合,导致介质细胞脱颗粒,释放包括组胺、合成前列腺素等多种炎性介质,可引起毛细血管扩张、血管通透性增加、腺体分泌增多,引起过敏反应。而食物性过敏原主要通过补体 C3、C4 途径引起过敏反应。慢性过敏性咽炎多伴发于全身变应性疾病或变应性鼻炎,亦可单独发病。季节性慢性过敏性咽炎,其症状可有季节性变化。如对食物过敏,可在进食致敏性食物后出现慢性咽炎的相关症状。

5. 慢性反流性咽炎 与胃食管反流相关。胃液由于胃食管反流直接损伤咽部黏膜或通过神经反射引起咽部黏膜及黏膜下的慢性炎症。

二、临床表现

咽部可有各种不适感,如:异物感、灼热感、干燥感、痒感、刺激感和轻微的疼痛感等。由于咽后壁常有较黏稠的分泌物刺激,常在晨起时出现较频繁的刺激性咳嗽,严重时可引起作呕,咳嗽时常五分泌物咳出。上述症状因人而异,轻重不一,往往在用嗓过度受凉或疲劳时加重。全身症状一般均不明显。

三、治疗要点

1. 去除病因 戒除烟酒、改善工作和生活环境(避免粉尘及有害气体)、积极治疗鼻和鼻咽部慢性炎症、纠正便秘和消化不良、治疗全身性疾病以增强抵抗力,对本病的防治甚为重要。

2. 生活方式改变 进行适当体育锻炼、正常作息、清淡饮食、保持良好的心理状态以通过增强自身整体免疫功能状态来提高咽部黏膜局部功能状态。

3. 局部疗法

(1)慢性单纯性咽炎 常用复方硼砂溶液、呋喃西林溶液等含漱,保持口腔、咽部的清洁;或含服碘喉片、薄荷喉片等治疗咽部慢性炎症的喉片;中药制剂如对慢性咽炎也有一定疗效;局部可用复方碘甘油、5% 的硝酸银溶液或10% 的弱蛋白银溶液涂抹咽部,有收敛及消炎作用;超声雾化可以缓解慢性咽炎的症状。

(2)慢性肥厚性咽炎 治疗较困难,可以参照慢性单纯性咽炎。除上述方法外,还可以对咽后壁隆起的淋巴滤泡进行治疗,可用化学药物或电凝固法、冷冻或激光治疗法等。化学药物多选用 20% 的硝酸银或铬酸溶液,烧灼肥大的淋巴滤泡。电凝固法因副作用较多,目前已很少采用,多采用激光或射频治疗仪治疗咽后壁淋巴滤泡。上述处理淋巴滤泡的方法可能会增加黏膜瘢痕,有加重症状的可能。此外,超声雾化疗法、局部紫外线照射及透热疗法,对肥厚性咽炎也有辅助作用。

(3)萎缩性及干燥性咽炎 一般处理同慢性单纯性咽炎,但不可用烧灼法。可服用或咽部局部涂抹小剂量碘剂以促进黏膜上皮分泌增加;超声雾化治疗也可减轻干燥症状。服用维生素 A、维生素 B_2、维生素 C、维生素 E,可促进咽部黏膜上皮组织增长。对于干燥性咽炎的患者,考虑行扁桃体切除术时应慎重,以免术后病情加重。

(4)慢性变应性咽炎避免接触各种可能的过敏原,应用抗组胺类药物或肥大细胞稳定剂,局部或短期内全身应用糖皮质激素及免疫调节剂等。

(5)慢性反流性咽炎避免食用促进胃酸分泌的食物,如巧克力,辛辣刺激的食物等来减少咽喉部反流情况以减少对咽部黏膜的刺激;睡前 3~4 小时控制进食进水量。在慢性咽炎的一般处理基础上可用胃酸抑制剂及胃黏膜保护剂配合治疗,同时积极治疗胃部疾患。

四、常见护理诊断 / 护理问题

1. 舒适度改变 与咽后壁常有较黏稠的分泌物刺激有关。

2. 焦虑　与慢性咽炎病程长,症状顽固有关。

3. 知识缺乏　与缺乏慢性咽炎防护及治疗的相关知识有关。

五、护理措施

1. 关心患者,讲解疾病相关知识,使其树立信心,坚持治疗,取得配合。

2. 积极治疗可能引发慢性咽炎的局部相关疾病:如鼻腔、鼻窦、鼻咽部的慢性炎症;慢性鼻炎、鼻窦炎、腺样体肥大、鼾症等阻塞性疾病;慢性扁桃体炎;口腔炎症;胃食管反流。

3. 积极治疗可能引发慢性咽炎的全身相关疾病:如贫血,消化不良,胃食管反流,心脏病,慢性支气管炎,支气管哮喘,风湿病,肝、肾疾病等。

4. 坚持局部用药,嘱患者勤用漱口液漱口。

5. 遵医嘱给予患者雾化吸入治疗。

6. 嘱患者进易消化的食物,保持大便通畅。避免烟、酒、辛辣、过冷、过烫刺激食物。

六、出院后的康复指导

1. 避免急性咽炎反复发作。

2. 避免接触粉尘、有害气体、空气质量差的环境等,应戴口罩、面罩等防护。

3. 保持室内空气新鲜。居室空气干燥及过冷、过热、过湿都可影响咽部黏膜的防御功能,造成功能障碍,咽部感觉异常,日久而成慢性咽炎病变。

4. 要避免烟、酒、辛辣、煎炸、过冷、过烫刺激性食物,多吃富含胶原蛋白和弹性蛋白的食物和 B 族维生素的食物,如猪蹄、鱼类、动物肝脏、新鲜水果等,有利于消除呼吸道黏膜的炎症,修复慢性咽炎损伤部位。

5. 早晨、饭后及睡觉前漱口、刷牙,可以保持口腔清洁。

6. 平时要注意不要长时间讲话,更忌声嘶力竭地喊叫。

7. 防治口鼻疾病,消除炎性病灶。

8. 尽量避免接触导致慢性过敏性咽炎的致敏原。

9. 进行适当体育锻炼,保持健康规律的作息,提高自身整体免疫力。生活要有规律:打乱了生活规律,或是因各种原因而终日闷闷不乐,脾气急躁等因素都会破坏体内的正常调节机制,使身体抗病力减弱,容易受到外界致病因素侵犯,使咽部炎症迁延不愈,病情加重。

10. 气功疗法治疗咽炎,方法是,静坐,两手放于大腿,两眼微闭,舌抵上腭,安神入静,自然呼吸,意守咽部,口中蓄津,待津液满口,缓缓咽下,如此15~20 分钟,然后慢慢睁开两眼,以一手拇指与其余四指轻轻揉喉部,自然呼吸意守手下,津液满口后,缓缓咽下,如此按揉 5~7 分钟。每日练 2~3 次,每次

15~30 分钟。

11. 经常饮用一些利咽生津的食疗饮品。绿茶蜂蜜饮,可清热利咽,润肺生津。百合绿豆汤可清热润肺,养阴生津。另外,蜂蜜、番茄、阳桃、柠檬、青果、海带、萝卜、芝麻、生梨、荸荠、白茅根、甘蔗等食品,具有清热退火,润养肺肾阴液的作用,可适量选食。

第二节　急　性　咽　炎

一、病因与发病机制

急性咽炎(acute pharyngitis)为咽部黏膜与黏膜下组织的急性炎症,咽部的淋巴组织亦常常被累及。炎症可以波及整个咽部,或者仅仅局限于鼻咽、口咽或者喉咽的一部分。此病可以为原发性,也可以继发于急性鼻窦炎或者急性扁桃体炎之后。

1. 病因

(1)病毒感染:以柯萨奇病毒、腺病毒副流感病毒引起者多见,鼻病毒及流感病毒次之,病毒多通过飞沫和亲密接触而传染。

(2)细菌感染:以链球菌、葡萄球菌和肺炎双球菌为主,其中以 A 组乙型链球菌引起者症状较重。若细菌或毒素进入血液,甚至发生远处器官的化脓性病变,称急性脓毒性咽炎。

物理化学因素　如高温、粉尘、烟雾、刺激性气体等。

在幼儿中,急性咽炎常为急性传染病的先驱症状或伴发症状,如麻疹、猩红热、流感、风疹等。在成人及较大的儿童,则常继发于急性鼻炎、急性扁桃体炎之后。受凉、疲劳、烟酒过度及全身抵抗力下降,均为本病的诱因。

2. 病理　咽黏膜充血,血管扩张及浆液渗出,使黏膜上皮及黏膜下水肿,并可有白细胞浸润。黏液腺分泌亢进,黏液下淋巴组织受累,由于淋巴细胞的积聚,使淋巴滤泡肿大。如病情进一步发展,则可化脓,黏膜表面有白色点状渗出物。

3. 分类　急性咽炎可以分为急性单纯性咽炎,急性坏死性咽炎以及急性水肿性咽炎三类。

二、临床表现

以秋冬季节发病较多。一般起病较急,患者可以感觉咽部干燥、灼热、粗糙、微痛,咽痛症状逐渐加重,后出现吞咽疼痛。咽痛可以放射至两侧耳部及颈部。若炎症累及喉部,可以出现咳嗽以及声音嘶哑等症状。软腭以及悬雍垂发生剧烈肿胀后,可以出现共鸣腔改变。此外,患者可以出现全身不适,头痛、食欲不振、口干、口渴、畏寒及四肢酸痛等症状。一般病程在1周左右。

如果链球菌、梭形杆菌、大肠杆菌、铜绿假单胞菌、厌氧菌等多种细菌混合感染,或者患者本身患有粒性白细胞缺乏症、白血病、糖尿病、坏血病等全身基础疾病时,可以出现咽喉部黏膜呈现坏死性炎症。病变常起始于腭扁桃体及其邻近组织,继而向口腔、软腭、鼻咽、口咽、喉咽或咽旁间隙发展。起初病理变化限于黏膜及黏膜下层,然后深入肌层。坏死组织呈暗黑色或棕褐色,表面有假膜覆盖。颈淋巴结常被侵及。严重者可引起软腭穿孔,如侵入喉部可出现声音嘶哑和呼吸困难。咽侧大血管被侵袭则可发生大出血。细菌可以通过颈部间隙扩散导致颈部蜂窝组织炎,或者咽旁间隙脓肿,继而出现全身脓毒血症。感染如果不能控制,可以进一步加剧形成纵隔感染。少数患者可以出现心肌炎表现。

部分急性咽炎呈现水肿改变或继发于喉血管神经性水肿;亦可单独发生,但较少见,且易向喉部发展,而引起窒息。患者发病前多有鸡蛋、牛奶、花生或者水果的摄入史。急性水肿性咽炎病变主要累及软腭、扁桃体区及喉入口处。咽部黏膜水肿发生很快,呈灰白色,半透明肿起,无炎症表现。发病初期,患者觉咽部有异物感,然后迅速发生吞咽困难、呼吸困难,严重时喉入口被阻塞,发生窒息。

三、治疗要点

一般嘱患者多休息,多饮水并且进食容易消化食物,注意大便通畅。咽部疼痛较为剧烈患者,可以给予乙酰水杨酸口服。

咽部局部可以使用复方硼砂液或者温生理盐水含漱,碱性含漱剂可以稀释黏稠分泌物。发病初期可以使用碘甘油或者硝酸银涂擦咽壁,以帮助炎症消退。如果炎症累及喉部,可以采用药物雾化吸入疗法。选用激素急性雾化吸入治疗可以改善患者的症状和生活质量。

对于患者可以采用抗生素治疗。一般首选青霉素,大剂量静脉滴注,因为其对溶血性链球菌疗效较佳。对于咽喉部黏膜坏死性炎症,最好及时作细菌培养,根据药物敏感试验选用相应抗生素。对于急性坏死性咽炎,可以在口咽局部使用高锰酸钾溶液进行冲洗,但是局部禁止搔刮或者清除坏死组织,避免出现大出血,禁用药物烧灼。

对于过敏所致急性水肿性咽炎,确诊后应静脉注射地塞米松及给予抗组胺药物,可获得缓解并需严密观察呼吸情况。必要时给予吸氧。若已累及喉部,则按喉血管神经性水肿处理。必要时需行气管切开术。

四、常见护理诊断 / 护理问题

1. 疼痛   与急性咽炎咽黏膜充血有关。
2. 体温过高   与咽部黏膜与黏膜下组织的急性炎症有关。
3. 潜在并发症：呼吸困难、败血症、风湿热、急性肾炎。
4. 营养不足   与急性咽炎吞咽疼痛、吞咽困难有关。
5. 知识缺乏   缺乏急性咽炎防护及治疗的相关知识。

五、护理措施

1. 嘱患者注意休息，多饮水，进清淡、易消化饮食。
2. 嘱患者注意口腔清洁，用复方硼砂液或者温生理盐水含漱。
3. 密切观察患者呼吸情况，做好抢救准备。
4. 观察患者体温变化及局部疼痛、红肿情况。
5. 遵医嘱给予患者雾化吸入治疗及抗病毒、抗生素、解热止镇痛类药物，并观察药物的作用及副作用。

六、出院后的康复指导

1. 急性咽炎患者的家中的空气不能太干燥，因为空气干燥就会使患者的嗓子又干又痒，从而加重急性咽炎，可以加大室内空气的湿度，在睡觉前可以喝一杯蜂蜜水，用来缓解嗓子的干燥，同时也能够通便，对肠胃也有一些好处。

2. 嘱患者注意劳逸结合，不宜过度劳累。

3. 不要吃刺激性的食物，戒烟、酒，辛辣等刺激性的食物会刺激患者的咽喉黏膜，使咽喉部位肿胀，吞咽东西困难，导致急性咽炎的加重。烟酒不仅会加重急性咽炎，同时也是引发急性咽炎的重要因素之一，即便是健康的人在平时也要少喝酒，少吸烟，避免引发急性咽炎。

4. 秋冬季节时，经常会出现雾霾的天气，急性咽炎患者在外出的时候一定要戴上防雾霾口罩，防止嗓子受到污染空气的刺激，如果雾霾天气特别严重，尽量不要外出。在室内可以使用空气净化器，以提高空气的质量。

5. 嘱患者每日锻炼，采取适合自己的体育项目，增强身体免疫力。

6. 急性咽炎患者可以自制冰糖雪梨山楂水。冰糖、雪梨和山楂准备若干，然后将梨切成块儿，连同山楂和冰糖放入冷水当中，再把水烧开，冰糖雪梨山楂水对于缓解急性咽炎以及一些咽喉疾病有着非常不错的效果。

第三节 急性扁桃体炎

一、病因与发病机制

急性扁桃体炎(acute tonsillitis)是腭扁桃体的急性非特异性炎症,常伴有轻重程度不等的咽黏膜及咽淋巴环的急性炎症。多见于 10~30 岁之间的青少年,且往往是在慢性扁桃体炎基础上反复急性发作。50 岁以上,3~4 岁以下的患者较少见。春秋两季气温变化时最多见。

病因:

1. 感染因素 主要致病菌为乙型溶血性链球菌。非溶血性链球菌、葡萄球菌、肺炎链球菌、流感嗜血杆菌、弓形虫及一些病毒(包括腺病毒、流感病毒、副流感病毒、EB 病毒、巨细胞病毒、HIV 病毒、甲型肝炎病毒、风疹病毒等)也可引起本病。细菌和病毒混合感染较多见。近几十年来,还发现有合并厌氧菌感染的病例。急性扁桃体炎的病原体可以通过飞沫、食物或直接接触而传染,故有传染性。

2. 免疫因素 上述病原体存在于正常人的口腔及扁桃体内不会引起发病,当某些诱因(如受凉、过度劳累、烟酒过度、有害气体刺激、AIDS 等)使全身或局部的免疫力降低时,病原体侵入体内或原有病原体大量繁殖则可致病。

3. 邻近器官的急性炎症 如急性咽炎、鼻炎、口底炎等蔓延而累及腭扁桃体。

病理分为 3 类:

1. 急性卡他性扁桃体炎 多为病毒引起。病变较轻,炎症局限于黏膜表面,表现为扁桃体表面黏膜充血,无明显渗出物,隐窝内及扁桃体实质无明显炎症改变。

2. 急性滤泡性扁桃体炎 炎症侵及扁桃体实质内的淋巴滤泡,引起充血、肿胀甚至化脓。在隐窝口之间的黏膜下,可呈现黄白色斑点。

3. 急性隐窝性扁桃体炎 扁桃体充血、肿胀。隐窝内充塞有脱落上皮、纤维蛋白、脓细胞、细菌等组成的渗出物,并自隐窝口排出。有时隐窝口渗出物互相连成一片,形成假膜,易于拭去。

二、临床表现

1. 全身症状 急性滤泡性扁桃体炎及急性隐窝性扁桃体炎较重。表现为急性起病,可伴畏寒、高热,体温最高可达 39~40℃,可持续 3~5 天。幼儿可呕吐、因高热而抽搐、昏睡等,部分患者可有头痛、食欲降低、全身乏力、便秘、腰背及四肢疼痛等症状。其全身症状的表现并无特异性。

2. 局部症状

(1)咽痛:为最常见的局部症状。起初多为一侧疼痛,继而可发展为双侧,吞咽及咳嗽时疼痛可加重,疼痛剧烈者可致吞咽困难,言语含混不清,疼痛可向同侧耳部放射。

(2)呼吸困难:一般不重,常发生于儿童,因儿童气道较成人狭窄,肿大的扁桃体可堵塞气道,影响儿童睡眠,可表现为睡眠打鼾或睡时憋醒等。

(3)软腭运动障碍:肿大的扁桃体挤压软腭,引起一过性的软腭功能不全,也可引起言语含混不清。

(4)炎症向邻近器官蔓延引起的相关症状:炎症若向喉部蔓延,可引起喉部异物感、声嘶、喉痛、咳痰、发声力弱甚至失声等症状;向鼻部蔓延,可引起鼻塞、流水样涕或黏脓涕、头痛等症状;向鼻咽部蔓延,可波及咽鼓管,出现耳闷、耳鸣、耳痛及听力下降等症状。

三、治疗要点

1. 一般疗法　患者应充分休息,远离起病诱因,清淡饮食、进流食、多饮水、加强营养及疏通大便,禁食辛辣、烧烤、油腻食物,戒烟戒酒。对于高热及吞咽困难者,应适当补充液体及电解质,保持体内水盐平衡,休息处应湿润通风。因该病具有一定传染性,故最好能隔离患者或嘱患者戴口罩。

2. 抗生素应用　为主要治疗方法,对于病情轻者可给予青霉素,根据病情轻重,决定给药途径。若病情无好转,须分析其原因,改用其他种类抗生素,如有条件可在确定致病菌后,根据药敏试验结果应用抗生素。

3. 对症治疗　对于发热患者可给予物理降温治疗,高热者可给予非甾体消炎药,可在一定程度上缓解疼痛、消退炎症。醋酸氯己定溶液、复方硼砂溶液、1∶5 000呋喃西啉液漱口均有一定止痛抗炎作用,糖皮质激素根据情况可酌情使用。

4. 手术治疗　对于已形成扁周脓肿等局部并发症的患者,可行脓肿切开引流术。反复发作的急性扁桃体炎或扁周脓肿切开引流术后两周的患者,可根据实际情况选择在炎症控制后手术切除扁桃体。

四、常见护理诊断/护理问题

1. 疼痛　与急性扁桃体黏膜及咽淋巴环的急性炎症有关。

2. 体温过高　与急性扁桃体的炎症有关。

3. 潜在并发症　扁桃体周围脓肿、败血症、风湿热、急性肾炎。

4. 营养不足　与急性扁桃体吞咽疼痛、吞咽困难有关。

5. 知识缺乏　缺乏急性扁桃体防护及治疗的相关知识。

五、护理措施

1. 嘱患者卧床休息,保持室内空气流通,温湿度适宜。

2. 嘱患者尽量少说话,进食前后漱口,指导其选用口含片含服,以消炎止痛,建议患者采取听音乐等方式分散注意力,以缓解疼痛。

3. 遵医嘱给予患者消炎药物静脉输液治疗,必要时用解热镇痛药。

4. 嘱患者进温度适宜软食或流食,多饮水,加强营养,保持大便通畅。

5. 观察患者体温变化,体温过高,给予物理降温。

6. 观察患者有无一侧咽部疼痛加剧、语言含糊、一侧软腭及腭舌弓红肿、悬雍垂偏向对侧等,扁桃体周围脓肿,同时还应观察患者的尿液,发生异常及时联系医生及时给予处理。

六、出院后的康复指导

1. 在交替季节时,注意别感冒,感冒最容易引发扁桃体炎。

2. 养成良好的生活习惯,充足睡眠,劳逸结合,根据气候变化及时增减衣服,防止受凉及劳累过度。

3. 注意口腔卫生,经常漱口,坚持做到每天睡前刷牙,饭后漱口,以便减少口腔内细菌感染的机会,含漱法可选用含碘片,每次 1~2 片,每日 3~4 次含化。用淡盐水漱口,简单又方便,可于饭后及睡前,取温开水一杯,加少许食盐,口感有咸味即可,反复漱口,每次 5 分钟左右。

4. 饮食宜清淡富于营养,少食辛辣刺激性食物。

5. 宜吃水果梨子,梨子中含有大量的水分和营养物质,在喉咙痛、发热时可以吃些梨,梨有很好的退烧、润喉、止痛止渴的作用;可吃枇杷,患有扁桃体发炎的患者在日常生活中可以通过食用枇杷来起到很好的缓解以及治疗的目的,并且我国中医指出枇杷全身都是宝,全身皆可入药。枇杷的果肉具有很好的润肺利尿,清热健脾的功效,经常食用对肝脏有着很好的养护功效。并且在枇杷肉中还含有丰富的维生素 C,可有效帮助人体抗坏血因子。可吃樱桃,味甘酸、性温,有补血养颜、温脾暖胃的功效。现代研究,樱桃含铁丰富,又含柠檬酸和维生素 C,是补血之佳果。对咽喉炎患者都可增强脾胃功能,增强免疫系统作用;可以喝姜汁,平时我们感冒咳嗽的时候家人都可用姜和可乐煮水喝,那扁桃体炎也不例外,姜和可乐煮水可以有效缓解炎症。

6. 加强身体锻炼,提高机体抵抗力。

7. 对于频繁发作,即每年 5 次或以上的急性发作或连续 3 年平均每年有

3 次或以上发作的急性扁桃体炎或有并发症,建议在急性炎症消退 2~3 周后行扁桃体切除术。

第四节　慢性扁桃体炎

一、病因与发病机制

慢性扁桃体炎(chronic tonsillitis)多由急性扁桃体炎反复发作转为慢性。或因腭扁桃体隐窝引流不畅,窝内细菌、病毒滋生感染而演变为慢性炎症,是临床上最常见的疾病之一。

1. 病因　本病的发生机制尚不清楚,链球菌和葡萄球菌为本病的主要致病菌。

(1)急性扁桃体炎反复发作,使隐窝内上皮坏死,隐窝引流不畅,细菌与炎性渗出物聚集其中,导致本病。

(2)继发于急性传染病,如猩红热、白喉、流感、麻疹等。也可继发于鼻腔及鼻窦等邻近组织器官感染。

(3)近年来一些学者认为慢性扁桃体炎与自身变态反应有关。

2. 病理可分为 3 型

(1)增生型:因炎症反复刺激,扁桃体淋巴组织与结缔组织增生,扁桃体肥大、质软,突出于腭弓之外,多见于儿童。扁桃体隐窝口宽大,可见有分泌物堆积或有脓点。

(2)纤维型:淋巴组织和滤泡变性萎缩,为广泛纤维组织所取代,因瘢痕收缩,扁桃体小而硬,常与腭弓及扁桃体周围组织粘连。病灶感染多为此型。

(3)隐窝型:扁桃体隐窝内有大量脱落上皮细胞、淋巴细胞、白细胞及细菌聚集而形成脓栓或隐窝口因炎症瘢痕粘连,内容物不能排出,形成脓栓或囊肿,成为感染灶。

二、临床表现

1. 反复发作咽痛　每遇感冒、受凉、劳累、睡眠欠佳或烟酒刺激后咽痛发作,并有咽部不适及堵塞感。

2. 口臭　由于扁桃体内细菌的繁殖生长及残留于扁桃体内的脓性栓塞物,常可致口臭。

3. 扁桃体肿大　多见于儿童,肥大的扁桃体可使吞咽困难,说话含混不清,呼吸不畅或睡眠时打鼾。

4. 全身表现 扁桃体内的细菌,脓栓常随吞咽进入消化道,从而引起消化不良。如细菌毒素进入体内,可有头痛、四肢乏力、容易疲劳或低热等表现。

三、治疗要点

1. 一般治疗

(1)保持口腔清洁每天睡前刷牙,饭后漱口,以减少口腔内细菌感染的机会。

(2)含漱法用淡盐水漱口,简单又方便,可于饭后及睡前,取温开水一杯,加少许食盐,口感有咸味即可,反复漱口。

(3)药物治疗可长期服用维生素 C,体质虚弱常易发作者,应在医生指导下使用提高机体免疫力功能的制剂。非急性发作时,不要滥用消炎药。

(4)参加体育锻炼,增强体质和抗病能力。

2. 手术治疗的选择

(1)扁桃体过度肥大,妨碍呼吸、吞咽者。

(2)反复急性发作,每年 4~5 次以上,有扁桃体周围脓肿病史。

(3)长期低热,全身检查除扁桃体炎外无其他病变者。

(4)由于扁桃体炎而导致的肾炎、风湿等病,应在医生指导下择期手术。

3. 不宜手术者

(1)急性炎症期及患急性病、上呼吸道感染和有流行病的时期。

(2)造血系统疾病、凝血功能减退、高血压、心脏病、肺结核等患者不宜手术。

(3)妇女月经期及经前 3~5 日不做手术。

(4)有干燥性或萎缩性咽炎的患者如不十分必要可不手术,否则,术后咽炎症状加重。

四、常见护理诊断/护理问题

1. 疼痛 与急性扁桃体黏膜及咽淋巴环的急性炎症有关。
2. 舒适的改变 与咽喉不适,吞咽异物感有关。
3. 睡眠形象紊乱 与睡眠打鼾有关。
4. 知识缺乏 缺乏慢性扁桃体防护及治疗的相关知识。
5. 焦虑 因了解相关疾病、手术等知识及手术后效果而致。

五、护理措施

1. 术前护理要点及措施

(1)评估患者:包括健康史及其相关因素、身体状况、生命体征,以及神志、精神状态、行动能力等。

（2）对患者给予同情、理解、关心、帮助，告诉患者不良的心理状态会降低机体的抵抗力，不利于疾病的康复。解除患者的紧张情绪，更好地配合治疗和护理。

（3）术晨 0∶00 开始禁食、禁水。

（4）术前 30 分钟皮下注射阿托品。

2. 术后护理要点措施

（1）术后第 1 天康复新液漱口，清除口腔内食物残渣和致病微生物。

（2）全麻患者采取平卧位，头偏向一侧。

（3）给予患者持续低流量吸氧，氧流量 2L/min。

3. 专科护理

（1）手术当日嘱患者卧床休息，少说话，尽量避免咳嗽，给予颈部冰敷 6 小时。

（2）注意观察患者咽部出血情况。如持续口吐鲜血，或患者不断出现吞咽动作时，可能有伤口出血，及时报告医生，采取采血措施。

（3）饮食护理：术后给予患者扁桃体术后饮食，常规进食冷流食，冰棍，米汤，牛奶，鸡蛋羹等，7~14 天可给予软质饮食，两周后根据患者的恢复情况进普食。若有胃部有疾病的患应注意饮食的温度，可以吃温的食物，不选择吃冰棍。

（4）术后 6 小时，伤口即有白膜形成，24 小时后白膜多已覆盖整个扁桃体窝，属于正常现象，白膜对伤口具有保护作用。若白膜稀疏不均，色泽污秽，提示有感染的情况，应遵医嘱给予抗感染治疗，白膜一般 10 天左右脱落、创口愈合。

（5）术后第 2 天鼓励患者多说话，用漱口水漱口，多进食，以增强体力防止创面瘢痕挛缩。

（6）疼痛难忍时，不宜服用水杨酸类镇痛药，因其可抑制凝血酶原的产生而引起伤口出血。

六、出院后的康复指导

1. 嘱患者坚持锻炼、增强体质，预防上呼吸道感染。

2. 嘱患者不吃辛辣、刺激性强的食物，以免刺激胃部引起不适。禁食过热、过硬食物，以免造成伤口出血。

3. 嘱患者避免劳累、受凉及烟酒过度等诱因。

4. 嘱患者保持口腔清洁，饭前、饭后漱口。

5. 三个月内请勿剧烈运动或过度大笑，预防伤口出血。

6. 生活规律，劳逸结合，保持乐观情绪，避免情绪激动。

7. 告知患者的有白膜脱出属于正常现象,不必惊慌。少量出血时,应立即口含冰棍,若出血减少,不用就诊,若出血大时,及时就诊。

8. 若患者体温升高,咽部疼痛,口中有血性分泌物应及时就诊。

第五节 扁桃体周围脓肿

一、病因与发病机制

扁桃体周围脓肿(peritonsillar abscess)为扁桃体周围组织间隙的化脓性炎症,是急性扁桃体炎的并发症之一。多发生扁桃体前上方,常为单侧性,此病多见于青壮年,10 岁以下儿童及老年人少见。

病因:

大多继发于急性扁桃体炎,尤其多见于慢性扁桃体炎屡次急性发作者。由于扁桃体隐窝特别是上隐窝引流不畅或深部滤泡化脓,感染向深层发展,穿透扁桃体被膜进入扁桃体周围隙。初为炎性浸润,即扁桃体周围炎,继而形成脓肿。脓肿多位于扁桃体前上方,即舌腭弓上方与舌扁桃体之间,位于其后上方或后下方者少见,常发生于一侧。其致病菌为金黄色葡萄球菌、乙型溶血性链球菌、甲型草绿色链球菌及厌氧性链球菌(恶臭味)。

病理:

本病多为单侧发病,两侧同时发病极少,按其发生部位,临床上分为前上型和后上型两种。前者脓肿位于扁桃体上极与腭舌弓之间,此型最常见;后者位于扁桃体与腭咽弓之间,较少见。镜下见扁桃体周围疏松结缔组织中大量炎性细胞浸润,继之细胞坏死液化,融合形成脓肿。炎症浸润和组织水肿影响局部血液循环。常可导致患侧扁桃体上方软腭充血肿胀,悬雍垂水肿,偏向健侧。

二、临床表现

1. 大多数发生于急性扁桃体炎发病 3~5 天后,发热仍持续或又加重。一侧咽痛较扁桃体炎时加剧,常放射至同侧耳部及牙齿,因咽痛剧烈及软腭肿胀,患者吞咽困难,口涎外溢,饮水向鼻腔反流,语言含混不清,周围炎症波及翼内肌时,出现张口困难,脓肿甚大者可能引起上呼吸道梗阻。

2. 患者表情痛苦,头偏向患侧稍前倾。口臭多涎,舌苔厚腻,张口受限,颈淋巴结肿大、压痛。若为前上位脓肿,患侧舌腭弓上部及软腭充血、肿胀,明显隆起,扁桃体覆以脓性分泌物,被推向内下方,悬雍垂充血肿胀转向对侧;后上位脓肿时,患侧咽腭弓明显肿胀隆起,扁桃体被推向前下方;下位脓肿者极少见,但可并发咽、喉水肿及颈动脉鞘炎,以扁桃体下极与舌根部之间肿胀隆起为著,而软腭及悬雍垂充血肿胀不明显。

三、治疗要点

1. 脓肿未形成前的治疗

同急性扁桃体炎,须静脉给予足量抗生素、控制炎症扩散,制止脓肿形成及防止并发症的发生,并给予输液,对症处理。

2. 脓肿形成后的处理

(1)穿刺抽脓:通过穿刺可以明确脓肿是否已形成及脓肿的部位,同时也达到了治疗的目的。在 0.5%~1% 地卡因黏膜表面麻醉下,选择脓肿最隆起和最软化处,试探性进针,注意方位,不可刺入太深,以免误伤咽旁大血管。针进入脓腔时有空虚感,回抽时即有脓液抽出,尽量将脓液抽净。

(2)切开引流:在局麻下于脓肿穿刺部位切开引流。常规定位是从悬雍垂根部做一假想水平线,从腭舌弓游离缘下端做一假想垂直线,两条线交点稍外,即为适宜做切口之处。切开黏膜及浅层组织(不可过深),用一血管钳向后外方顺肌纤维走向逐层分离软组织,直达脓腔排脓。

(3)扁桃体切除术:扁桃体急性炎症消退后 2~3 周才可施行手术。但对于扁桃体周围脓肿者,确诊后或切开排脓后数日,在足量抗生素控制下,便可施行患侧扁桃体切除术,尤其适用于病程较长,多次切开排脓仍未治愈者。此时扁桃体被膜与扁桃体窝之间已为脓液所分离,所以,手术剥离扁桃体较易,出血少、疼痛轻。扁桃体切除后,其脓腔完全敞开排脓彻底,容易治愈。尽早除去病灶,可减少并发症的发生,亦可避免再次手术时的痛苦和因瘢痕形成造成剥离扁桃体的困难。

四、常见护理诊断 / 护理问题

1. 疼痛　与扁桃体周围脓肿压迫及炎症刺激有关。
2. 体温过高　与炎症反应及炎症引起的败血症、脓毒血症等因素有关。
3. 有误吸危险　与脓肿切开时,大量脓液未及时吸出有关。
4. 营养失调:低于机体需要量　与吞咽困难、疼痛等原因导致营养摄入不足、消耗增加或丢失过多有关。
5. 焦虑　与疼痛、吞咽困难,担心预后以及缺乏知识等因素有关。

五、护理措施

1. 遵医嘱给予患者消炎药物静脉输液治疗,必要时用解热镇痛药。
2. 观察患者体温变化,体温过高给予物理降温。

3. 嘱患者进温度适宜软食或流食,多饮水,加强营养,保持大便通畅。

4. 嘱患者保持口腔清洁,饭前、饭后漱口。

5. 保持呼吸道通畅,扁桃体周围脓肿炎症性反应向下蔓延可发生喉炎及喉头水肿,咽旁间隙感染,导致咽旁脓肿、咽喉脓肿等并发症,脓肿破溃可导致脓液流到气管引起呼吸困难甚至窒息。在患者床旁备好气管切开包及口咽通气道,密切观察的呼吸频率、节律、深度、口唇、甲床的颜色,监测患者的血氧饱和度变化,遵医嘱给予患者雾化吸入治疗。若脓肿破裂脓液流入呼吸道,要尽快吸出,一旦出现患者呼吸困难要及时报告医生,给予处理。

6. 扁桃体周围脓肿切开引流后,遵医嘱给予患者消炎药物静滴治疗,观察呼吸情况,做好口腔护理,预防感染。

六、出院后的康复指导

1. 养成良好的生活习惯,保证充足的睡眠时间,预防感冒。

2. 戒除烟酒,饮食宜清淡,不吃辛辣刺激性食物,平时多喝水,多吃些清热的水果等。

3. 嘱患者保持口腔清洁,勤刷牙,可用淡盐水漱口。

4. 平时多锻炼身体,增强体质,同时注意口腔卫生,及时治疗附近组织的疾病。

5. 注意随天气变化及时增减衣服,多开窗通风去除室内潮湿的空气。

6. 锻炼身体,提高机体提抗力,避免过度劳累。

7. 当感觉有咽部不适时可使用西瓜霜润喉片,可以缓解症状。

8. 如果出现咽部充血、脓点或破溃,可在患处喷上西瓜霜喷剂及时治疗炎症。

第六节　腺样体肥大

一、病因与发病机制

腺样体因反复炎症刺激而发生病理性增生肥大,并引起相应症状者称腺样体肥大(adenoidal hypertrophy)。腺样体也叫咽扁桃体或增殖体,位于鼻咽部顶部与咽后壁处,属于淋巴组织,表面呈橘瓣样。腺样体和扁桃体一样,出生后随着年龄的增长而逐渐长大,2~6岁时为增殖旺盛的时期,10岁以后逐渐萎缩。腺样体肥大系腺样体因炎症的反复刺激而发生病理性增生,从而引起鼻塞、张口呼吸的症状,尤以夜间加重,出现睡眠打鼾、睡眠不安,患儿常不时翻身,仰卧时更明显,严重时可出现呼吸暂停等。本病最多见于儿童,常与慢性扁桃体炎,扁桃体肥大合并存在。

病因及病理生理:

本病常见原因为炎症如急慢性鼻炎,扁桃体炎,流行性感冒等反复发作,使腺样体发生病理性增生。导致鼻阻塞加重,阻碍鼻腔引流,鼻炎鼻窦炎分泌物又刺激腺样体使之继续增生,形成互为因果的恶性循环。本病也常常有家族遗传史。

二、临床表现

1. 局部症状 儿童鼻咽腔狭小,如腺样体肥大堵塞后鼻孔及咽鼓管咽口,可引起耳、鼻、咽、喉等处症状。

(1)耳部症状:咽鼓管咽口受阻,引起分泌性中耳炎,导致听力减退和耳鸣。

(2)鼻部症状:常并发鼻炎、鼻窦炎,有鼻塞及流鼻涕等症状。说话时带闭塞性鼻音,睡时发出鼾声,严重者出现睡眠呼吸暂停。

(3)咽、喉和下呼吸道症状:因分泌物向下流并刺激呼吸道黏膜,常引起夜间阵咳,易并发气管炎。

(4)腺样体面容:由于长期张口呼吸,致使面骨发育发生障碍,颌骨变长,腭骨高拱,牙列不齐,上切牙突出,唇厚,缺乏表情,出现所谓"腺样体面容"。

2. 全身症状 患儿表现为厌食、呕吐、消化不良,继而营养不良。因呼吸不畅,肺扩张不足,可导致胸廓畸形。夜间呼吸不畅,会使儿童长期处于缺氧状态,内分泌功能紊乱,引起生长发育障碍,家长可发现孩子有注意力不集中、情绪多变、夜惊、磨牙、盗汗、尿床等症状。

腺样体肥大是阻塞性睡眠呼吸暂停低通气综合征(obstructive sleep apnea hypopnea syndrome,OSAHS)最常见的病因之一。鼾声过大和睡眠时憋气为两大主要症状,睡眠时张口呼吸、汗多、晨起头痛、白天嗜睡、学习困难等也是常见的症状。

三、治疗要点

1. 保守治疗 注意营养,预防感冒,提高机体免疫力,积极治疗原发病。随着年龄的增长,腺样体将逐渐萎缩,病情可能得到缓解或症状完全消失。

2. 药物医疗 有的患儿常常伴有鼻炎,鼻窦炎,经过恰当的治疗鼻腔通气好转,临床症状可以减轻。

3. 手术治疗 如保守治疗无效,应尽早手术切除腺样体,手术常同扁桃体切除术一并进行,如果扁桃体不大且很少发炎则可单独行腺样体切除。

四、常见护理诊断/护理问题

1. 低效性呼吸形态　与长期鼻塞、张口呼吸有关。
2. 自我形象紊乱　与长期张口呼吸、影响面骨发育导致的腺样体面容有关。
3. 睡眠形态紊乱　与夜间打鼾有关。
4. 焦虑　与担心手术和预后有关。

五、护理措施

1. 术前护理要点及措施
(1)全面评估患者：包括健康史及其相关因素,身体状况、生命体征,以及神志、精神状态、行动能力等。
(2)心理护理：对患者给予同情、理解、关心、帮助,告诉患者不良的心理状态会降低机体的抵抗力,不利于疾病的康复,解除患者的紧张情绪,使其更好地配合治疗和护理。
(3)术晨 0∶00 开始禁食、禁水。
(4)术前 30 分钟皮下注射阿托品。

2. 术后护理要点措施
(1)体位：去枕平卧 6 小时。
(2)注意观察患者呼吸情况。
(3)观察痰中及唾液中出血情况,注意其吞咽动作,如吞咽动作频繁并脉搏变快,即有伤口出血可能,应及时检查处理。
(4)手术当日嘱患者安静休息,少说话,尽量避免咳嗽。
(5)饮食护理：全身麻醉术后 6 小时,无出血者可进半流食,7~10 天不宜吃硬食和油炸食物,以免损伤伤口;水果及果汁因含果酸,刺激伤口可能引起疼痛和影响伤口愈合,少吃或不吃为宜。
(6)注意保暖,预防感冒,咳嗽可引起伤口疼痛,以致激发出血。
(7)患者术后夜间睡觉打鼾比之前严重,告知家属属于正常现象,等水肿期消失后会打鼾现象减轻。
(8)术后 48 小时患者可能有低热,此为正常反应,如有高热,则应注意有无局部或全身并发症。
(9)遵医嘱给予患者抗生素静脉输液治疗,预防感染。

六、出院后的康复指导

1. 嘱患者可进清淡易消化饮食,高热量、高维生素、高蛋白质饮食,切勿暴饮、暴食,避免辛辣、刺激性食物。

2. 夜间观察患者的呼吸情况,如有呼吸困难,及时到医院就诊。

3. 嘱患者加强体育锻炼,增强体质,避免上呼吸道感染,以免导致咳嗽。

4. 3 个月内勿剧烈运动或过度兴奋大笑,防止伤口出血。

5. 定时门诊复查,有伤口出血,呼吸困难等情况随时就诊。

6. 嘱患者注意口腔卫生,保持口腔清洁,可用温盐水漱口。

7. 保持室内温度,相对湿度适宜。

8. 注意保暖,预防感冒。

第七节　咽后脓肿

一、病因与发病机制

咽后脓肿(retropharyngeal abscess)为咽后隙的化脓性炎症,因其发病机制不同,分急性和慢性两种。急性多由于口、咽、鼻腔、鼻窦感染,咽后壁异物、外伤等引起。慢性者多系颈椎和咽后隙淋巴结结核引起的冷脓肿。前者多见于3 岁以下幼儿,后者多见于青少年。

因其咽后间隙有丰富的淋巴结,口、咽、鼻腔及鼻窦的感染可引起这些淋巴炎症,进而形成脓肿;咽部异物损伤咽后壁继发感染,或邻近组织炎症扩散到咽后间隙,都能导致咽后脓肿。致病菌以链球菌和葡萄球菌多见。

1. 咽后隙化脓性淋巴炎　婴幼儿每侧咽后隙有 3~8 个淋巴结,急性上呼吸道感染、急性咽炎、扁桃体炎、鼻窦炎、中耳炎容易引起咽后隙化脓性淋巴炎,最后形成脓肿。

2. 咽部异物及外伤　咽后壁异物刺入,可能引起感染。

3. 耳部感染　中耳炎所并发的颞骨岩部炎,可经颅底破裂孔侵入咽后隙引起感染。

4. 咽后壁淋巴结结核或者颈椎结核形成寒性脓肿。

二、临床表现

(一) 急性咽后脓肿

1. 发热 38℃以上,畏寒、咽痛、吞咽困难,发声不清,似口内含食物,鼻塞,睡眠时有鼾声,如脓肿累及咽喉部则可有呼吸困难及喘鸣。

2. 患者呈急性病容,头前俯并偏向患侧,颈部活动受限,咽后壁黏膜充血并隆起,患侧咽腭弓及软腭均被推向前,颈部淋巴结肿大、压痛。

3. 颈部正侧位 X 线摄片,显示咽后隙阴影增宽。

(二)慢性咽后脓肿

1. 起病缓慢,早期多只有结核症状,下午低热、盗汗、消瘦等,直至脓肿较大渐有咽部阻塞感及吞咽困难。

2. 咽后壁膨隆,局部黏膜多无明显充血。

3. 颈部侧位 X 线摄片可见颈椎骨质病变。

三、治疗要点

(一)手术治疗

1. 急性咽后脓肿 一经确诊,须行切开排脓。患儿不需麻醉,成年患者喷用 1% 地卡因即可。取仰卧头低位,用压舌板或直接喉镜压舌根暴露口咽后壁,看清脓肿部位,在脓肿最隆起处用长粗穿刺针抽脓。然后用尖刀在脓肿下部最低处作一纵行切口,并用血管钳扩大切口,排尽脓液并充分吸出。喉咽部脓肿,可在直接喉镜下进行手术,操作方法同上。术中应准备好气管切开包、氧气、喉镜及插管等器械,以便在意外情况下出现时使用。术后使用抗生素控制感染。如脓液引流不畅,每日应扩张创口,排尽脓液直至痊愈。

2. 结核性咽后脓肿 除抗结核治疗外,可在口内穿刺抽脓,脓腔内注入 0.25g 链霉素液,但不可在咽部切开。有颈椎结核者,宜与骨科医师共同处理,同时行颈外切开排脓。

(二)支持疗法

要注意全身支持疗法及应用足量抗生素控制感染,常用大剂量青霉素静滴。在小儿还可能发生喉痉挛,甚至呼吸、心跳骤停等危险情况。事先一定要做好急救准备工作,以便顺利地进行抢救,如气管切开的准备、抢救药品、氧气及吸痰器等。

四、常见护理诊断 / 护理问题

1. 营养失调(低于机体需要) 与无法进食有关。
2. 焦虑恐惧 与住院导致环境改变,担心预后有关。

五、护理措施

1. 术前护理 危重患者应给予吸氧,建立静脉通路,床边备好气管切开包,吸引器及抢救药品,迅速做好切开排脓前的一切准备工作,并向家属讲解手术的重要性和必要性;通知禁食水;适时进行雾化吸入。

2. 术后护理

(1)穿刺吸脓一般要反复进行。穿刺后每日或隔日检查咽后脓肿情况,如检查困难,可通过观察患者吞咽改善情况来判断,吞咽正常者,说明引流好,脓肿无复发,反之则应重新开放引流。

(2)脓肿切开的术后护理:术后取头平侧卧位,禁食水,持续低流量给氧,用氧过程中,注意观察缺氧有无改善,氧气装置是否漏气,吸氧导管是否通畅,密切观察病情及生命体征的变化,保持呼吸道通畅,注意有无吸气性呼吸困难、喉鸣及三凹征出现。如果脓肿切开后再度出现呼吸不畅,应及时通知医生诊察患者,以便作出相应的救治处理。

(3)气管切开的术后护理:采用气管套管内持续低流量给氧,流量为1~2L/min。

(4)病情观察护理:注意观察呼吸变化。

(5)密切观察呼吸及体温变化:脓肿穿刺或切开引流后给氧,仍可能由于分泌物阻塞、舌根后坠及鼻黏膜肿胀等原因导致吸入性呼吸困难,给予吸痰,将舌向外牵拉,0.5%麻黄素滴鼻,可使上呼吸道通畅,保证有效给氧,改善呼吸困难。持续高热必须及时给予物理或药物降温。

六、出院后的康复指导

1. 患者出院前定期来门诊复查。

2. 多做户外运动,养成良好的卫生习惯,避免受凉,预防上呼吸道感染,加强营养。

3. 吃带骨刺食物前,要先去骨刺,注意进食情况,避免意外再次发生。

4. 禁止吸烟,勿饮烈酒,禁辛辣刺激饮食。

5. 保持口腔清洁,养成早晚刷牙,餐后漱口的习惯。

6. 保持室内空气新鲜及适宜的温湿度,经常开窗通风换气。

7. 气管切开患者自我护理:气管切开处敷料应每日更换2次,如有污染随时更换,保持伤口清洁。气管套管外应用0.9%的生理盐水双层纱布覆盖,可防灰尘或异物吸入气管内。同时保持颈部系带松紧度适宜。要保持气管内套管通畅,及时吸痰,按无菌操作规程吸出气管内套管中的分泌物,操作时动作要轻,防止损伤气管黏膜,气管内套管每4h更换清洗消毒一次。

8. 对痰液黏稠及肺部感染者每日增加雾化次数,可以减轻咽壁黏膜肿胀,缓解喉水肿,改善呼吸困难;同时可以湿化气道、稀释痰液,促进痰液排出,并且可以促进炎症吸收,加速患者康复。

9. 如有复发呼吸困难,并伴有持续高热、咳嗽等,应考虑肺部感染。凡咽周间隙感染,一旦出现口、鼻、耳等出血,即使少量,也应立即报告医生,给予相应的处理。

第八节 咽旁脓肿

一、病因与发病机制

咽旁脓肿(parapharyngeal abscess)为咽旁隙的化脓性炎症,为典型的化脓性炎症,初为蜂窝织炎,随后组织坏死溶解,形成充满脓液的腔,即脓肿,致病菌常为溶血性链球菌、金葡菌、肺炎双球菌。经适当治疗后,脓肿可吸收消散,较大脓肿,经切开排脓或穿刺抽脓后,由肉芽组织修复,形成瘢痕。

因咽旁隙的感染进路较多,如腭扁桃体、咽扁桃体、牙、咽、腮腺及鼻部、咽部所属淋巴结等处的急性炎症,均可蔓延至咽旁隙中。尤其在儿童,这些部位至今仍是发生感染形成脓肿的常见部位。

1. 邻近器官或组织化脓性炎症的扩散为最常见的致病因素,如急性扁桃体炎、急性咽炎、急性腺样体炎等,以及颈椎、乳突、颞骨颧突或岩部的急性感染均可直接侵袭至咽旁隙。另外,扁桃体周脓肿、咽后脓肿、腮腺脓肿、磨牙区脓肿、颞骨岩部脓肿及耳源性颈深脓肿等可直接溃破或蔓延至咽旁隙。

2. 医源性感染及外伤 扁桃体切除术或拔牙术,注射器、药液消毒不严;施行扁桃体周脓肿切排时,误将咽上缩肌穿透,内镜检查损伤咽侧壁均可导致咽旁隙的感染。另外咽侧壁异物刺伤、外伤也可引起本病。

3. 经血流和淋巴系感染 邻近器官或组织的感染,可经血行和淋巴系累及咽旁隙,导致本病发生。

二、临床表现

咽旁脓肿的症状与扁桃体周脓肿相似,但较严重。

1. 局部症状 主要是咽痛、颈痛与吞咽痛,头部活动或勉强张口时,疼痛加剧,痛可放射至耳部,患侧颈项强直,转动困难。当炎症侵犯翼内肌时,则出现张口困难。

2. 全身症状 初期为原发病症状,迅速加重,畏寒发热,头痛出汗;发热为持续性高热或为脓毒血症弛张型热。加上吞咽困难影响进食,发生营养障碍,身体迅速衰竭。

3. 体征 患侧下颌下区肿胀,局部坚硬,触痛明显,咽部检查可见咽侧壁隆起,软腭及腭弓充血水肿,扁桃体被推向咽腔中央;如为后隙感染,不引起牙关紧闭,扁桃体不被推移。

三、治疗要点

1. 脓肿未形成前的治疗　给予足量抗生素及磺胺类药物,以防止炎症扩散及并发症的发生,局部热敷或理疗。患者卧床休息,多饮水,吃软食,必要时可给予镇静剂及缓泻剂。

2. 脓肿形成后治疗　除上述治疗外,应尽早施行脓肿切开排脓术。

(1)经口内切开排脓术:若脓肿明显突出于咽侧壁者,可用此法。局部先用1%丁卡因溶液作表面麻醉。取仰卧位,然后于腭咽弓后咽侧壁脓肿最突出部,相当于扁桃体下极处,先以穿刺针穿刺抽取脓液,然后作垂直切口,切开黏膜及黏膜组织,再用血管钳插入切口作钝性分离,穿通咽上缩肌可达脓腔,排尽脓液,并用吸引器吸净。

由扁桃体脓肿所并发的,可先穿刺后切开或先摘除扁桃体,用血管钳钝性分离咽上缩肌,通过脓腔排脓。

(2)颈外侧切开排脓术:适用于:①颈外侧有明显肿胀,或已有波动;②经咽侧切开排脓后,高热等症状无好转;③咽部或外耳道有流血情况。在局麻下以下颌角为中心,于胸锁乳突肌前缘做一纵行切口,用血管钳钝性分离软组织进入脓腔。排脓后冲洗干净,放置引流条,缝合部分伤口并包扎之。每日换药一次,宜用抗生素液冲洗脓腔。

四、常见护理诊断/护理问题

1. 焦虑　与住院导致环境改变,担心预后有关。
2. 营养不良　与张口困难、进食障碍有关。
3. 交流不畅　与术后言语不清有关。

五、护理措施

1. 体位护理　患者术毕返回病房后,给予持续低流量吸氧、心电监护和血氧饱和度监测。将其置于半卧位4~6小时,以利于患者咽旁间隙脓液的引流。同时,避免向患侧侧卧,以免影响引流或影响伤口愈合。

2. 观察呼吸功能　患者虽经手术进行了脓肿切排,但局部肿胀在一段时间内仍然存在,因此要及时观察患者是否继发喉梗阻。当患者在安静时出现轻度呼吸困难,或吸气时出现三凹征,烦躁不安、脉搏加速等症状时,应及时通知主管医生,做好气管切开术的准备。

3. 抗感染治疗　术后遵医嘱给予患者全身应用抗生素和适量的糖皮质激素,防止脓肿的蔓延与并发症的出现。对患者生命体征、局部与全身症状进行观察与记录,以观察抗感染治疗的效果。对于发热患者给予物理降温。鼓励患者进食,以温凉的流食为主,张口困难者可行鼻饲。注意口腔护理。

4. 伤口的观察及护理 协助医生每天对颈外伤口进行换药,对脓腔使用抗生素、大量过氧化氢溶液或高锰酸钾液与无菌生理盐水进行冲洗。防止引流条脱落,保持引流的通畅,大致观察引流量的颜色、量与性状。若发现引流不畅,或引流条脱落,立即告知医生,给予重新放置引流条。

5. 营养支持 咽旁脓肿可引起患者咽痛、吞咽苦难,甚至张口困难,从而造成进食障碍。应遵医嘱给予患者全身营养支持治疗,包括脂肪乳、氨基酸等,必要时静脉补充白蛋白。

6. 言语不清者,可采用写字、打手势的方式,与患者进行交流,以了解患者的需求。

六、出院后的康复指导

1. 叮嘱患者出院后继续治疗其他疾病,如糖尿病、结核病等,这些基础疾病是咽旁脓肿的致病因素。

2. 注意保持充足的睡眠,避免过度劳累,注意劳逸结合,注意生活的规律性。

3. 鼓励患者适量进食高蛋白及富含维生素的软食或半流质饮食,多服用清淡富于营养的食物,注意膳食平衡。忌辛辣刺激食物,多吃新鲜的蔬菜和水果,多吃提高免疫力的食物,以提高机体抗病能力。

4. 心理护理 向患者介绍疾病相关护理知识,减轻紧张情绪,积极配合治疗。

5. 注意口腔卫生,坚持早晚及饭后刷牙,避免到非正规诊所拔牙。

6. 减少烟酒和粉尘刺激,还需纠正张口呼吸的不良习惯。

7. 应加强身体锻炼,增强体质,预防呼吸道感染,少用烟酒,积极治疗咽部周围器官的疾病。

8. 保持室内合适的温度和湿度,空气新鲜。

9. 宜吃清淡、具有酸、甘滋阴的一些食物,如水果、新鲜蔬菜、青果等。经常含服四季润喉片、薄荷喉症片等。

第二章

阻塞性睡眠呼吸暂停低通气综合征

阻塞性睡眠呼吸暂停低通气综合征(obstructive sleep apnea hypopnea syndrome，OSAHS)是指睡眠时上气道反复发生塌陷阻塞引起的呼吸暂停和通气不足，伴有打鼾、睡眠结构紊乱，频繁发生血氧饱和度下降，白天嗜睡、注意力不集中等病症。采用张力仪(胸腔呼吸运动记录仪)与热敏电阻器(热敏电阻呼吸仪)检测技术，将睡眠呼吸暂停分为 3 型：中枢性(CSA)、阻塞性(OSA)、混合型(MSA)。

一、病因与发病机制

上呼吸道任何解剖部位的狭窄或堵塞，都可导致阻塞型睡眠呼吸暂停。

1. 鼻腔及咽、喉部病变　鼻息肉、鼻中隔偏曲等引起鼻阻塞的疾病。扁桃体肥大、软腭松弛肥大低垂、悬雍垂过度下垂等。

2. 口腔及颌面颈部病变　舌根及舌体的肥厚、下颌骨发育畸形(如小下颌畸形)、下颌骨后缩等导致气道狭窄。

3. 全身性疾病甲状腺功能减退、肢端肥大症、Ⅱ 型糖尿病亦为该病的发病因素。

4. 其他　肥胖、先天性畸形、服用镇静安眠药、遗传、饮酒及吸烟等。

二、临床表现

1. 嗜睡　最常见的症状，轻者表现为日间工作或学习时间困倦、嗜睡，严重时吃饭、与人谈话时即可入睡，甚至发生严重的后果。夜间睡眠时鼾声 - 气流停止 - 喘气 - 鼾声交替出现，憋气时间长时患者可出现明显的发绀。

2. 头晕乏力　由于夜间反复呼吸暂停、低氧血症，常有轻度不同的头晕、疲倦、乏力。精神行为异常：注意力不集中、记忆力和判断力下降，老年人可表现为痴呆。

3. 个性变化　烦躁、易激动、焦虑等,可能出现抑郁症。

4. 性功能减退　约有 10% 的患者可出现性欲减退,甚至阳痿。

5. 呼吸暂停　OSAHS 患者有明显的胸腹矛盾呼吸。

6. 憋醒　呼吸暂停后忽然憋醒,感觉心慌、胸闷或心前区不适。

三、治疗原则

首先应确定睡眠呼吸暂停综合征的类型,以便采取针对性较强的治疗措施。OSAHS 的处理可分为非手术治疗和手术治疗两个方面。

四、护理评估

健康史及相关因素:对生活质量有无影响,发病特点。

一般情况:患者的年龄、性别、职业、婚姻状况、营养状况等,尤其注意与现患疾病相关的病史和药物应用情况及过敏史、手术史、家族史、遗传病史和女性患者生育史等。

发病特点:患者睡眠时打鼾时间,睡眠时有无呼吸暂停,呼吸暂停的程度,睡眠期间血氧饱和度。

五、护理措施

1. 术前护理要点及措施

(1)全面评估患者:包括健康史及其相关因素、身体状况、生命体征,以及神志、精神状态、行动能力等。

(2)心理护理:对患者给予关心、帮助,告诉患者不良的心理状态会降低机体的抵抗力,不利于疾病的康复。解除其紧张情绪,更好地配合治疗和护理。

(3)术前一日晚进食清淡饮食,术晨 0:00 禁食水。

(4)完善术前相关检查。

(5)备口周皮肤,剪鼻毛,鼻腔清洁。

(6)术前指导:嘱患者保持情绪稳定,避免过度紧张焦虑,洗澡、更衣。

2. 术后护理要点及措施

(1)遵医嘱给予持续床旁心电监测,如 SpO_2 持续低于 90%,应调高氧流量,并报告医生,配合采取相应处理,如患者呼吸困难严重必要时配合医生行床旁气管切开术。

(2)气管插管的护理:术后患者留置经口或经鼻气管插管,应确保患者呼吸道通畅,加强气道湿化,随时吸痰。

(3) 基础护理:

患者术后清醒,根据病情拔出气管插管后,可改为半卧位,以利于呼吸。

晨晚间护理,口腔护理,嘱患者不用力咳嗽,咳痰,如口腔有分泌物,轻轻抿出;术后第一天用 1∶5 000 呋喃西林漱口。

遵医嘱给予患者雾化吸入,指导患者有效咳痰。

(4) 增进患者的舒适:术后会出现咽部疼痛,不能进食,痰中血丝,及时通知医生,对症处理。

(5) 术后活动:拔除气管插管后方可坐起,酌情离床活动。

(6) 饮食护理:术后给予患者扁桃体术后饮食,常规进食冷流食(冰棍、冷牛奶等)。

(7) 心理护理:根据患者的社会背景、个性及不同手术类型,提供个体化心理支持,给予心理疏导和安慰。

六、出院后的康复指导

1. 控制饮食,减轻体重,多做健身运动。
2. 戒除烟酒对保持疗效较为重要。
3. 保持口腔卫生、清洁、经常漱口。
4. 饮食宜清淡,不宜进食辛辣刺激性食物。
5. 增强体质,预防感冒及上呼吸道感染。
6. 经常随诊,注意心脑血管并发症并经常测量血压。

第三章

咽 部 肿 瘤

第一节 鼻 咽 癌

一、病因与发病机制

鼻咽癌是指发生于鼻咽顶部和侧壁的恶性肿瘤。是我国高发恶性肿瘤之一,发病率为耳鼻喉科恶性肿瘤之首。世界卫生组织调查报道,全球有 80% 的鼻咽癌患者在中国。鼻咽癌的发病率以中国的南部较高,如广东、广西、湖南等省,特别是广东的中部和西部的肇庆、佛山和广州地区更高。据报道,居住的广东省中部以及讲广东地方语的男性,其发病率为 30/10 万 ~50/10 万。就全国而言,鼻咽癌的发病率由南方到北方逐渐降低,如最北方的发病率不高于2/10 万 ~3/10 万。鼻咽癌的发病年龄由 20 多岁开始,逐渐上升,45~60 岁为最高峰。

1. 遗传因素

(1)种族易感性:多见于黄种人,欧美白种人少见。地域集中性,鼻咽癌主要发生于我国南方五省,即广东、广西、湖南、福建和江西,占当地头颈部恶性肿瘤的首位。东南亚国家也是鼻咽癌的高发区。

(2)易感基因:近年来,分子遗传学研究发现,鼻咽癌肿瘤细胞发生染色体变化的主要是 1、3、11、12 和 17 号染色体,在鼻咽癌肿瘤细胞中发现多染色体杂合性缺失区(1p、9p、9q、11q、13q、14q 和 16q)可能提示鼻咽癌发生发展过程中存在多个肿瘤抑癌基因的变异。

(3)家族聚集性:许多鼻咽癌患者有家族患癌病史。

2. 病毒因素　EB 病毒。1964 年,有人将从非洲儿童恶性淋巴瘤培养成功的一株瘤细胞在电子显微镜下观察,发现大量疱疹病毒颗粒,命名为 EB 病毒,后来的研究表明,此病毒与鼻咽癌有密切关系。

3. 环境因素 许多调查报告和实验室结果表明,鼻咽癌的发生与高发区居民的生活习惯有关,与衣、食、住、行中接触的一些致癌物质有关。

二、临床表现

1. 出血 早期可有出血症状,表现为吸鼻后痰中带血或擤鼻时涕中带血。早期痰中或涕中仅有少量血丝,晚期出血较多。

2. 耳部症状 耳鸣、听力减退、耳内闭塞感,肿瘤压迫咽鼓管可发生单侧性耳鸣或听力下降,还可发生卡他性中耳炎。单侧性耳鸣或听力减退、耳内闭塞感是早期鼻咽癌症状之一。

3. 头痛 为常见症状,占 68.6%,可为首发症状或唯一症状。早期头痛部位不固定,呈间歇性;晚期则为持续性偏头痛,部位固定。

4. 复视 出现向外视物呈双影。滑车神经受损,常引起向内斜视、复视,常与三叉神经同时受损。

5. 面麻 指面部皮肤麻木感,临床检查为痛觉减退或消失。肿瘤侵入海绵窦常引起三叉神经第 1 支或第 2 支受损;肿瘤侵入卵圆孔、茎突前区、三叉神经第 3 支常引起耳廓前部、颞部、面颊部、下唇和颈部皮肤麻木或感觉异常。

6. 鼻塞 肿瘤堵塞后鼻孔可出现鼻塞。

7. 颈部淋巴结转移症状 鼻咽癌容易发生颈部淋巴结转移,为 60.3%~86.1%,其中半数为双侧性转移。

8. 舌肌萎缩和伸舌偏斜 鼻咽癌直接侵犯或淋巴结转移至茎突后区或舌下神经管。

9. 眼睑下垂、眼球固定 与肿瘤侵犯损害动眼神经和视神经或眶锥有关。

10. 远处转移 远处转移是鼻咽癌治疗失败的主要原因之一,常见的转移部位是骨、肺、肝等,多器官同时转移多见。

11. 停经 罕见,与鼻咽癌侵入蝶窦和脑垂体有关。

三、治疗要点

鼻咽癌大多对放射治疗具有中度敏感性,放射治疗是鼻咽癌的首选治疗方法。

1. 放疗与化疗联合治疗 对于晚期鼻咽癌可用放射与化疗药物联合治疗。有文献报道:联合治疗的疗效明显优于单项治疗。对提高期以上病例的近期缓解率,减少期病例的远处转移率,提高 5 年期生存率均有一定效果。

2. 化疗药物治疗 主要用于中、晚期病例,放疗后未能控制及复发者,所以是一种辅助性或姑息性的治疗。化疗药物治疗的主要作用：

(1)作为化学增敏剂,以提高肿瘤对放射线的敏感度,多与放疗同时进行。

(2)用于有远处转移的患者。

(3)先用化疗使晚期肿瘤缩小到一定程度后,再用放疗。

(4)在放疗后,根据细胞动力学周期,定期进行预防性化疗。

3. 手术治疗　非主要治疗方法,仅在少数情况下进行。其适应证如：

(1)鼻咽部局限性病变经放疗后不消退或复发者。

(2)颈部转移性淋巴结,放疗后不消退,呈活动的孤立性包块,鼻咽部原发灶已控制者,可行颈淋巴结清扫术。

4. 免疫治疗　有干扰素诱导剂,植物血凝素 - 瘤苗等,但其疗效欠佳,目前仍处于探索阶段。

四、常见护理诊断 / 护理问题

1. 营养失调:低于机体需要量　与放化疗副作用有关。

2. 便秘　与活动受限和使用化疗药物等有关。

3. 活动无耐力　与营养失调有关。

4. 恶心呕吐　与化疗药物副作用有关。

5. 皮肤完整性受损　与放疗引起的放射性皮炎有关。

6. 长期自尊低下　与引起放化疗引起自身形象改变有关。

7. 疼痛　与肿瘤压迫疼痛及放疗所致口腔黏膜损伤有关。

8. 焦虑　与病情重,担心预后效果有关。

五、护理措施

1. 给予清淡饮食,多饮水,多食水果、蔬菜,遵医嘱给予保胃及止吐药物。如有肝炎,尽早进行抗病毒治疗。

2. 药物渗出导致局部损伤　优先选择使用中心静脉置管,使用留置针时可局部涂抹药物,保护血管,随时查看有无外渗,尤其是使用化疗药过程中,告知患者及家属判断外渗的方法。

3. 告知患者脱发时暂时的,治疗结束后头发会重新生长,为避免脱发影响情绪,可先理发。

4. 出现药物性血糖升高时,给予低糖饮食,合理运动。

5. 预防用药处理　过敏反应。

6. 每日刷牙 2~3 次,并使用含氟、钙牙膏。进食后要漱口(若放疗时出现口腔溃疡给予康复新液漱口,每日数次)。

7. 由专职护士在常规护理的基础上,坚持"以患者为中心、以评估为基础、以疗效为重点、以干预为核心"的原则对患者进行护理干预,从尊重患者、关心患者为理念出发,融入人文关怀,从而减轻患者焦虑、抑郁情绪,改善患者生活质量。

六、出院后的康复指导

1. 告知患者出院后需每 3 天复查血常规及每 7 天复查血生化,血化验结果一定要让医生看,如有异常方便医生及时处理,每次化验单都要保留好,住院时交给医生查看。

2. 出现恶心、呕吐等反应时,需进食清淡、营养丰富的食物,可少量多餐,待饮食正常后,可以加强营养。

3. 作息要规律,早睡早起精神好,保持好良好心态、避免情绪激动,可以适当地活动,比如散步、打太极拳等等,同时注意不要磕碰,不要进行剧烈活动。

4. 保持大便通畅,不能用力排便,可以吃一些粗纤维的食物,也可以用手掌在肚子上顺时针按摩,适当运动,运动的时候有家属陪伴,若以上方法无效,可以在医生的建议下吃一些润肠的药物,或者使用开塞露等。

5. 保持口腔卫生,除了每天 2~3 次的刷牙之外,吃饭后也要漱口。每年最好到医院洁齿 1~2 次,放疗后 3 年内尽量不要拔牙,如须拔牙,要告诉牙科医师之前有放疗过,如果口腔里面肿、疼、有难闻的气味或者发热了,需到医院就诊。

6. 如果有 PICC 及输液港等静脉导管,如针眼的地方有血液、透明或者黄色液体、发红、肿痛等情况,蓝色的管道比之前变长了、管子打折了或者透明的贴膜有卷边等情况,及时到医院维护,定时维护不能超期。

7. 用完药物后抵抗力会下降,出院后的一段时间里,药物还在发挥着作用,所以回去后要注意保暖,不能感冒,尽量避免到人多的地方,如需外出,请佩戴口罩。出现发热,立刻到医院就诊。

8. 由于化疗引起脱发,患者外出时可佩戴合适的帽子或假发。

9. 预防鼻甲粘连。行鼻咽放疗时,每日用淡盐水冲(吸)洗鼻咽腔,冲洗结束之后用干棉签将鱼肝油或者盐酸金霉素眼药膏均匀涂抹在鼻腔里,预防鼻腔黏膜干燥出血或者预防鼻甲粘连,若出现鼻腔完全不通气,应及时检查处理。

10. 颈部运动 嘱患者坐位进行点头、转头锻炼,动作要轻柔、幅度不宜过大。

11. 张口训练 持续性张口,每日 2~4 次,每次 10~30 分钟,若刚开始就有一定的张口困难,则宜采用锥(或楔)形木塞,每天记录牙印,以便知道自己锻炼的效果;短时性锻炼,口腔缓慢一张一合。

12. 放射区域皮肤 禁止抓挠、热敷等物理刺激,皮肤有破损及时就诊,防止感染。禁用刺激性清洁剂,避免暴晒、吹冷风。可以用康复新湿敷,3~4 次 /d,用无菌纱布,纱布湿敷过程中不可过干,如果干了不可硬扯,不然会导致 2 次损伤,可在纱布上多放一些康复新液,等完全湿润时再取下来。一年内避免理化因素的刺激及外伤,以免引发经久不愈的放射性溃疡。放射后 6 个月内面颈部有轻度水肿,伴有轻度声嘶、喉水肿属正常的现象,是由于颈部组织受照射后淋巴回流障碍、侧支循环未形成引起面部及颈区皮下水肿所致。半年左右症状会消失。

13. 治疗后生活指导 如果病情稳定,患者根据自身情况可在休息一段时间后进行正常工作,但注意不能过于劳累。适宜、适量的运动对疾病的恢复及增强体质有促进作用,但体育锻炼强度不宜过大,正常的性生活不会对身体健康造成不利的影响,女性患者应避免妊娠。建议在治愈后三年之后可考虑生育。避免熬夜等不良习惯,保持良好的心情和体力。三餐后用含氟牙膏及软毛刷刷牙。坚持漱口 2~3 个月,每天 4~5 次,可以用自配的淡盐水(配制方法:500ml 温开水中加盐 3~4g)或多贝尔液含漱,每次含漱至少 1 分钟。出院后3 年内禁止拔牙,防止放射性骨髓炎的发生。常备一个饮水瓶,保持口腔湿润,每天饮水量在 2 500ml 以上。劝告患者戒烟、戒酒,以减少对口腔黏膜的刺激。

14. 定期复查 一般情况下 2 年内每 3 个月复诊 1 次,3~5 年每半年复诊一次,5 年以后每年复诊一次。如有需要,可随时就诊,复诊内容包括:头颈部增强 CT 或 MRI 检查、胸部正侧位片、颈部及腹部彩超、血常规、EBV 抗体等或遵医嘱。

15. 饮食指导 加强对患者及家属的营养知识教育,向患者讲解营养状况对疾病治疗的重要性,积极回答患者的疑问,纠正患者认识误区。根据患者实际状况,如实际消费水平、饮食喜好、饮食禁忌等对患者饮食进行综合评估,及时了解患者饮食缺陷,并对患者实施针对性饮食教育及指导,嘱患者应以高热量、高蛋白、高维生素食物及清淡易消化食物为主,避免患者盲目饮食或忌口,食物烹饪方式以蒸、煮、煲、炖为主,以促进患者饮食的多样化。要经常备水,喝水时宜慢,坚持吃饭,保持口腔清洁,喝滋阴润燥生津食物(甘蔗汁、梨汁、橙汁等)。

16. 就诊指导 治疗后出现骨痛,再次出现头痛、鼻塞、颈部肿块、耳鸣、耳聋、面麻、复视、低头双下肢有触电感、记忆力迅速减退、视力下降明显等症状,应及时与医生或科室联系。

第二节　鼻咽纤维血管瘤

鼻咽纤维血管瘤为鼻咽部最为常见的良性肿瘤,其由致密结缔组织、大量弹性纤维和血管组成。常好发生于 10~25 岁男性青年,发病时以鼻腔大量出血为特征,男女发病比率约为 19∶1,因此又被称为"男性青春期出血性鼻咽血管纤维瘤"。

一、病因病理与发病机制

目前发病原因不明,瘤体主要由胶原纤维及多核成纤维细胞组成网织基质,期间分布大量管壁薄且没有弹性的血管,血管损伤后极容易出血。该肿瘤多数起源于枕骨底部、蝶骨体及翼突内侧的骨膜,生长过程中向邻近组织扩张,通过裂孔侵入鼻腔、鼻窦、眼眶、翼腭窝及颅内。

二、临床表现

可因肿瘤原发部位、大小、生长速度、扩展方向及有无并发症而异。

1. 反复鼻出血　为重要症状,小的肿瘤仅局限在鼻咽部,出血量并不多,有时仅有涕中带血,随着肿瘤逐渐生长,则易反复鼻出血,或由口中吐出,有时出血量可达数百毫升,不易止血,鼻腔填塞也难以控制。患者常常由于反复鼻出血伴有不同程度的贫血。

2. 进行性鼻塞　肿瘤堵塞后鼻孔或侵入鼻腔,可引起一侧或双侧鼻阻,伴有流涕、嗅觉减退等症状,鼻塞严重者经口呼吸,睡眠打鼾,说话时鼻音重,咽部有干燥感。

3. 邻近器官的压迫症状　肿瘤不断增大压迫咽鼓管可引起耳鸣、耳痛及听力下降等症状;肿瘤侵及眼眶、翼腭窝或颞下窝,可致眼球突出、视力下降、颊部或颞部隆起及三叉神经痛;肿瘤侵入颅内压迫神经则引起头痛及脑神经瘫痪;较大肿瘤突入口咽部,可使软腭膨隆,进食困难。

三、治疗要点

目前主要治疗仍以手术切除为主。为防止术中大出血,可在术前行全脑血管造影及血管栓塞术,以判断瘤体的血液供应,并可通过对供血血管的选择性栓塞减少瘤体供血,从而减少术中出血。

四、常见护理诊断 / 护理问题

1. 疼痛 与手术创伤和鼻腔填塞有关。
2. 恐惧 与疾病导致的反复出血有关。
3. 潜在并发症 出血、感染等。
4. 知识缺乏 缺乏疾病及手术相关知识。

五、护理措施

1. 术前护理

(1)按耳鼻喉科术前护理常规,完善各项术前检查。

(2)密切观察患者出血情况,定时测量血压、脉搏,及时记录出血次数及出血量。

(3)注意观察患者有无长期反复出血导致的贫血等症状。

(4)肿瘤侵及颅内者,应密切观察患者意识、瞳孔、视力及生命体征的变化,以了解有无颅内并发症的发生。观察患者有无剧烈头痛、喷射状呕吐等,以了解有无颅内压增高。

(5)饮食护理:指导患者多进食富有营养、易消化、口味清淡的膳食,以加强营养,增进机体抵抗力。

(6)术前准备:术前 1 天备皮,剪鼻毛,男性患者剃胡须,备皮过程中,注意勿损伤皮肤。

(7)肠道准备:术前禁食 10~12 小时,禁饮 6~8 小时,以防全麻后误吸,导致吸入性肺炎、窒息等危及生命。

(8)心理护理:解除患者的紧张情绪,更好地配合治疗和护理。如果晚间入睡困难,可告知护士,遵医嘱使用助眠药物,以保证充足的睡眠。

(9)行全脑血管造影或血管栓塞者。

1)术前备会阴部皮肤。

2)术后绝对卧床休息,穿刺点加压包扎 24 小时,禁止术侧髋部屈曲,避免术后穿刺部位出血及栓子脱落。

3)术后注意观察患者肢体活动情况,双足皮温,穿刺部位有无皮下血肿,穿刺肢体足背动脉搏动及远端血运情况。若出现术侧足背动脉搏动较对侧明显减弱和 / 或下肢疼痛明显,皮肤发绀,则提示下肢栓塞可能。

4)术后告知患者多饮水,促进造影剂排出。

5)协助患者床上进食及大小便,注意观察皮肤情况,定时翻身,翻身时保持一字形,禁止术侧髋部屈曲。

2. 术后护理

(1)卧位与休息:全麻术后平卧 4~6 小时,头偏向一侧,防止呕吐物误吸。

保持呼吸道通畅,遵医嘱给予 2L/min 的低流量吸氧。全麻清醒后给予床头抬高或半卧位,利于静脉回流,减轻鼻、面部充血、肿胀。

(2)饮食护理:术后麻醉清醒后可进温凉流食或温凉半流食,不能进食有刺激性、辛辣的食物,不能进食过热食物,防止鼻部血管扩张,引起出血。应注意补充高蛋白、高维生素饮食(如粥、馄饨、鸡蛋羹、面条等)。保持口腔清洁,进食前后用漱口水清洁口腔。

(3)出血护理

1)告知患者术后鼻腔少量渗血及口腔分泌物中带血均属正常情况,避免患者紧张。

2)患者平卧位时会有鼻腔渗血流入口腔,嘱患及时吐出,以便于观察出血量,防止血液咽入胃内引起恶心、呕吐等不适症状。

3)若有鲜血不断从鼻腔及口腔渗出的情况,给予患者额部或颈部冰敷,并及时报告医生给予处理。

4)术后遵医嘱给予患者应用止血药,防止术后出血。

5)观察患者有无乏力、头晕等症状,指导患者下床活动时有家属陪同,且使用三步起床法,每步至少 30 秒,防止患者因虚脱而摔倒。

6)一旦发生大出血,立即建立静脉通路,配合医生抢救,严密观察生命体征变化。

(4)鼻腔填塞护理

1)告知患者鼻腔填塞的目的、必要性、可能带来的不适以及持续时间等,减轻患者焦虑情绪。填充物具体抽取时间由医生决定,期间请勿随意触摸和拉扯。

2)鼻腔填塞期间请勿用力咳嗽、打喷嚏,以免填塞物松动引起出血。打喷嚏时告知患者张口深呼吸,舌尖抵住上腭,张口打喷嚏。如患者频繁打喷嚏,护士需告知医生,遵医嘱给予药物干预。

3)填塞物取出后,遵医嘱使用复方鱼肝油滴鼻剂润滑鼻腔,防止鼻腔干燥引起出血。

(5)疼痛护理

1)肿瘤切除术后,根于肿瘤切除范围、大小以及鼻腔填塞等因素,可能引起局部疼痛或头痛等症状,需告知患者疼痛的原因,持续时间的长短,缓解患者紧张情绪。

2)为减轻患者疼痛,可给予患者局部冷敷,并交代家属与患者聊天或让其听舒缓的音乐以分散注意力,必要时遵医嘱给予止痛药物干预。

(6)用药护理

1)遵医嘱给予患者抗炎药物静脉输入,预防感染。

2）密切观察患者体温变化，若 3 天内体温不超过 38.5℃，为术后吸收热，告知患者多饮水，给予物理降温，继续观察即可。体温超过 38.5℃，要及时汇报医生处理。

3）患者可能由于术中出血多，术后进食差等情况出现水电解质紊乱情况，需密切关注患者血常规及血生化指标，如有异常及时处理。

六、出院后的康复指导

1. 告知患者"四勿"：①勿用热水清洗鼻面部，防止水温过热扩张血管，引起鼻腔出血。②勿进行剧烈活动及体育活动，防止鼻腔出血。③勿用力擤鼻，以免加重鼻腔黏膜水肿，可将鼻腔内分泌物先回吸到嘴里，再吐出；或堵住一侧鼻孔，轻擤另一侧。④勿吸烟、饮酒及进食过硬、辛辣刺激性的食物，宜食营养丰富易消化饮食，以免导致鼻腔分泌物增多，影响通气情况。

2. 注意鼻腔卫生，鼻腔内的干痂及分泌物不要用手去挖，可用棉签轻轻擦拭。

3. 注意保暖，室内开窗通风，改善空气环境。注意口腔卫生，增加抵抗力，预防感冒。

4. 出院后可继续遵医嘱使用点鼻药（方法详见本书相关内容），如鼻腔干燥时可使用复方鱼肝油滴鼻液，以免过度干燥造成鼻腔出血，鼻腔冲洗和点鼻药同时进行时，需先进行冲洗鼻腔再使用点鼻药。

5. 出院手续的办理：出院当日携带住院押金条及出院介绍信、出院证明书、出院带药处方到指定的药局和出院结算处办理出院。

6. 需要复印病历资料，请于出院 7~10 个工作日（不包含周末及节假日）到病案管理科复印。如有困难不能来院，可在出院当天，到病案管理科办理病历复印邮寄手续。

7. 保持良好的心态，避免紧张及焦虑的心情，有利于病情的恢复。

8. 定期门诊复查及换药：一般出院 7~10 日前往门诊复查（如果出院前医生交代复查时间，按医生交代的时间前往门诊复查）。复查前或者复查当日预约手术主刀医生的门诊。

第三节　扁桃体癌

一、病因及发病机制

扁桃体恶性肿瘤包括扁桃体癌与扁桃体肉瘤，两者各占 50%。国外报道扁桃体恶性肿瘤占整个口咽部恶性肿瘤的 20%,国内报道口咽部恶性肿瘤中,发生于扁桃体者占 57.8%。扁桃体癌多发生于 40 岁以上,以男性居多,男女比例为 2~3∶1。鳞癌发生率较高,腺癌也可见。病因尚不清楚,可能与嗜烟、酒等因素有关,据国外对 162 例扁桃体癌的资料分析,吸烟较多者占 95%,饮酒量较大者占 50%(图 3-3-1、图 3-3-2)。

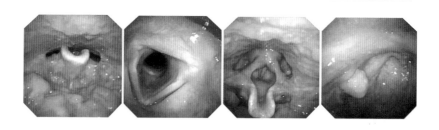

内镜所见:
电子喉镜下鼻咽部黏膜光滑;经口可见口咽部右侧新生物;会厌形态及活动正常;双侧拔裂黏膜光滑,活动对称;双声带未见异常突起,活动对称;声门闭合良好,声门下及双侧梨状窝未见异常。

图 3-3-1   扁桃体癌

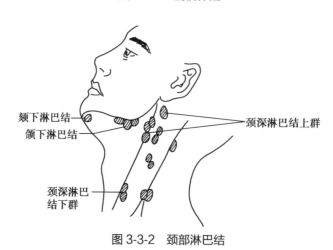

图 3-3-2   颈部淋巴结

二、临床表现

1. 症状

(1)早期症状:可无任何症状。常见咽部不适、异物感,一侧咽痛,吞咽时较明显。

(2)晚期症状:咽痛加剧,引起同侧反射性耳痛,一侧扁桃体迅速肿大可至吞咽困难和呼吸困难,讲话含混不清,肿瘤表面破溃可痰中带血。

2. 体征 扁桃体肿大,表面光滑,呈球形肿大;或表面呈结节状、菜花状表面溃疡;扁桃体癌早期可发生淋巴结的转移可有颈部肿块,颈深部、颌下部、颏下部、锁骨上窝等部位的淋巴结均可见转移。

三、治疗要点

1. 早期手术治疗或者根治性放疗,就能取得较好效果。
2. 中晚期采用手术结合放化疗、靶向治疗、免疫治疗等综合治疗方法。
3. 中医药治疗。

四、常见护理问题 / 护理诊断

1. 疼痛 与肿瘤侵犯扁桃体、手术及局部放疗有关。
2. 潜在并发症 创面出血、感染。
3. 口腔黏膜受损 与手术、放疗有关。
4. 营养失调 低于机体需要量。
5. 焦虑、恐惧 与担心预后效果有关。
6. 知识缺乏 缺乏扁桃体癌相关治疗、护理知识。

五、护理措施

(一) 术前护理
按全麻术前护理常规。
(二) 术后护理
1. 手术后护理

(1)疼痛的护理:给予颈部冰敷,可缓解咽部疼痛,同时提供舒适的休养环境。疼痛严重时,遵医嘱应用止痛药物。

(2)出血的观察及护理:避免用力咳嗽,注意观察患者口腔分泌物颜色,量、性质等。口腔分泌物含有血丝,为正常现象,如有鲜血吐出,应立即报告医生,及时处理。小儿患者注意观察有无频繁吞咽动作,以便发现出血情况。

(3)预防口腔感染:术后第二天可给予康复新溶液或者苯扎氯氨溶液漱口,以保持口腔清洁。静脉输入抗生素,预防伤口感染。注意观察患者体温及血常规结果是否异常,如有异常及时报告医生。

(4)饮食护理(见扁桃体切除术后饮食护理)。

(5)心理护理:向患者讲解康复病例,使其树立战胜疾病的信心。多和患者交流沟通,必要时提供生活上的帮助,以消除其紧张、恐惧心理。向患者讲解疾病相关知识,引导患者积极配合治疗,利于术后快速康复。

2. 放射治疗的护理

(1)每周检查一次血常规,观察血象变化,如发现白细胞低于 $3 \times 10^9/L$ 或血小板低于 $60 \times 10^9/L$ 时,应及时报告医生,确定是否暂停放射治疗,同时给予对症处理。

(2)饮食护理:给予高热量、高蛋白、高维生素、低脂肪、易消化的清淡饮食,提高机体免疫力。

(3)皮肤护理:保持照射视野标记清楚,不能私自涂改。指导患者穿宽松衣服,不穿高领或硬领衣服,以减少对放射野皮肤的摩擦。勿随意涂抹药膏或润肤霜、避免阳光暴晒,外出做好防晒。保持照射野皮肤清洁、干燥,防止因水份电离加重皮肤损伤。勿用肥皂水、热水擦洗或粗毛巾搓洗。

3. 靶向治疗的护理

(1)超敏反应的护理:在应用之前进行抗过敏处理,每次输注前10分钟要慢,过后最快不超过 5ml/min。输注过程中,要严密观察、多巡视,以便及时发现过敏反应,及时处理。

(2)皮肤的护理:面部的皮疹伴有毛囊炎及色素沉着,致使面部干、瘙痒、刺痛,局部给予 3% 硼酸酒精、氢化可的松软膏、抗痤疮制剂等外涂。避免应用刺激性的洁面用品,避免抓挠,以免造成感染。

(3)口腔溃疡的护理:用 1:5 000 的呋喃西林漱口液或自配的口腔护理溶液(生理盐水 500ml+ 硫酸庆大霉素 16 万 U+ 地塞米松 10mg+2% 丁卡因 50ml)漱口,缓解口腔溃疡疼痛,预防口腔感染。

六、出院后的康复指导

1. 指导患者两周内禁食辛辣刺激性、过硬、过热饮食,勿大口进食。宜进食富含维生素、蛋白质的温凉饮食,饮食逐渐过渡,比如从牛奶到鸡蛋羹、粥、面条等,以增强体抗力,促进康复。在进食前,可以口含冰块、冰棍等冷饮,以减轻进食时的咽部疼痛。禁烟酒。

2. 继续用漱口液(苯扎氯铵溶液、康复新溶液或淡盐水)漱口 2 周,保持口腔清洁,预防口腔感染。

3. 扁桃体切除术后 24~48 小时切口白膜逐渐覆盖,10~14 天后,白膜会自动脱落,此时应特别注意观察口腔分泌物的颜色,如有鲜血,请立即就医。

4. 术后两周内避免剧烈运动,预防感冒。

5. 放射治疗患者应注意皮肤的护理,放射区域皮肤勿用肥皂水清洁,避免阳光暴晒,不能随意涂抹药膏或防晒用品,告知患者穿宽松无领衣服,避免摩擦。

6. 定期复查：扁桃体癌术后同步放化疗后 1 个月、3 个月、6 个月、1 年复查喉镜、颈部淋巴结超声、颈部增强 CT 或核磁等。

7. 注意自查：张口检查有无肿物、咽部有无出血、触摸颈部有无淋巴结肿大等，如有上述异常情况，请及时就诊。

8. 建立康复微信群，定期推送扁桃体癌相关知识，疑难问题答解等。

9. 出院后附出院指导材料一份，告知康复热线、专家出诊详情表等。

第四章

咽及颌面部先天性疾病

第一节　鳃裂囊肿和瘘管

一、病因及发病机制

鳃裂囊肿和瘘管是颈部常见的一种先天性畸形，由各对鳃裂未完全退化的组织发育而成。包括来源于第一鳃裂的耳颈瘘管及囊肿和第二、三、四鳃裂的颈侧瘘管及囊肿。两端均有开口者称为瘘管，仅一端开口者称为不完全瘘管（或窦道）；若两端均无开口，仅为残留于组织的上皮腔隙，因其内有分泌物潴留，称为囊肿。儿童和青少年多见。

1. 第一鳃裂瘘管　又称耳颈瘘管，位置常在外耳道或深及咽鼓管的下面，可行经面神经主干或其较大分支的外侧或内侧，向下达舌骨水平以上部位；外瘘口常位于耳垂或下颌角的前后，内瘘口通常向外耳道，也有通向中耳腔甚至咽鼓管的。

2. 第二鳃裂瘘管　完全性瘘管的外口位于胸锁乳突肌前缘的中下 1/3 相交处，瘘管经过颈阔肌（第二鳃弓）深侧，沿颈动脉（第三鳃弓）鞘上行，穿过颈内、外动脉之间，经舌下神经、舌咽神经的浅面，向内止于扁桃体窝。

3. 第三鳃裂瘘管　瘘管外口位置大致同第二鳃裂瘘管，瘘管顺颈动脉鞘上行，越过舌下神经，穿过舌骨与喉上神经间的甲状舌骨膜，终止于梨状窝内口处（图 3-4-1、图 3-4-2）。

4. 第四鳃裂瘘管　多见于左侧，可能与右侧后鳃体缺如或退化等因素有关。经典路径为源于梨状窝尖部，沿气管食管沟下行，与喉返神经平行进入胸腔，左侧绕主动脉弓（第四鳃弓），右侧绕锁骨下动脉（第四鳃弓）。随后瘘道向上在舌下神经(第四鳃弓)上方形成第二次环绕后再次下行,最后终于胸锁乳突肌前缘的皮肤开口。

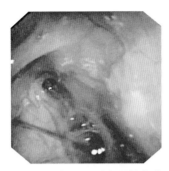
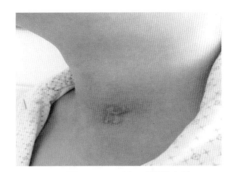

图 3-4-1　第三鳃裂瘘梨状窝瘘口　　　图 3-4-2　第三鳃裂瘘管

二、临床表现

1. 症状

(1)鳃裂瘘管:在颈侧胸锁乳突肌前缘可见漏口,呈针尖样小孔或凹陷,易被忽视,外漏口持续性或间歇性有分泌物溢出时才会发现。较大的完全性瘘管者,小儿进食时有水或奶自瘘口孔溢出。继发感染时可出现瘘口周围红肿疼痛,有脓性分泌物溢出。部分患者自觉口内有臭味。

(2)鳃裂囊肿:一般无症状,可在无意中发现颈侧有一无痛性肿块,大小不一,圆形或椭圆形,与皮肤无粘连,可活动,呈囊性感,继发感染时则肿块迅速增大,局部压痛。囊肿向咽侧壁突出,可引起咽痛,吞咽困难、打鼾等表现。

2. 体征

(1)颈部发现瘘管开口或扪及囊性肿物或条索状物。

(2)有感染病史者瘘口周围常有瘢痕组织形成。

(3)感染期可形成脓肿,局部多有波动感。

三、治疗要点

1. 非手术治疗　采用各种腐蚀性药物如碘酒、发烟硝酸、高浓度三氯醋酸等烧灼甚至电灼瘘管,试图使之封闭。

2. 手术治疗　手术彻底切除瘘管或囊肿是唯一有效的根治方法,如有继发感染时,先控制炎症,然后手术。

四、常见护理诊断/护理问题

1. 潜在并发生症　继发感染、出血。

2. 疼痛　与囊肿生长部位有关。

3. 自我形象受损　与瘘管感染有分泌物渗出,影响外观有关。

4. 焦虑、恐惧　与瘘口反复感染、容易复发,反复手术有关。

5. 知识缺乏　缺乏疾病相关知识。

五、护理措施

(一) 术前护理

1. 全麻患者术前 6 小时禁食水。

2. 备颈部皮肤,耳廓周围者,则应剃去患侧周围头发(约 3 横指范围),男性患者刮胡子。

3. 术前一天晚上开塞露 20ml 纳肛,清洁肠道。

4. 患者做好自身清洁,取下假牙、佩戴的金属物品等。

5. 准备好全麻手术所需血液检查及影像学检查资料。

6. 做好患者心理护理。

(二) 术后护理

1. 注意观察患者瘘管渗出液的颜色、量以及有无特殊味道,瘘口周围皮肤有无红肿现象。

2. 提供舒适的休养环境,进食软质半流食,并且健侧咀嚼,以减少患侧疼痛及不适感,必要时给予口服或者静脉止痛药物。

3. 做好心理护理,如为女性患者,可告知患者用长发遮挡瘢痕。

4. 做好心理护理,向患者讲解康复病例,树立战胜疾病的信心。多和患者交流沟通,必要时提供生活上的帮助,以消除其恐惧心理。

5. 向患者讲解疾病相关知识,引导患者尽量配合治疗,利于术后快速康复。

六、出院后的康复指导

1. 指导患者出院后两周内禁烟酒,禁食辛辣刺激性饮食,选择富含维生素,高蛋白饮食,以增强体抗力,促进康复。

2. 伤口保持清洁、干燥,洗头、洗澡时可贴防水敷料,以免污染伤口,引起感染。伤口拆线后 3~5 天内,注意观察有无红肿、渗出、疼痛等异常现象,且勿剧烈运动,防止伤口裂开。如有异常,及时就诊。

3. 注意自查　注意观察瘘管周围有无红肿、渗出及其他分泌物溢出,如有异常,及时就诊。

4. 适度户外活动,避免去人群较多的公共场所,做好保暖,避免受凉,预防上呼吸道感染。

5. 保持良好心理状态,避免焦虑、紧张等情绪。

6. 出院后 1 个月、3 个月、6 个月、1 年复查颈部及淋巴结超声,必要时行增强 CT 或核磁检查,本病易复发,一定要定期复查,且随诊三年。

7. 切口处瘢痕处理:女性可用长发或其他饰品进行遮挡,拆线后即可用瘢痕贴、瘢痕凝胶等瘢痕修复产品(具体参照说明书使用)。根据个人需求,进行医学美容除疤处理。

8. 建立康复微信群,定期推送鳃裂囊肿瘘管的相关知识,进行疑难问题的答解。

9. 出院时附书面出院指导材料一份,告知康复热线、专家出诊详情表等。

第二节 甲舌囊肿

一、病因与发病机制

甲舌囊肿又称甲状舌管囊肿,是颈部最常见的一种先天畸形,是指在胚胎早期甲状腺发育进程过程中甲状舌管退化不全、不消失而在颈部遗留形成的先天性囊肿。因其常位于舌盲孔至胸骨上切迹之间的颈中线上,故又称颈中线囊肿及瘘管,继发感染时囊肿可破溃形成甲状舌管瘘。本病多在青少年期发病,也有因无感染或进展缓慢到中年甚至老年才发病,少数病例可癌变。

二、临床表现

1. 症状

(1)全身症状:患者偶有吞咽不适或颈部肿胀感,一般多无明显症状,常在无意中或体检时发现。

(2)局部症状:囊肿大小不一,多位于舌骨与甲状腺之间,直径在 3~4cm,肿块表面光滑、边界清楚、无压痛,可随吞咽上下移动。但推移时,肿块不能随左右上下活动。当合并声音嘶哑、吞咽困难、发声困难、呼吸急促,应考虑向喉内扩展的可能。

(3)并发感染:囊肿迅速扩大,并伴有局部疼痛和压痛,若破溃可形成经久不愈的瘘管,感染明显者,可伴有发热、疲乏等全身症状。

2. 体征

(1)在舌骨至颈静脉切迹之间正中线或稍偏侧可触及囊性肿物。

(2)合并感染时,挤压瘘口可排出黏液或脓性分泌物,在瘘口深处上方可触及一与舌骨相同的条索状物。

(3)有反复感染或手术者,颈部留有陈旧性瘢痕。

三、治疗要点

主要是手术切除,颈部感染者。

四、常见护理问题 / 护理诊断

1. 潜在并发症　继发感染与囊肿破溃有关。
2. 出血。
3. 疼痛　与手术切口有关。
4. 自我形象受损　与瘘口处有分泌物溢出,影响外观有关。
5. 焦虑、恐惧　与囊肿破溃感染、手术有关。
6. 知识缺乏　缺乏疾病的相关知识。

五、护理措施

1. 术前护理:按全麻术前护理常规。
2. 术后护理

(1)术后注意观察患者体温的变化,监测生命体征,血常规的结果,如有异常,报告医生,常规应用抗生素。

(2)注意观察患者伤口敷料及引流液的颜色、量、性质的变化,防止出血。颈部勿剧烈活动,引流管勿打折、扭曲,保持通畅,避免过度牵拉,防止脱管。

(3)根据伤口疼痛情况,给予患者创造舒适休养环境,必要时给予口服或静脉止痛药物。

(4)观察患者伤口愈合情况,保持伤口清洁,避免感染,可使用瘢痕贴,美容伤口。

(5)加强患者心理护理,同伴教育,树立患者战胜疾病的信心,提供必要的生活帮助,消除恐惧心理。

(6)向患者及家属讲解疾病相关知识,充分了解疾病的预后效果。

六、出院后的康复指导

1. 指导患者出院后两周内禁烟酒,辛辣刺激性饮食,选择富含维生素,高蛋白饮食,以增强体抗力,促进康复。

2. 伤口保持清洁、干燥,洗头、洗澡时可贴防水敷料,以免伤口被污染,引起感染。伤口拆线后 3~5 天内,注意观察有无红肿、渗出、疼痛等异常现象,且勿剧烈运动,防止伤口裂开。如有异常,及时就诊。

3. 注意自查　注意观察瘘管周围有无红肿、渗出及其他分泌物溢出,如有异常,及时就诊。

4. 适度户外活动,避免去人群较多的公共场所,做好保暖,避免受凉,以预防上呼吸道感染。

5. 保持良好心理状态,避免焦虑、紧张等情绪。

6. 出院后 1 个月、3 个月、6 个月、1 年复查颈部及淋巴结超声,必要时行增强 CT 或核磁检查,本病易复发,一定要定期复查,且随诊三年。

7. 切口处瘢痕处理　女性可用长发或其他饰品进行遮挡,拆线后即可用瘢痕贴、瘢痕凝胶等瘢痕修复产品(具体参照说明书使用)。根据个人需求,进行医学美容除疤处理。

8. 建立康复微信群,定期推送甲状舌管囊肿的相关知识,进行疑难问题的答解。

9. 出院时附书面出院指导材料一份,告知康复热线、专家出诊详情表等。

第五章

咽部其他疾病

第一节　咽喉异物

咽喉异物为耳鼻喉科门急诊常见疾病之一，异物种类很多，一般为鱼刺、骨头、金属异物、假牙等，此病如果诊断明确，处理得当，一般不会导致严重后果。但如果异物种类较为特殊，症状不典型，或者异物由咽喉部坠入气管内或者食管内，或者继发感染，常常会危及生命，因此对于咽喉部异物要做到"早诊断、早处理"。切忌胡乱吞咽馒头、饭团或者饮用食醋，这些措施不仅不能解决问题，还可能会进一步加重病情。

一、目的

将嵌入咽喉异物取出，并尽可能减少副损伤。

二、用物准备

多功能纤维鼻咽镜、异物钳、枪状镊、丁卡因、麻黄碱、压舌板、小方纱、一次性检查手套、帽子等（图3-5-1）。

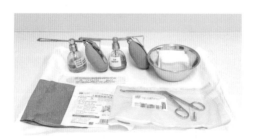

图 3-5-1　咽部异物取出用物

三、操作步骤

1. 操作前准备　核对患者,评估患者病情、合作程度:操作者准备(戴手套、戴口罩、帽子)环境准备(病室清洁,适宜操作)。

2. 患者取坐位,屁股靠后,身体前倾,解释操作目的和方法,取得配合。

3. 一名操作者手持消毒好的内镜,连接主机系统。

4. 核对患者,进行操作,检查喉腔及咽腔,找到异物所处咽喉位置,另外一名操作者配合进行异物取出。

5. 取出后,用生理盐水湿纱布简单擦拭内镜,将使用过内镜放到污物盘内,送至洗消间,进行清洗消毒。

6. 操作完毕,脱手套,再次核对患者,手消液消毒手部卫生。

四、注意事项

1. 咽喉异物者一般有比较明显的异物摄入史,部分患者病史可能不典型。

2. 异物嵌入咽喉时切忌胡乱吞咽馒头、米饭或者饮用食醋,以免加重病情。

3. 禁食 2 小时后开始进食,尽量进食软、凉、清淡饮食。

4. 异物取出后,局部黏膜可能会有破损及出血,一般不需处理,情况严重及时就诊。

第二节　茎突综合征

一、病因及发病机制

茎突综合征是指茎突伸向及方位、形态异常,或茎突舌骨韧带钙化或骨化,以致因茎突远端位置贴近颈部血管、神经,或当头颈部转动或做吞咽、说话、发声等动作时,激惹、刺激或压迫邻近血管或神经,引起咽部异物感、咽痛感、反射性耳痛或头颈部痛等症状。近年来,发现过长的茎突不一定都引起症状,而茎突伸向的方向和形态异常是导致症状出现的原因,故命名为茎突综合征(图3-5-2)。

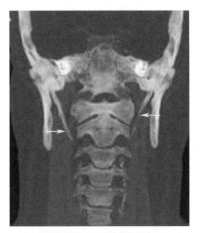

图 3-5-2　茎突过长

二、临床表现

1. 症状

（1）咽部疼痛：常为一侧性刺痛、钝痛、胀痛、牵拉痛，起病缓慢，病史长短不一，可为阵发性，也可为持续性。

（2）咽部异物感：很常见，多为一侧性，吞咽时更为明显，在讲话、头部变动和夜间加剧。

（3）颈动脉压迫症状：当颈部动脉受到压迫或碰擦时，疼痛可从一侧下颌角区域向上放射。颈内动脉受刺激者，疼痛或不适感可放射至头顶和眼区，引起耳鸣、听力障碍、头晕、头痛、眼花、眼胀等。颈外动脉受刺激者，疼痛或不适感可放射至同侧面部，引起面部麻木感或胀感。

（4）其他症状：过长的茎突可于头前屈或转颈时刺激迷走神经，引起较剧烈的咳嗽。

2. 体征：扁桃体窝触诊可触及坚硬的条索状或尖锐骨性硬物。

三、治疗要点

1. 手术截短是最有效的方法。

（1）口内径茎突截短术最常用。

（2）颈外径路茎突截短术。

2. 非手术治疗

（1）抗癫痫药：连续使用一周，可缓解舌咽神经痛。

（2）解热镇痛，营养神经：阿司匹林、维生素 B_1 及其他辅助药物，观察治疗5天。

（3）封闭疗法：0.5% 的普鲁卡因 3ml 加地塞米松 5mg，每日一次，连续三天于下颌角和喉上神经或局部痛点封闭。其他部位如颈上神经节，颈动脉鞘或茎突末端周围三点局部浸润注射局麻药物或类固醇。

四、常见护理诊断 / 护理问题

1. 疼痛　与手术切口有关。

2. 潜在并发症　出血、感染。

3. 知识缺乏　缺乏疾病相关知识的认识。

4. 焦虑、恐惧　与手术和担心疾病预后效果有关。

五、护理措施

1. 术前护理　按全麻手术术前护理常规。

2. 术后护理

(1)给患者提供舒适的休养环境,分散注意力,如听音乐等,评估患者对疼痛的耐受程度,必要时给予口服或静脉止痛药物,减轻伤口疼痛,以利于疾病恢复。

(2)口内入路护理:按扁桃体手术术后护理常规。

(3)颈侧入路护理:观察患者颈部伤口敷料渗血、渗液等情况;引流管勿打折、扭曲,保持引流通畅防止脱管;观察引流液的颜色、量、性质等变化,防止出血;监测生命体征和血象的变化,静脉输入抗生素抗感染治疗。

(4)做好心理护理,消除术后颈部切口形成瘢痕的顾虑,自我形象改变的焦虑因素,保持良好的心态。

(5)向患者讲解疾病相关知识,讲解手术成功案例,树立战胜疾病信心。

(6)向患者及家属讲解术前、术后护理注意事项,提供优质护理服务,消除引起患者紧张、焦虑的因素。

3. 非手术治疗　指导患者遵医嘱正确用药并注意观察药物的疗效及副作用;适当运动锻炼,均衡营养,充足睡眠,规律作息,提高自身体抗力。

六、出院后的康复指导

1. 指导患者出院后两周内禁烟酒,及辛辣刺激性饮食,选择富含维生素,高蛋白饮食,以增强体抗力,促进康复;口内入路切除术后,按扁桃体切除术后饮食。

2. 颈侧入路者,颈部伤口保持清洁、干燥,洗头、洗澡时可贴防水敷料,以免伤口被污染,引起感染。伤口拆线后 3~5 天内,注意观察有无红肿、渗出、疼痛等异常现象,勿剧烈运动,防止伤口裂开。如有异常,及时就诊。口内入路者,继续用漱口液(苯扎氯铵溶液、康复新溶液、淡盐水)漱口 2 周,保持口腔清洁,预防口腔感染。

3. 适度户外活动,避免去人群较多的公共场所,做好保暖,避免受凉,预防上呼吸道感染。

4. 保持良好的心理状态,避免焦虑、紧张等情绪。

5. 出院后 1 个月、3 个月、6 个月、1 年复查颈部及淋巴结超声,必要时行增强 CT 或核磁检查,口内入路者,行喉镜检查。

6. 颈侧入路者,切口处瘢痕处理:女性可用长发或其他饰品进行遮挡,拆线后即可用瘢痕贴、瘢痕凝胶等瘢痕修复产品(具体参照说明书使用)。根据个人需求,进行医学美容除疤处理。

7. 建立康复微信群,定期推送茎突综合征的相关知识,进行疑难问题的答解。

8. 出院时附书面出院指导材料一份,告知康复热线、专家出诊详情表等。

第六章

咽科护理技术操作

第一节　咽部涂药法

　　咽部涂药适用于急慢性咽炎、萎缩性咽炎、霉菌性咽炎、咽部溃疡和黏膜损伤等症。尤其是不会漱口的患者和漱口动作增加咽腔疼痛的情况下,将药物涂抹于患处是一种实用的治疗方法。

一、目的

　　1. 用于治疗咽喉部疾病。
　　2. 局部消炎、止痛、收敛、湿润及麻醉。

二、用物准备

　　额镜、压舌板、无菌棉球、无菌止血钳(弯)、遵医嘱备药:复方碘甘油(图 3-6-1)。

三、操作步骤

　　1. 洗手戴口罩。
　　2. 患者取坐位,用棉球在所用药物中适当浸泡,打开无菌止血钳夹持药物棉球备用。
　　3. 额镜对光,嘱患者用口呼吸,发"啊"的音,使舌部和腭部放松。操作者左手持压舌板压舌的前 2/3 部位,轻轻按住舌背,右手持无菌止血钳(弯)夹

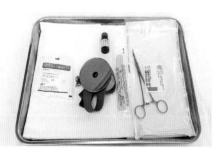

图 3-6-1　咽部涂药法物品准备

住浸有药液的棉球,迅速轻柔而准确地将药涂在患处,每日 2~3 次。

四、注意事项

1. 应注意棉球上所沾的药液不可太多,以免滴入喉腔发生反射性痉挛。

2. 涂药的棉球必须夹紧,以免涂药时脱落,导致咽部或气管异物。

3. 医者操作时动作要轻柔、迅速、准确,以免损伤咽喉。

4. 涂药之前应清洁口腔,用凉水或淡盐水漱口。咽部涂药前 15 分钟或涂药后 2 小时内禁止喝水或漱口,以免冲淡药液影响治疗效果。

5. 年老、婴幼儿及偏瘫、失语者不宜用此疗法,以及在操作过程中,有反复呕吐、恶心等现象者,也不宜使用本疗法。

第二节　咽部含片疗法

咽部含片疗法是适合于急慢性咽炎、萎缩性咽炎、霉菌性咽炎、咽部溃疡等症。直接作用在咽部,具有抑菌、杀菌、消炎、消肿、稀释黏稠分泌物、收敛、刺激黏膜分泌物等作用。

一、目的

1. 将药物直接含于口咽部。

2. 使局部起到消炎、抑菌、杀菌、收敛的作用。

3. 由于缓慢的含化,使药物能较长时间停留在咽部,持续发挥药效。

4. 对于缓解咽干、咽痛等不适感觉见效快。

二、用物准备

额镜、压舌板、无菌生理盐水、漱口杯、遵医嘱备药(图 3-6-2)。

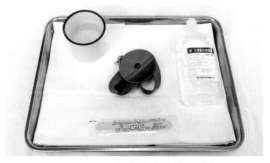

图 3-6-2　咽部含片疗法物品准备

三、操作步骤

1. 洗手戴口罩。

2. 向患者解释取得配合,嘱患者取坐位或者仰卧位,用无菌生理盐水漱口。

3. 额镜对光,嘱患者发"啊"的音,操作者左手持压舌板压舌的前 2/3 部位,轻轻按住舌背,观察整个咽部的黏膜情况有无溃烂。

四、注意事项

1. 含片不是口服药,也不是咀嚼片。含片的目的是使其在局部发生持久药效,因此应将含片放在舌底、龈颊沟或患处,待其自然融化分解。若把含片当成口服药直接吞入,或嚼烂,则失去其局部持久产生药效的意义。遵医嘱每次 1~2 片,每天四次,急性期可增加至每 2 小时 1 次。

2. 含片也是药物,遵医嘱服用。中药含片多为清热解毒、抗菌消炎、生津润喉的药物作用,常用的有草珊瑚含片、西瓜霜含片等。西药含片多为杀菌消炎、清凉收敛、稀释痰液等药物作用,常用的有西吡氯铵含片、溶菌酶含片等,因此含片的主要成分是药不是糖,绝不能把含片当糖吃。

3. 用含片要注意安全,5 岁以下幼儿、意识不清的患者不适合含片,以防因含服不当而造成咽喉异物。

4. 凡是在急性期,最好配合应用其他疗法,以尽快将病情控制。

第三节　含漱疗法

含漱疗法适用于急慢性咽炎、萎缩性咽炎、霉菌性咽炎、咽部溃疡、和黏膜损伤等症。该疗法的优点是药液直接作用于口腔、咽喉黏膜上的病灶,避免药物对胃肠的刺激作用,且简便易行,现常作为治疗口腔及咽喉部病症的辅助疗法。

一、目的

1. 含漱疗法是将药液含漱于口中,以治疗口腔、咽喉部疾病。

2. 主要用于治疗咽喉部疾病。

3. 局部消炎、止痛、收敛、湿润及麻醉。

二、用物准备

额镜、压舌板、漱口杯、生理盐水、遵医嘱备药(图 3-6-3)。

三、操作步骤

1. 洗手戴口罩,先用清水漱口,然后含漱 5~10ml 漱口液。

2. 头后仰、张口发"啊"的音,使漱口液能清洁咽喉壁,在口腔内含漱 2~3 分钟,使药物与口腔黏膜充分接触,达到缓解炎症和保护黏膜的目的。

3. 含漱后 30 分钟内不能用清水漱口。

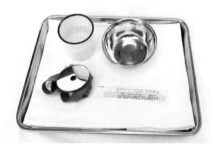

图 3-6-3　含漱疗法物品准备

四、注意事项

1. 年老、婴幼儿及偏瘫、失语者不宜用本疗法。如在含漱过程中,有反复呕吐、恶心等现象的患者,也不宜使用本疗法。

2. 应用本疗法之前应清洁口腔,用凉水或淡盐水漱口。用药前 15 分钟或用药后 1 小时内,一般不要饮水或进食,以免影响疗效。

3. 嘱患者注意清淡饮食,多饮水,禁食辛辣刺激的食物,禁烟酒,以免刺激咽部引起症状加重。

4. 在急性期,最好配合应用其他疗法,以尽快控制病情。

第四节　喷雾疗法

一、目的

喷雾疗法即雾化吸入,是咽喉、气管疾病局部用药的给药方法。将所应用的药物置入雾化吸入器中,使药液形成气雾状,由雾化吸入器喷出,患者做深呼吸经口将药物吸入喉部,药物可均匀分布在病变表面,达到治疗目的。吸入的药物多为抗炎、消肿、化痰及促进黏液分泌的药物。常用的有压力型雾化器和超声雾化器两种。

二、用物

雾化器(压力型雾化器或超声雾化器)、生理盐水、雾化液、注射器、超声雾化器配备相应电源(图 3-6-4)。

三、操作步骤

1. 洗手戴口罩。

2. 治疗室环境整洁安静,适宜操作。

3. 操作者洗手、戴口罩、核对医嘱单及患者信息。

4. 患者采取舒适体位,一般为坐位或者半坐位。

5. 向患者解释操作流程,嘱患者清洁漱口。

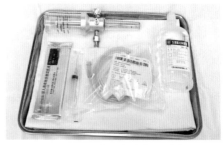

图 3-6-4　喷雾疗法物品准备

6. 用蒸馏水 3~5ml 稀释药物,或者将药物直接注入雾化器内,连接氧气管道或者接通超声雾化器的电源,药物浓度根据药物种类及病情而定。

7. 患者手持雾化器喷气管,放置口中,打开氧气开关或者超声雾化器的开关,吸入雾状药液。

8. 吸入次数和疗程可根据疾病的轻重程度和恢复状况而定,每日 1~3 次,

9. 每次不超过 20 分钟,3~6 日为一疗程。

四、注意事项

1. 雾化药物虽为局部用药,亦可出现过敏反应者,发生过敏反应现象者立即停止应用药物,并进行相应处理。

2. 临床应用糖皮质激素进行雾化吸入治疗,吸入量不宜过多,频次也注意控制,以免摄入激素过多出现不良反应。

3. 雾化药物应现配先用,保存时间不宜过长,否则易变质。

第五节　扁桃体周围脓肿穿刺抽液 / 切开排脓法

扁桃体周围脓肿是指发生在扁桃体周围间隙内的化脓性炎症。初起为蜂窝织炎,继之加重形成脓肿,多见于青壮年。

一、目的

采取脓肿穿刺或切开排脓的方法将脓液排出扁桃体。

引流感染形成的脓液,以促使感染区域的炎症消退及伤口愈合。

二、用物准备

10ml 注射器 1 个、碘伏、无菌手套、一次性压舌板、切开包(包内有刀片、刀柄 1 把、纹式钳 1 把、膝状镊 2 把、橡皮引流条、无菌方纱、弯盘 2 个、治疗巾及孔巾)、无菌生理盐水、3% 过氧化氢(图 3-6-5)。

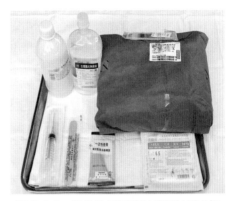

图 3-6-5　扁桃体周围脓肿穿刺抽液 / 切开排脓物品准备

三、操作步骤

1. 洗手戴口罩。
2. 穿刺抽脓　取坐位低头位,严格无菌操作,用直接喉镜或麻醉喉镜将舌根压向口底,暴露口咽后壁,1% 丁卡因表面麻醉后,看清脓肿部位后,以长粗穿刺针抽脓,于脓肿最隆起处刺入脓腔抽出脓液。

3. 切开排脓　取坐位头稍低,用直接喉镜或麻醉喉镜将舌根压向口底,暴露口咽后壁,看清脓肿部位后,选择脓肿最隆起和最软化处,严格无菌操作,1% 丁卡因表面麻醉后,打开脓肿切开包,戴无菌手套,于脓肿底部用尖刀作一纵行切口,并用长血管钳撑开切口,排尽脓液,探查脓腔,打开分隔,放出脓液,用注射器抽吸 3% 过氧化氢,从切口处冲洗,再用 0.9% 生理盐水冲洗,多冲洗几遍,冲洗时可用力加压冲洗,必要时,需行气管切开术。

四、注意事项

1. 浅表脓肿切开应在波动最明显处;深部脓肿切口引流前应先行穿刺抽脓,并应以穿刺抽出脓液的针为引导切开脓肿。
2. 切开的切口要足够大,尽量取最低部位便于引流。
3. 脓肿切开引流应遵循无菌操作原则,防止混合感染。
4. 穿刺或切开引流,均应取部分脓液做细菌培养和药敏实验。
5. 积极锻炼身体,增强体质,预防感染,控制基础疾病。
6. 消除患者的焦虑,恐慌,自愿接受换药,有利于促进术伤口的早日治愈。
7. 嘱患者忌辛辣刺激性、硬性食物。
8. 穿刺时,应注意方位,进针不可太深,以免刺伤大血管引起出血。及时吸出脓液,以免误入气道引起窒息。
9. 术后需使用足量广谱抗生素和抗厌氧菌药物控制感染。引流不畅者应每日撑开切口排脓,尽量排尽脓液。若不切开排脓者,也可采取反复抽脓治疗。

10. 术后注意观察患者呼吸情况以及有无出血征兆。嘱患者进温凉流质,以免过热饮食刺激血管扩张而引起出血。

11. 保持口腔卫生,进食后给予含漱剂漱口。

第六节　雾化吸入法

正常呼吸情况下,气体通过上气道时被加热到37℃,湿度为100%。但当气体不通过上气道,如气管插管及气管切开等因素时,就会引起气道黏膜干燥,纤毛运动降低,分泌物容易蓄积,这样易发生气道狭窄或堵塞,可能由此导致低氧血症危及患者的生命。因此,我们可以通过雾化吸入加湿气道,促进分泌物排出。

临床中雾化吸入的种类很多,有氧气雾化吸入法、超声雾化吸入法、空气压缩机雾化吸入法,这里介绍氧气雾化吸入法。

一、目的

1. 利用氧气高速气流时使药液呈雾状,随患者的呼吸进入气道以达到治疗目的。

2. 解除呼吸道痉挛,使呼吸道通畅而改善通气功能。

3. 减轻局部黏膜水肿以及呼吸道炎症反应并可稀释痰液。

二、用物准备

治疗盘、氧气装置、雾化装置(口含嘴或面罩)、10ml 注射器、雾化药物、漱口液、漱口杯、快速手消液(图 3-6-6)。

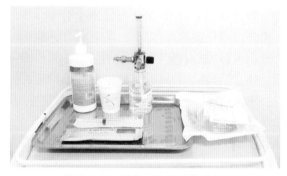

图 3-6-6　雾化吸入法用物准备

三、操作步骤

1. 操作前准备　核对患者，评估患者病情、合作程度；向患者讲解雾化吸入的目的、操作方法、注意事项及药物作用、副作用。操作者准备（七步法洗手、戴口罩），环境准备（病室清洁，适宜操作）。

2. 携用物至患者床旁。

3. 核对患者。

4. 患者取坐位或根据情况取侧卧位。

5. 安装雾化用氧气装置（图3-6-7）。

6. 连接雾化器与氧气装置，用无菌注射器抽吸药液并置于雾化装置内，药量2~8ml（图3-6-8）。

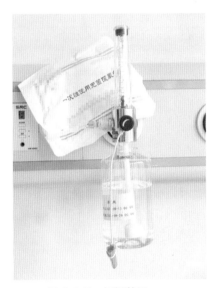
图3-6-7　氧气装置

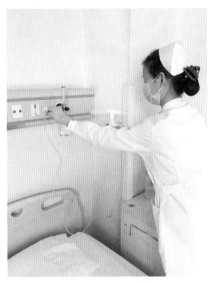
图3-6-8　连接雾化器与氧气装置

7. 打开氧气装置开关，氧流量为4-5L/min，管道出雾后，将口含嘴放入口中并嘱患者深呼吸（图3-6-9）。

8. 雾化15~20分钟后，取下口含嘴或面罩，关闭氧气开关，协助患者用漱口液漱口，对应用面罩者患者进行面部清洁，观察患者呼吸、咳嗽状况及痰液性状，并询问患者有无不适反应（图3-6-10）。

9. 用快速手消液消毒双手后，记录雾化时间，推车回治疗室。

10. 洗手并记录。

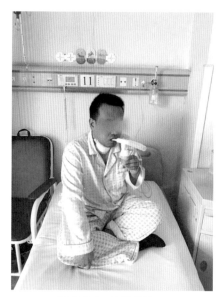

图 3-6-9　雾化吸入

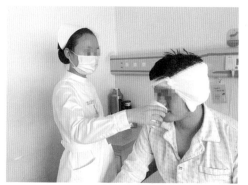

图 3-6-10　漱口液漱口

四、注意事项

1. 雾化器不能几个患者共用，防止交叉感染。

2. 雾化器内所加药液要根据刻度适量添加，过多易造成药液溢出，过少不出雾。

3. 吸入时嘱患者做均匀呼吸，患者可能因为吸入药物在雾化过程中因蒸发而温度降低、吸入药物浓度过高、吸入药物酸碱度过高等原因引发咳嗽，遇到这种情况应立即停止雾化吸入，并寻找原因及时处理。

4. 经常检查雾化吸入器功能，以免给患者带来伤害。

5. 使用后喷雾头用清水冲洗干净，晾干待用。

第七节　超声雾化吸入法

超声波雾化器是应用超声波声能，使药液变成气雾，由呼吸道吸入，达到治疗的目的，其特点是雾量大小可调节，雾滴小而均匀（直径在 $5\mu m$ 以下），药液随着深而慢的吸气被吸入终末支气管及肺泡。又因雾化器电子部分能产热，对雾化液有加温作用，使患者吸入温暖、舒适的气雾。此次介绍超声雾化吸入法用于气管切开患者。

一、目的

1. 治疗呼吸道感染,消除炎症和水肿。
2. 解除呼吸道痉挛,使呼吸道通畅而改善通气功能。
3. 稀释痰液,利于痰液咳出。

二、用物准备

治疗车、医嘱单、超声雾化器、雾化管路、20ml 注射器、雾化药物、灭菌注射用水、漱口杯、快速手消液、开口器(图 3-6-11)。

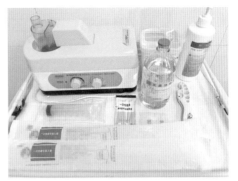

图 3-6-11 超声雾化用物图

三、操作步骤

1. 操作前准备:核对患者,评估患者病情、合作程度;向患者讲解雾化吸入的目的、操作方法、注意事项及药物作用、副作用。操作者准备(七步法洗手、戴口罩),环境准备(病室清洁,适宜操作)。

2. 携用物至患者床旁。

3. 核对姓名、查对腕带上的姓名、ID 号,解释操作目的,以取得患者合作。

4. 协助患者取坐位或半坐卧位以及平卧位。

5. 将超声雾化器放在床旁桌上,连接电源。

6. 超声雾化器底层加入灭菌注射用水。

7. 用注射器抽取药液加入雾化罐内。

8. 将雾化管路连接好,打开电源,将定时按钮调为 15~20 分钟,雾量调节按钮调到最大,嘱患者对准气管切开套管口一拳距离,打开始雾化吸入。

9. 超声雾化完毕,取下雾化管路,用清水冲洗干净,待干备用,关闭时间按钮和雾量调节按钮,再关闭电源。

10. 评估患者的痰液量、性质及颜色等。

11. 快速手消液消毒双手后,记录超声雾化时间,推车回治疗室。

12. 整理用物。

13. 将超声雾化器药罐清洗干净,待干备用。

14. 将雾化器底层灭菌注射用水倒出,雾化机晾干备用。

四、注意事项

1. 专人专用超声雾化器不必每次用后消毒,但要进行清洗,彻底清除残留的药物和污垢,每次使用前必须保证清洁干燥,若共用一个机器,应每人使用一套雾化管路,雾化机定期清洗消毒。

2. 避免吸入药液浓度过高。

3. 停止使用雾化机时,应先关闭开关按钮,再关闭电源,以免损伤机器。

第八节　空气压缩泵雾化吸入技术

空气压缩雾化吸入法是利用压缩空气将药液变成细微的气雾(直径 5μm 以下),使药物直接吸入呼吸道。

1. 构造　①空气压缩机:通电后可将空气压缩。其面板上有电源开关、过滤器及导管接口。②喷雾器:其下端有空气导管接口与压缩机相连,上端可安装口含嘴或面罩,中间部分为药皿用以盛放药液。③口含器、面罩。

2. 作用原理:空气压缩机通电后输出的电能将空气压缩,压缩空气作用于喷雾器内的药液使药液表面张力破坏形成细微雾滴,通过口含器或面罩随患者的呼吸进入呼吸道(图 3-6-12)。

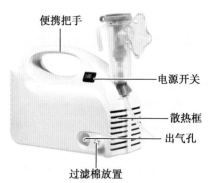

便携把手

电源开关

散热框

出气孔

过滤棉放置

图 3-6-12　空气压缩泵雾化器

一、目的

1. 预防、控制呼吸道感染。

2. 稀释痰液、促进痰液排出。

3. 改善通气功能:解除支气管痉挛。

4. 减轻局部黏膜水肿及呼吸道炎症反应。

二、用物准备

空气压缩泵雾化吸入机(型号:鱼跃 403C)、10ml 注射器、治疗盘、毛巾、水杯、漱口液、雾化药液、污物罐、锐器盒、快速手消液、医嘱单(图 3-6-13)。

三、操作步骤

1. 操作前准备:核对患者,评估患者病情、合作程度;向患者讲解雾化吸入的目的、操作方法、注意事项及药物作用、副作用;操作者准备(七步法洗手、戴口罩);环境准备(病室清洁,适宜操作)。

2. 携用物至患者床旁。

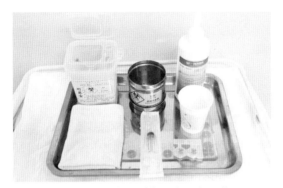

图 3-6-13　空气压缩机雾化吸入用物图

3. 查对患者姓名,腕带姓名、ID 号。

4. 协助患者取直立坐位或半卧位。

5. 检查雾化机开关处于关闭状态,接通空气压缩雾化机。

6. 将喷雾器口含嘴(面罩)与药皿分离,药液放入药皿内,注入量以雾化器外侧所刻"MAX"标志为限。

7. 将药皿与雾化口含嘴(面罩)相连。

8. 用空气导管将喷雾器与雾化机导管接口连接,打开开关。

9. 指导患者手持喷雾器,将口含嘴放入口中,紧闭双唇缓慢深吸气,屏气2~3秒,然后将气体轻轻呼出,直至药液喷完为止,一般 10~15 分钟雾化完毕。

10. 关闭开关,取下喷雾器,分离雾化机与喷雾器。

11. 协助患者漱口,取毛巾擦净口鼻及周围皮肤,协助取舒适体位。

12. 整理用物　将喷雾器药皿及口含嘴用清水洗净,晾干后避污保存。

13. 向患者交代注意事项,整理床单位。

14. 洗手(七步洗手法)。

15. 在医嘱本上签名及记录执行时间。

四、注意事项

1. 雾化吸入器专人专用。

2. 使用前检查电源电压是否与压缩机吻合。

3. 压缩机放置在平稳处,勿放于地毯或毛织物上等软物上。

4. 雾化吸入过程中观察雾量大小及患者情况,如面色、呼吸等,出现不适立即停止雾化,嘱其休息或平静呼吸;如有痰液嘱患者咳出,不可咽下。

5. 用物处理按消毒隔离原则进行,定期检查压缩机的空气过滤内芯。

6. 喷雾器要定期清洗,发现喷嘴堵塞,应反复清洗或更换。

参 考 文 献

1. 黄选兆，汪吉宝，孔维佳.实用耳鼻咽喉头颈外科学 [M].北京：人民卫生出版社，2008: 317-319.

2. 李学佩.耳鼻咽喉科学 [M].北京：北京大学医学出版社，2003: 102-104.

3. CummingsCW, FredericksonJM, HarkerLA. Otolaryngology-HeadAndNeckSurgery [M]: 3rdedition. USA: Mosby-YearBook, 1999: 1327-1524.

4. 张亚梅，张天宇.实用小儿耳鼻咽喉科学 [M].北京：人民卫生出版社，2011, 4: 312-315.

5. 梁军，张亚梅，王晋，等.儿童腺样体肥大120例临床分析 [J].现代诊断与治疗，2005, 16 (04): 243-244.

6. 周春华，徐素娟，刁健，等.咽后脓肿的临床分析及护理 [J].中国临床新医学，2010, 3 (3): 288.

7. 崔秀霞.咽后壁脓肿的术后护理 [J].河南外科学杂志，2002, 8 (2): 99.

8. 吕建.咽后壁脓肿并发急性纵隔炎8例治疗体会 [J].江苏临床医学杂志，1999, 3 (4): 371.

9. 侯军华，宫琦玮.五官科疾病护理指南.北京：人民军医出版社，2012.

10. 田梓蓉，韩杰.耳鼻咽喉头颈外科护理健康教育与康复手册.北京：人民卫生出版社，2019.

11. 马骏，鼻咽癌治疗的研究进展 [J].中山大学学报 (医学科学版)，2010, 2 (07): 1672-3554.

12. 林坤花，谢源福，黄建丽，等.同步放化疗治疗局部晚期鼻咽癌合并糖尿病临床观察 [J].中国医药，2012, 7 (3): 298–300.

13. 程天翠，刘金凤，汪冬香，等.36例局部晚期鼻咽癌同步放化疗联合靶向药物治疗 [J].中国临床护理，2012, 4 (2): 160-162.

14. 吴素华，陈开珠，韩瑞珠，等.同期放化疗治疗局部晚期鼻咽癌患者不良反应的观察与护理 [J].当代护士 (中旬刊)，2015 (3): 63-64.

15. 罗伟玲，刘启.联合化疗加同步放化疗治疗局部晚期鼻咽癌的护理体会 [J].西南国防医药，2013, 23 (10): 1121-1122.

16. 韩东一，肖芳.耳鼻咽喉头颈外科学 [M].北京：人民卫生出版社，2016.

第四篇

常见喉科疾病的照护与康复指导

第一章

喉先天性疾病

第一节　先天性喉蹼

一、病因与发病机制

当胚胎第 10 周左右,胚胎长 30mm 时,第 4,5 对鳃弓各发生一突起形成披裂,以后喉上部之管腔逐渐开放,并形成喉室和声带;若在此期发育受到障碍,致两侧声带的前部未能分开,则形成喉蹼。

二、临床表现

在喉腔间有一先天性膜状物,名为先天性喉蹼,大者可占喉腔之大部,称为喉隔。其喉蹼之薄厚不一,为结缔组织,有少数毛细血管、覆有喉部黏膜上皮层。喉蹼分声门上、声门及声门下三型,以发生于声门区者多见,也较薄,发生于声门上、下及喉后部者极少。婴幼儿喉蹼症状亦随喉蹼的大小而异。范围较大的喉蹼患儿,于出生后无哭声、有呼吸困难或窒息,有呼噜样之喉鸣音,吸气时有喉阻塞现象,常有口唇发绀及不能吮乳的症状。喉蹼中度大者,喉腔尚可通气,但声音嘶哑,伴吸气性呼吸困难。喉蹼较小者,则哭声低哑,无明显呼吸困难。

三、治疗要点

新生儿患喉蹼若发生窒息时,应立即在直接喉镜下将婴儿型硬式气管镜插入气管,吸出分泌物,给氧和人工呼吸,以挽救患儿生命。对有呼吸困难或声嘶之患者须在直接喉镜下以喉刀或喉剪去除蹼膜,术后再行喉扩张术,否则容易复发。近年来多在显微喉镜下行激光切除喉蹼,术后不需行喉扩张术,效果较好。喉蹼不大又无明显症状者,可不给予治疗。对于先天性声门下骨性狭窄伴有喉蹼形成者,无法采用电视镜下喉膜植入术治疗,必须行一期气管切开术。新生儿气管管腔狭小,实施气管切开术后护理显得尤其重要,其护理重点在于加强气管切开切口的护理,保证有效的通气,安置合理舒适的体位、正确的喂养和实施对家属的延续性健康教育。同时,由于手术后需要长时间带气管切开套管进行居家护理,需要建立完整的随访档案,按照随访计划电话通知复查时间,以防错失最佳手术时机,明显减少和降低并发症的发生。

四、常见护理问题 / 护理诊断

1. 清理呼吸道无效 与患儿体弱、无力,不能进行有效咳嗽、排痰有关。
2. 呼吸形态改变 与气管切开有关。
3. 潜在并发症 出血、感染与气切手术创伤有关。
4. 舒适的改变 与气切手术创伤有关。
5. 有窒息的危险 与清理呼吸道无效有关。
6. 语言沟通障碍 与气管切开有关。
7. 有跌倒、坠床的危险 与患儿年龄小有关。
8. 营养失调 - 低于机体的需要量 与手术切口疼痛,能量摄入减少及消耗增加有关。
9. 恐惧 与环境陌生及患儿年龄小有关。

五、护理措施

1. 术前准备要点 术前指导、术前给予抗生素皮肤过敏试验、术晨禁食水。
2. 术后护理要点 全麻术后护理常规、观察咽部出血情况。
3. 术前护理措施
(1) 按耳鼻喉科术前护理常规。
(2) 全面评估患者:包括健康史及相关因素、身体状况、生命体征以及神志、精神状态、行动能力等。
(3) 饮食护理:指导患者多进食富有营养、易消化、口味清淡的膳食,以加强营养,增强机体抵抗力。
(4) 术前指导:向患者说明手术治疗的必要性,讲解麻醉方法,手术基本过程,术中、术后配合要点,介绍手术医师的临床经验及技术水平。
(5) 心理护理:对患者给予同情、理解、关怀、帮助,告诉患者不良的心理状态会降低机体的抵抗力,不利于疾病的恢复,解除患者的紧张情绪,使其更好地配合治疗和护理。

(6)术前准备

1)物品准备:准备术中用物:病历、胸片、心电图、检验单、纤维喉镜报告等。

2)患者准备:

①全面评估患者的一般情况,包括:体温、脉搏、呼吸、血压、神志、行动能力、健康史、精神状态及身心状况等,避免上呼吸道感染,女性避开经期。

②询问过敏史,遵医嘱进行抗生素皮肤过敏试验。

③个人卫生准备,如术前1晚沐浴,修剪指(趾)甲,男性患者剃净胡须,女性患者勿化妆,如有指甲油应卸除,更换病号服等。

④保证良好睡眠,必要时睡前遵医嘱给予安定片口服。

⑤手术当日晨0:00禁食水。

⑥遵医嘱注射术前针。

4. 术后护理措施

(1)按耳鼻喉科术后护理常规和全麻术后护理常规护理。

(2)专科护理

1)体位的护理:患儿术后24小时内采用头高脚低位、头部抬高15°~30°,四肢约束,颈后及肩背部垫一小软枕,保持颈部伸展位,防止颈部张力过大和避免过度伸展,压迫损伤气管黏膜,双下肢予以包被支撑,以免患儿躯体因重力作用下滑。更换体位时动作轻柔,双人合作,翻身时保持头与脊柱在同一直线上,有利于气管套管的内口与气管平行,减少内口摩擦气管黏膜导致出血。患儿麻醉清醒撤离呼吸机后48小时内,颈部两侧放置沙袋固定头部,保持鼻吸气位,同时襁褓式包裹患儿,给予安慰奶嘴,保持患儿安静,避免患儿烦躁、哭闹时对喉部切口的摩擦,造成切口渗血、渗液、肿胀加剧等不良反应。

2)气管切开伤口的护理:患儿术后应用气管切开套管,对气管切开患者应加强巡视,每日检查套管固定是否牢靠,套管采用双带打手术结法固定于颈部,松紧以一指为宜。保持套管的正中位置,避免在切口处施加压力。术后观察切口皮肤,没有红肿、渗出、污染,套管没有松动,没有出现皮下气肿、气胸等情况。气管切开后,患儿吸入的气体直接经套管进入下呼吸道,上呼吸道丧失了对吸入气体的加温、加湿、清洁及滤过功能,故需加强气道湿化,气管导管口用两层湿纱布覆盖,增加吸入气体湿度,并间断滴入湿化液,定时翻身、叩背,正确吸痰,保持呼吸道通畅,并注意观察痰液的量、颜色、气味和黏稠度,根据痰液性质配制湿化痰。

3)饮食护理:全麻术后6小时内禁食、禁饮。术后6小时后可给予高热量、高蛋白、高维生素的温凉的半流质饮食(如稀饭、烂面条、鸡蛋羹等),以免加重伤口出血。术后3~5天待颈部气管切开切口肿胀减轻,吞咽动作疼痛缓解,逐渐增加食物摄入量。避免进食辛辣、刺激性食物,鼓励并协助患儿进食。

4)药物治疗的护理:遵医嘱按时给予抗生素、止血及营养药物静滴治疗,注意观察药物的效果及反应并做好记录。遵医嘱每日至少 3 次氧气雾化吸入治疗,应用吸入用布地奈德混悬剂、吸入用乙酰半胱氨酸溶液、地塞米松磷酸钠注射液等,防止组织充血肿胀。

5)口腔护理:由于口腔的炎症可直接导致口腔感染,而影响手术效果,因此术后指导患者每日用康复新液漱口 3~4 次,保持口腔卫生,预防会厌切口感染及口腔感染。

六、出院教育与延续护理

1. 告诫患者及家属切不可取出外套管,注意系带是否牢固,以防套管滑出发生意外。

2. 教会患者及其家属清洁消毒内套管的方法。

3. 锻炼身体,提高身体素质,积极预防和治疗上呼吸道感染。

4. 进行卫生宣教,沐浴时防止水渗入气管套管内,保持口腔卫生,防止切口感染。

5. 合理饮食,注意营养,避免辛辣、刺激性食物,指导患者进食高蛋白、高热量、高维生素的易消化饮食,戒除烟酒。

6. 给患者提供安静、舒适的修养环境,减少外界刺激,保证休息。

7. 定期复诊,告诉患者气管切开术迟发性并发症的症状和体征,病情有变化及时就诊。

第二节　先天性喉软骨软化症

一、病因及发病机制

喉软骨的形态正常或接近正常,但极为软弱,每当吸气时喉内负压使喉组织塌陷,两侧杓会厌襞互相接近,喉腔变窄成活瓣状震颤引起喉鸣和呼吸困难,称喉软骨软化,伴有气管软骨软化,称喉气管软化。喉软骨软化是最常见的喉先天性疾病,约占 90%。多为妊娠期营养不良,胎儿缺钙及其他电解质缺少或不平衡所致。

二、临床表现

1. 症状　主要表现为吸气性喉鸣、喂养困难及胃食管反流。可间断出现上呼吸道梗阻症状,如三凹征等,但是哭声正常,无声嘶,往往出生后即可出现症状,在安静状态下不明显,在哭闹、受惊、进食时加重,有的与体位关,仰卧时明显,俯卧时减轻。

2. 体征　婴儿出生不久即出现吸气性喉喘鸣和吸气后胸骨上窝、锁骨上窝、剑突下软组织凹陷等症,严重时可有发绀或呼吸困难。

三、治疗要点

一般不需要特殊治疗,多数患儿随着喉腔渐大,喉腔变硬,至 2~3 岁,喉鸣自行消失。平时注意营养,预防受凉、受惊,以免发生呼吸道感染和喉痉挛,加剧喉阻塞。有呼吸困难时,可取俯卧、侧卧、或其他患者自觉舒适体位以减轻症状。必要时可行气管切开术或杓会厌成形术,以免引起慢性缺氧、心脏扩大、漏斗胸等。在显微镜下切除(或用激光切除)杓状软骨、杓状会厌襞处过多的松弛水肿黏膜,勿伤后联合黏膜,用可吸收线缝合黏膜边缘;如果会厌过度摆动,须切除或汽化会厌舌面下半部及舌根部相应区域的黏膜,将会厌与舌根缝合。用二氧化碳激光切除病变,可减少术后喉梗阻、伤口出血、感染等并发症发生。

四、常见护理诊断 / 护理问题

1. 气体交换受阻　与喉组织塌陷、喉腔变窄有关。
2. 潜在并发症　窒息。
3. 家庭应对低效　与患儿的主要照顾者缺乏相关疾病护理知识和技能有关。

五、护理措施

1. 严密观察患儿呼吸,给予持续低流量吸氧,床旁备好切管切开包,必要时行气管切开术。
2. 给予化痰药物雾化吸入,促进患者痰液排出。
3. 向患儿家属讲解疾病的相关知识,充分了解疾病,树立战胜疾病的信心。

六、出院教育及延续护理

1. 出院后戴管患儿的家庭护理。
2. 给予患者高蛋白、高维生素、高热量饮食,增强抵抗力,促进疾病康复。
3. 定期复查,出院随访,不适及时就诊。

第三节　先天性声门下狭窄

一、病因及发病机制

正常婴幼儿声门下腔的直径为 5~6mm,由于发育异常、声门下腔狭小引起阻塞者,称先天性声门下狭窄。为声门下腔壁之一侧或两侧阻塞,多为弹性圆锥病变,但亦有环状软骨畸形所致。

由于发育异常、声门下腔狭小导致呼吸道阻塞。其他因素如自身免疫性、胃食管反流、喉气管部位感染等也是重要因素。

二、临床表现

1. 症状　常见症状为婴儿出生后呼吸有响声,但哭声正常。呼吸困难程度则根据阻塞情况而定,狭窄严重者可致新生儿窒息。患儿易反复患呼吸道感染或喉炎,易误诊为急性喉气管支气管炎。

2. 体征　患儿在出生后发现呼吸有喘鸣、犬吠样咳嗽,并伴有不同程度的呼吸困难,但哭声正常。

三、治疗要点

1. 非手术治疗　先天性气管狭窄的症状有时随年龄增长而减轻。控制呼吸道感染、应用激素、湿化疗法改善通气,但必须注意预防呼吸道感染。

2. 手术治疗　有呼吸困难者应做低位气管切开术,以便在直接喉镜下行反复多次扩张。

四、常见护理诊断 / 护理问题

1. 气体交换受阻　与先天性声门狭窄引起呼吸道阻塞有关。
2. 清理呼吸道无效　与儿童无法配合有效排痰有关。
3. 潜在并发症　感染与新生儿机体抵抗力弱和气道狭窄有关。
4. 有窒息的危险　有气道狭窄有关。

五、护理措施

1. 严密观察患儿的呼吸情况,给予持续低流量吸氧,密切监测血氧饱和度,防止窒息的发生。

2. 给予化痰药物雾化吸入、叩背等被动方式,促进痰液排出,必要时给予主动吸痰。

3. 遵医嘱静脉给予激素、抗生素等药物治疗,预防感染。

4. 床旁备好急救物品,必要时行气管切开术,防止窒息发生。

六、出院教育及延续护理

1. 有气管切开的患者告知患者家属正确的气管套管护理方法(包括清洗消毒气管内套管法、雾化吸入法、吸痰法等);保持呼吸道通畅,预防呼吸道感染。

2. 新生儿给予纯母乳喂养,按需哺乳;较大儿童给予清淡易消化饮食,多食新鲜瓜果和蔬菜、优质蛋白,禁食辛辣刺激性饮食,远离二手烟及其他易引起呼吸感染的感染源。

3. 视病情进行适当的户外活动,增强抵抗力,促进疾病康复。

4. 做好回访,定期复查,不适随诊。

第四节 先天性喉囊肿

一、病因及发病机制

先天性喉囊肿发病率为 1.8/10 万,可分为喉小囊囊肿和喉气囊肿,两者均来源于喉小囊。喉小囊亦称喉室小囊,系胚胎第 2 个月末时喉腔向外突起形成的盲囊,囊腔呈卵圆形,含有黏液腺,介于室带与声带之间,位于喉室顶部前 1/3 处。喉小囊的内侧和外侧均有纤柔、内在的喉肌,其开口仅 0.5~1mm 大小,通向喉室;喉小囊的皱襞有助于贮藏黏液,而其内外侧的喉肌被认为可压缩喉小囊,使囊内的黏液由开口向后内侧排出,以润滑声带。新生儿的喉小囊较大,6 岁时缩小,一般到成年后仅留残迹,但亦有仍存留者。Broyles(1959)发现 75% 的喉小囊长 6~8mm,25% 的长度大于 10~15mm。胎儿的喉小囊有 25% 可伸展高达甲状舌骨膜。喉小囊囊肿在婴儿期较多见,喉侧型喉小囊囊肿较多见。

(一) 先天性喉小囊囊肿

先天性喉小囊囊肿是喉小囊膨胀扩大并充满黏液所致,它不与喉腔相通,不向喉室引流。喉小囊囊肿亦被称为先天性喉囊肿、喉黏液囊肿及喉小囊黏液囊肿。本囊肿可分为 2 型:

1. 喉侧型喉小囊肿 扩展到室带和杓会厌襞、会厌或喉侧壁,和喉内型的喉黏液囊肿是同一病变。

2. 喉前型喉小囊肿　位于室带和声带之间，比较小，向内伸展到喉腔。

（二）喉气囊肿

喉气囊肿又称喉膨出，为喉小囊异常的病理性囊性扩张所致；因与喉腔相通，当喉内压增高如咳嗽、哭喊、吹奏、唱歌等时，即可使囊内充气而扩大，出现（暂时性）相应的症状。喉气囊肿常见于成年人，并与喉腔相通，而喉小囊囊肿多见于新生儿和婴儿，不与喉腔相通，这是两者的主要区别，但两者都来源于喉小囊，是其相同点，若囊肿腔内并发感染化脓，则称为喉脓囊肿。根据喉小囊扩张的范围。可将喉气囊肿分为 3 型。

1. 喉内型　含气扩张的喉小囊位于甲状软骨板与喉腔黏膜之间，表现为一侧声带以上的喉腔壁向内膨出。

2. 喉外型　喉小囊沿着甲状软骨板内侧向上，通过甲状舌骨膜向外疝出颈部，与颈侧出现囊性隆起；喉小囊亦可通过咽中缩肌与咽下缩肌之间的缝隙向颈外扩展。

3. 混合型　气囊肿同时出现于喉内和颈部，于甲状舌骨膜处有一峡部相连，似哑铃状。

一般认为喉内型最多见，混合型较少；但也有报告混合型居多的。

二、临床表现

（一）先天性喉小囊囊肿

1. 先天性喉囊肿约 40% 是在出生后数小时内被发现，95% 的患儿在出生后 6 个月之内均有症状等（Mithell 等，1987），常见的症状为喉喘鸣。有些婴儿当伸张其头时喘鸣可减轻。

2. 可引起严重的呼吸困难、呼吸暂停和发绀，听不见的或低沉的哭声，有时声音嘶哑或正常，偶有吞咽困难。

3. 由于伴有喂养问题，大部分患儿的发育受到影响。

（二）喉气囊肿

1. 先天性喉气囊肿的症状只有当充满空气（或液体）时才出现症状，故症状多为间歇性。

2. 喉内型者主要为声嘶、呼吸不畅与喘鸣。作 Valsalva 操作时，可因喉内囊肿扩大阻塞声门而出现严重的呼吸困难，有时需行紧急气管切开术。

3. 喉外型者，可见患侧颈部出现隆起，多在舌骨水平；亦可位于甲状软骨下方或颈部其他部位。作 Valsalva 操作、深呼吸、剧烈咳嗽或用力吞咽时，颈部隆起处可增大。压迫肿胀区，可使其体积缩小，此时进行喉部听诊，尚可听到排气声。囊肿大者，可影响头颈部静脉血液回流，出现头痛或局部不适。

4. 混合型者，同时出现喉内隆起与颈部肿胀，以及其引起的与喉内型和喉外型同时出现的相应症状。

三、治疗要点

(一) 先天性喉小囊囊肿

约 20% 的患儿需要紧急处理,有时需行紧急切开术。通常可在喉内镜直视下抽吸囊内液体或引流,亦可用杯状喉钳咬除部分囊壁。复发的病例(尤其是单纯抽吸后较容易复发)需重复进行处理。对婴儿一般不施行喉外切除的手术治疗,少数难处理的病例可行喉裂开切除囊肿,达到根治的目的。麻醉诱导可导致严重的气道阻塞,须警惕和注意。

(二) 喉气囊肿

本病多见于成年人,无论何种类型,多主张手术切除,喉内型较小者,可在内镜下行穿刺抽气、切开排气或咬除部分囊襞,以缓解或消除症状;喉外型和混合型应以颈外入路,彻底为佳,即选用颈侧切开或舌骨下咽正中切开术,喉部黏膜应完整保留。术前实行气管切开术,并在气管插管全麻下施术比较安全。若继发感染形成囊肿者,可先行切开排脓并引流,待感染控制后,在行囊肿切除术。

四、常见护理诊断 / 护理问题

1. 气体交换受阻 与囊肿阻塞气道引起严重的呼吸困难、发绀、呼吸暂停等有关。
2. 清理呼吸道无效 与婴儿期患者不会咳痰有关。
3. 潜在并发症 窒息。
4. 潜在并发症 出血、感染。

五、护理措施

1. 严密监测患者生命体征,尤其是血氧饱和度,判断患者呼吸困难的程度,轻度给予吸氧,严重者行气管切开术。
2. 给予患者雾化吸入,叩背等被动排痰方式,必要时给予主动吸痰,保持呼吸道通畅。
3. 当患者出现窒息、呼吸暂停时应立即行气管切开术,按气管切开术后护理常规护理。
4. 术后密切观察患者切口处渗血、渗液等情况,注意观察引流液的量、性质及颜色,如短时间引流液突然增多,立即报告医生,防止出血。防止引流管扭曲、打折,保持引流通畅。静脉应用抗生素,预防感染。

六、出院教育与延续护理

1. 为气管切开患者,应教会患者家属气管切开的家庭护理,做好雾化吸入,预防堵管。

2. 指导患者家属给予患者进食高维生素、丰富蛋白质饮食,适当运动,增加机体抵抗力,促进疾病康复。

3. 定期随访,如有不适,及时就诊。

第二章

喉外伤及喉异物

第一节　闭合性喉外伤

一、病因及发病机制

闭合性喉外伤多由钝性外伤所致,如坚硬的物体挤压、撞击、扼勒颈部等。损伤程度与外力作用大小、方向有关。轻者仅有颈部软组织挫伤,重者可有喉软骨脱位、骨折碎裂、声带损伤等,颈部皮肤与软组织无伤口。

二、临床表现

1. 症状

(1)疼痛:多以喉肌颈部触痛明显,说话、吞咽或咳嗽时疼痛加重,有时放射至耳部。

(2)声音嘶哑或失声:声带、室带黏膜出血水肿、喉软骨骨折、脱位、喉返神经损伤等均可导致失声。

(3)咳嗽及咯血:由于挫伤刺激,伤及喉黏膜,轻者仅有痰中带血,重者如喉软骨骨折损伤血管可导致咯血。

(4)颈部及皮下气肿:当空气进入喉部周围组织,轻者仅局限于颈部,重者可累计面部、胸部甚至纵隔,可导致呼吸困难。

(5)吞咽困难:主要由于喉痛导致,也可由于咽喉黏膜损伤导致。

(6)呼吸困难:可有进行性呼吸困难,多数由于喉狭窄所致,损伤双侧喉返神经亦可出现吸气性呼吸困难,甚至窒息。

(7)休克:损伤颈部大血管可出现失血性休克。

2. 体征

(1)颈部皮肤出现片状或条索状瘀斑,颈部肿胀变粗、变形。

(2)喉部有明显触痛感,可触及喉软骨碎片摩擦音。

(3)皮下气肿可扪及年捻发声或握雪感。

三、治疗要点

1. 单纯性喉挫伤者,应喉休息(休声、流食或禁食,减少吞咽动作),颈部制动,全身应用抗生素和糖皮质激素预防感染,减轻水肿,酌情给予止痛剂。

2. 喉软骨骨折无移位者,治疗同喉挫伤;如发生多发性骨折,软骨已成碎块并发生移位者,宜先行低位气管切开术,然后通过喉裂开术进行复位、固定,对喉内破损的黏膜应仔细缝合后放置硅胶膜。

3. 环甲关节脱位者,可用手指在喉外将甲状软骨向后推移,另一手将环状软骨向前牵拉,使其复位;环杓关节脱位者,可在间接或支撑喉镜下,拨动勺状软骨使之复位,复位效果不佳,仍残留声嘶者可考虑进行声带注射术(图4-2-1)。

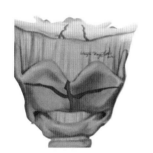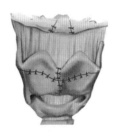

图 4-2-1 喉软骨骨折缝合示意图

四、常见护理诊断 / 护理问题

1. 急性疼痛 与喉损伤有关。

2. 潜在并发症 出血、感染。

3. 有窒息的危险 与喉部受伤后导致的喉狭窄及呼吸道梗阻有关。

4. 焦虑、恐惧 担心疾病预后效果有关。

5. 知识缺乏 缺乏疾病相关知识。

五、护理措施

(一) 一般护理

1. 给予患者创造舒适的休养环境,分散注意力,如听音乐等,评估疼痛耐受程度,必要时给予口服或静脉止痛药物,减轻伤口疼痛,利于疾病恢复。嘱患者保持安静,颈部制动,进流食或软食,减少吞咽动作。

2. 充分了解喉损伤的程度、部位及大小,密切观察口腔有无鲜血,密切监测生命体征,血象等相关检验,如有异常,及时报告医生,全身应用糖皮质激素及抗生素治疗,预防感染。

3. 耐心倾听患者主诉,询问患者颈部有无压迫感,密切观察患者颈部有无肿大、变粗,防止内出血,引起窒息。床旁备好气管切开包及其他抢救设备,必要时行气管切开术。

4. 做好心理疏导,喉创伤多为突发性的,患者一时难以接受,护士应给予充分理解,与患者有效沟通,消除其紧张恐惧心理,使患者积极配合治疗,促进疾病康复。

5. 讲解疾病相关知识,同伴教育,树立战胜疾病信心。

(二)气管切开的护理

1. 术前准备

(1)全麻术前常规禁食水,局麻及急症手术除外。

(2)备颈部皮肤,男性患者刮胡子。

(3)准备写字板和笔,其他电子交流产品。

(4)术前一天晚开塞露 20ml 纳肛,清洁肠道。

2. 术后护理

(1)气道的护理:室内湿度 60%~70% 为宜,保持套管通畅,清洗气管内套管 4 次/d,消毒内套管 1 次/d;超声雾化吸入 4 次/d;0.45% 氯化钠注射液 100ml 调为 5ml/h 的滴速气管内点药,预防堵管。每 6 小时气囊放气一次,15 分钟之后充气,每次充气 4~6ml,气囊硬度以鼻尖硬度为宜。

(2)切口护理:注意观察气管切开切口处渗血及渗出情况;更换切口处无菌剪口纱布 4 次/d,渗血及渗出较多者,随时更换,观察切口处有无红肿、破溃,预防切口处感染。

(3)饮食护理:无呛咳者,可进食高维生素、高蛋白、高热量的半流质饮食,促进伤口恢复。

(4)密切观察病情,预防各类并发症的发生。

六、出院教育与延续护理

1. 指导患者出院后两周内要休声,减少喉部活动,促进伤口愈合。注意头部体位,并做好保护措施。

2. 饮食指导,恢复期间,禁烟酒、辛辣刺激性饮食,应选择高蛋白、高维生素的饮食,增强免疫力,促进康复。

3. 保持良好心态,积极乐观向上,颈部勿剧烈活动,适量运动,以利于康复。

4. 定期复查。

5. 给患者及家属出院指导材料一份,告知康复热线,做好回访工作。

第二节　开放性喉外伤

一、病因及发病机制

开放性喉外伤是指喉部皮肤和软组织破裂,是伤口与外界相通的喉创伤,并且伤口和喉腔或喉咽腔可贯通,称为贯通性喉外伤。多由锐器伤、巨大破坏力、战创伤等引起,可累及喉软骨、肌肉、神经、筋膜等喉部结构,且因喉部邻近颈部大血管,患者常以大出血、休克、呼吸困难等危重状况就诊。止血、纠正休克、保持呼吸道通畅、清创整复缝合是主要治疗项目。

二、临床表现

1. 出血　多来自喉动脉、面动脉、甲状腺动脉及甲状腺。

2. 呼吸困难

(1)由软骨骨折、黏膜出血、肿胀等所致。

(2)因血液流入下呼吸道,有效气体交换面积缩小造成。

(3)因气胸、纵隔气肿引起。

3. 皮下气肿　空气通过喉内和颈部伤口进入软组织内而产生。

4. 失血性休克　失血过多,时间过长所致。

5. 吞咽困难　常因咽喉疼痛所致。

6. 声嘶　声带或喉返神经损伤、环杓关节脱位所致。

7. 咽瘘　伤口穿通咽部,梨状窝或食管上端者,可有唾液、食物自伤口溢出。

三、治疗要点

1. 出血的处理

(1)直接压迫出血区是临时控制出血的最佳方案。

(2)在补充血容量的基础上,行颈部血管探查术。

2. 呼吸困难的处理

(1)行气管切开术。

(2)环甲膜穿刺术。

（3）气管插管。

3. 休克的处理 及时有效的建立多条静脉通路,扩充血容量,监测生命体征,注意保暖体位等。

4. 营养的供给 给予高热量、高蛋白饮食,必要时留置胃管,保证充分营养,利于伤口愈合。

四、常见护理诊断／护理问题

1. 出血 与外伤造成邻近大血管破裂有关。

2. 感染 与开放性伤口有关。

3. 疼痛 与开放性伤口有关。

4 潜在并发症 窒息、休克。

5. 焦虑、恐惧 与出血量多及呼吸困难有关。

6. 知识缺乏 缺乏疾病相关知识。

7. 自理能力下降 与患者出血量大、呼吸困难,手术后机体虚弱有关。

五、护理措施

1. 观察患者颈部伤口敷料渗血情况,留置引流管者,要保持引流管通畅,勿打折、扭曲,观察引流液的颜色、量及性质,如有异常,及时处理。

2. 严密监测生命体征,有无失血性休克的,建立多条静脉通路,大量补液及其他抗休克治疗。

3. 气管切开、气管插管的患者,按气管切开及气管插管术后护理。

4. 严格无菌操作,全身应用糖皮质激素及抗生素消炎治疗,预防感染。

5. 提供舒适的休养环境,评估疼痛的耐受力,疼痛较剧烈者,合理使用止痛药物,安抚患者情绪。

6. 喉部开放性伤口,可造成患者及家属紧张、恐惧、焦虑,护士应耐心做好安抚工作,告知患者调整好自身情绪,积极配合治疗,利于术后康复。

7. 气胸、纵隔气肿而行胸腔闭式引流的患者,应妥善固定导管,做好胸腔闭式引流的术后护理。

8. 术后在患者病情允许下,指导其做力所能及的事情,帮助其逐步恢复自理能力。

六、出院指导与延续护理

1. 恢复期间,禁烟酒、禁辛辣刺激性饮食,应选择高蛋白、高维生素的饮食,增强免疫力,促进康复。如为鼻饲饮食,也要少量多次进餐,以保证营养的摄入。

2. 保持良好心态,积极乐观向上,适量运动,以利于康复。

3. 如患者行气管切开术,术后戴管回家,教会患者及家属气管套管家庭护理方法,并给予书面指导材料一份。

4. 给患者及家属出院指导材料一份,告知康复热线,做好回访工作。

5. 如患者有精神疾病,出院之后转入精神卫生中心继续治疗。

第三节　喉烫伤及烧灼伤

一、病因及发病机制

喉烫伤及烧灼伤是指喉、气管、支气管黏膜受到强的物理因素(烧灼伤、烫伤、放射损伤)或接触化学物质(强酸、强碱)腐蚀后,导致局部组织水肿、充血,以致局部组织坏死等病变。一般单纯性的喉烫伤及烧灼伤较少见,常与头面部烫伤及烧灼伤合并。上呼吸道烧灼伤较多见。

二、临床表现

1. 轻型(声门及声门以下)　头面部皮肤烧伤,上呼吸道黏膜充血、肿胀、水疱、溃疡及假膜形成,出现声音嘶哑,喉痛咽干,咳嗽多痰。如吸入烟尘致病,常见痰中有碳粒或带血迹。检查见伴有头面部皮肤烧伤,鼻毛烧焦,口鼻咽喉部黏膜充血,肿胀,溃疡等。吞食腐蚀剂或烧灼液时,可见口周皮肤烫伤,亦可出现食管、胃部烫伤及全身中毒表现。

2. 较重型(隆突以上)　喉黏膜水肿、糜烂,呼吸音粗糙,可闻及干啰音及哮鸣音,在伤后 20 分钟至 2 日内,出现喉水肿,导致吸气性呼吸困难,以致出现窒息、发绀、昏迷、死亡。伴有呼吸道烧伤,可后遗喉、气管瘢痕狭窄,预后不良。

3. 严重型(支气管甚至达肺泡)　下呼吸道黏膜水肿、糜烂,出现呼吸较急促,咳嗽剧烈,听诊心音较远,肺呼吸音减弱,两日后部分肺叶可闻及干啰音、哮鸣音。吞食腐蚀剂者可至气管食管漏。烧伤面积广泛者,伤后 24 小时可发生严重呼吸困难及肺水肿,有血性泡沫痰。

三、治疗要点

轻型烧伤一般在伤后 24 小时喉黏膜水肿开始消退,2~3 周内康复。

1. 创面早期处理及中和疗法　喉、呼吸道烧伤一般采用雾化法,将药液吸入黏膜面。

(1)强酸烧伤,除用水冲洗口腔、咽喉部外,可用氧化镁乳剂、2%~5% 碳酸氢钠溶液或牛奶、豆浆、鸡蛋清涂创面或吞服中和,碳酸氢钠溶液可雾化吸入。

(2)强碱烧伤,除用水冲洗外,可用醋、1% 盐酸、醋酸、枸橼酸钠吞服或雾化吸入。

(3)酚类烧伤,宜先用稀乙醇,然后用水冲洗创面。

(4)化学毒气烧伤,应戴上防毒面具,离开毒污染区,用 2%-5% 碳酸氢钠溶液 0.1%~0.05% 高锰酸钾溶液或清水冲洗口、鼻、咽腔。

(5)热液烫伤,早起含冰块或冷开水漱口,颈部冷敷。

(6)经上述处理后,可用 1% 麻黄碱生理盐水溶液喷入后,咽部以减轻黏膜充血、水肿。

(7)注意口腔卫生,喉咽部卫生,定期做口腔护理,每日抗生素加激素溶液雾化吸入。

2. 保持呼吸道通畅　严密观察患者呼吸情况,喉部及全身应用抗生素及激素类药物,一旦出现喉阻塞或下呼吸道阻塞均应行气管切开术、气管内插管,防止窒息;应用解痉药物,解除支气管痉挛;随时吸出口腔、鼻腔、气管内分泌物。

3. 全身治疗

(1)防止感染:大剂量应用抗生素,特别注意预防肺部感染。

(2)有休克、严重脱水、吞咽困难或中毒症状者,均需经静脉补足液体,并大量给予 B 族维生素及维生素 C,进行解毒及对症治疗。

(3)充分补液,维持水电解质平衡。

(4)留置胃管:鼻饲饮食,给予全身营养支持治疗,改善机体营养;强酸强碱的烧伤,留置胃管,还可预防食管狭窄。

四、常见护理诊断 / 护理问题

1. 感染　与喉损伤创面有关。

2. 急性疼痛　与喉部损伤有关。

3. 潜在并发症　窒息。

4. 营养失调　低于机体需要量。

5. 焦虑、恐惧　与突发受伤、呼吸困难、担心预后有关。

6. 知识缺乏　缺乏疾病相关知识。

五、护理措施

1. 做好口腔护理,可用含有激素的药物漱口液漱口,保持口腔清洁,预防感染。

2. 给予创面外敷或外喷止痛药物,缓解伤口疼痛。提供舒适的休养环境,放松疗法,必要时口服或静脉应用止痛药物。

3. 仔细检查损伤的部位、损伤程度、损伤面积,观察患者有无呼吸困难等症状,必要时行气管插管或气管切开术,以保持呼吸道通畅,防止窒息发生,按气管切开及插管术后护理。

4. 给予全身支持疗法,观察患者生命体征、水、电解质的变化,建立多条静脉通路,快速适量补液,预防脱水及感染性休克的发生。

5. 给予患者及家属足够的人文关怀,做好心理护理,消除焦虑恐惧心理,促进疾病康复。

6. 向患者讲解喉损伤的紧急简单有效的现场救治措施,防止二次损伤。

六、出院教育与延续护理

1. 饮食指导,恢复期间,禁烟酒、辛辣刺激性饮食,应选择高蛋白、高维生素的饮食,增强免疫力,促进康复,留置胃管者,应交会患者及家属鼻饲法。

2. 保持良好心态,积极乐观向上,适量运动,以利于康复。

3. 定期复查。

4. 给患者及家属出院指导材料一份,告知康复热线,做好回访工作。

第四节　喉插管损伤

一、病因及发病机制

喉插管损伤为喉气管插管术引起的喉腔内损伤,轻者能自愈,重者可有失音、呼吸困难。多因气管插管术者技术不熟练,操作粗暴;插管器械选用不当,如导管太粗、管芯太长,套囊充气过多或导管质量差;麻醉太浅,术中反射咳嗽,致使导管与喉气管壁摩擦造成损伤(图4-2-2)。

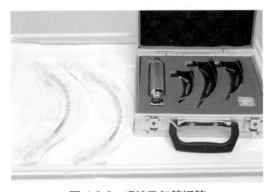

图4-2-2　喉镜及气管插管

二、临床表现

1. 溃疡及假膜形成,常为黏膜损伤并感染所致。

(1)病变多位于杓软骨的声突处。

(2)可见局部黏膜溃疡,表面有假膜。

(3)患者有声嘶、喉痛、咳嗽和痰中带血。

2. 肉芽肿,出现喉黏膜溃疡和假膜后,经过一段时间,就会形成肉芽肿。

(1)患者自觉喉内不适,发声嘶哑,痰中带血,经久不治。

(2)喉镜检查,声门后段呈灰白色或淡红色,表面光滑,软如息肉样的新生物,也称为息肉样肉芽肿。

(3)肉芽肿较大影响声门闭合者,则出现失音,甚至有程度不等的呼吸困难。

3. 枢关节脱位与声带瘫痪

(1)患者拔除插管后即出现声嘶,严重时有发声疲劳、呼吸不畅感。

(2)寰枢关节脱位者:两侧杓软骨、杓会厌襞不对称,患侧杓状软骨部红肿、凸于声门之上,掩盖声门后部。

(3)若杓状软骨无红肿移位,而声带固定不动者,应考虑声带瘫痪。

(4)动态喉镜检查,寰枢关节脱位者,声带黏膜振波存在,声带瘫痪者声带黏膜振波消失。

三、治疗要点

1. 在插管术后次日发现声嘶者,要做喉镜检查,发现喉内损伤者,应嘱患者少说话,禁烟酒,不要做屏气用力动作。清洁口腔,应用抗生素、激素及维生素 B_2 等药。

2. 有溃疡与假膜形成者,除上述方法外,假膜不易脱落有碍呼吸时,应直接喉镜下细心去除,注意不要造成新的黏膜损伤。

3. 有肉芽形成者,应禁声,经常观察喉部,经月余之后,待其根蒂形成,在直接喉镜下切除。

4. 环杓关节脱位者,应及早进行复位。

5. 喉麻痹者,应用维生素 B_1、维生素 B_{12} 等营养神经药物及激素,喉部理疗,以使喉返神经功能有所恢复。

四、常见护理诊断/护理问题

1. 急性疼痛　与插管造成喉部损伤有关。

2. 焦虑　与喉部损伤的治疗及预后不了解有关。

3. 知识缺乏　缺乏对该病的了解及相关的自我保健知识。

五、护理措施

1. 耐心向患者解释疼痛产生的原因,嘱其卧床休息,并采用分散注意力的方式,以减轻疼痛,必要时口服或静脉应用止疼药物。

2. 遵医嘱给予雾化吸入、全身应用抗生素来抗感染及防治肉芽生长。

3. 若患者需行手术治疗,做好相应的术前及术后护理。

4. 向患者及家属讲解疾病相关知识,消除患者紧张、焦虑情绪,树立战胜疾病的信心。

六、出院教育与延续护理

1. 饮食指导,恢复期间,禁烟酒、禁辛辣刺激性饮食,应选择高蛋白、高维生素的饮食,增强免疫力,促进康复。

2. 保持良好心态,积极乐观向上,适量运动,以利于康复。

3. 嘱患者禁声,不要做用力屏气的动作,定期复查。

4. 给患者及家属出院指导材料一份,告知康复热线,做好回访工作。

第三章

喉 部 炎 症

第一节　急性会厌炎

一、病因及发病机制

急性会厌炎是一种以声门上区会厌为主的急性炎症,又称急性声门上喉炎,是一种起病突然、发展迅速容易造成上呼吸道阻塞的疾病。可分为急性感染性会咽炎(以会厌为主的声门上区喉黏膜急性非特异性炎症)和急性变态反应性会厌炎(I型变态反应,多为药物、血清、生物制品引起);按病理分型为:急性卡他型、急性水肿型、急性溃疡型。成人、儿童均可患病,男性多于女性,男女比例约 2~7 : 1,全年都可发生,但以早春、秋末季节多见。

1. 感染　为本病的最主要的原因,致病菌有乙型流感杆菌、葡萄球菌、链球菌、肺炎双球菌等,也可与病毒混合感染。

2. 变态反应　对某种变应原发生反应,引起变态反应性炎症,可继发细菌、病毒的感染,也可由单独变态反应性炎症引起会厌明显肿胀。有学者提出应将其单独立为一种疾病,因其发生喉阻塞的机会远高于感染所致的急性会厌炎。

3. 其他　异物、创伤、吸入有害气体、误咽化学物质及放射线损伤均可引起会厌的急性炎症。邻近器官的急性炎症,如急性扁桃体炎、口底炎等,有时也会侵及会厌。

二、临床表现

症状

1. 全身症状　起病急,常在夜间突然发生,有畏寒发热,体温多在 38~39

摄氏度,患者烦躁不安、精神萎靡、面色苍白,老人和儿童症状更重。

2. 局部症状 多数患者有剧烈的咽喉痛,吞咽时加重,严重时连唾液也会很难咽下,语音含混不清,会厌高度肿胀时可引起吸气性呼吸困难,甚至窒息、休克。患者虽有上述局部症状,但声带多半未受累,故很少有声音嘶哑。

3. 体征 患者呈急性病面容,会厌高度肿胀可引起吸气性呼吸困难,甚至窒息。炎症向邻近组织扩散,可出现颈前皮下红肿、甲状舌骨膜处压痛,一侧或两侧颈深上群淋巴结肿大伴压痛。

三、治疗要点

1. 控制感染 全身应用足量抗生素和糖皮质激素,如氨苄西林、头孢菌素类抗生素,地塞米松、琥珀酸甲泼尼龙注射液等(图 4-3-1)。

2. 气管切开术 如患者有二度吸气性呼吸困难,且发展迅速,咽喉分泌物多,吞咽功能障碍,会厌或杓状软骨处黏膜高度充血肿胀,应用抗生素和糖皮质激素后,呼吸困难无改善者,应及时行气管切开。

3. 其他 如会厌脓肿形成,可在喉镜下切开排脓。进食困难者给予静脉补液等支持疗法。

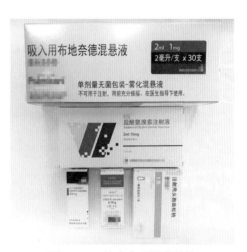

图 4-3-1 抗生素和激素药物

4. 超声雾化吸入法 应用激素类药物雾化吸入,每日 4~6 次。

5. 抗过敏治疗 皮下注射 0.1% 肾上腺素 0.1~0.2ml,同时肌内注射或静脉滴入地塞米松 10mg 或氢化可的松 100mg。

6. 其他 保持水、电解质酸碱平衡,注意口腔卫生,漱口液漱口,防止继发感染,鼓励进食流质饮食,补充营养。

四、常见护理诊断 / 护理问题

1. 感染 与会厌的急性感染、炎症有关。
2. 急性疼痛 与会厌急性感染,黏膜充血、肿胀有关。
3. 气体交换受阻 与会厌部黏膜弥漫性充血、肿胀,堵塞呼吸道有关。
4. 清理呼吸道无效 与咽部剧痛,咽喉分泌物多,不敢用力咳嗽排痰有关。
5. 潜在并发症 窒息。
6. 体温过高 与会厌炎引起全身反应有关。

7. 营养失调 低于机体需要量。

8. 焦虑、恐惧 与急性会厌炎引起的咽痛、呼吸困难有关。

9. 知识缺乏 缺乏疾病的相关知识。

五、护理措施

1. 全身应用足量抗生素和糖皮质激素,控制感染,密切观察患者体温及血象的变化,如有异常,及时报告医生,给予处理。

2. 评估患者的疼痛分值及耐受程度,必要时给予口服或静脉止痛药物治疗。

3. 患者严重呼吸困难,经药物治疗症状未见好转者给予行气管切开术,按气管切开术后护理常规护理。

4. 常规应用激素类和化痰类药物雾化吸入治疗,鼓励患者咳嗽,加强叩背。如为气管切开术后患者,按气管切开术后护理常规护理。

5. 注意观察患者呼吸困难的程度,痰液的量、性质及颜色,必要时气管切开,防止窒息发生。

6. 体温过高者,给予物理及药物降温,密切监测患者体温变化情况。

7. 鼓励患者多饮水,进清淡易消化饮食,适量静脉补液,满足机体需要量。

8. 给予患者适当的心理疏导,通过康复病例的讲解,消除其恐惧、焦虑的心理因素,指导其积极配合治疗,促进疾病快速康复。

9. 讲解疾病的相关知识,本病的特点,增强患者战胜疾病的信心。

六、出院教育与延续护理

1. 增加机体抵抗力;勤洗手,多开窗通风,讲究个人卫生,避免交叉感染,多食新鲜水果和蔬菜,禁生冷,辛辣刺激性饮食,戒烟戒酒。

2. 如有过敏史,应避免接触引起变态反应性会厌炎的变应原。

3. 急性扁桃体炎者应注意口腔卫生,防止感染加重,引起会厌炎。

4. 定期复查。

5. 做好患者出院后的回访工作。

第二节 急 性 喉 炎

一、病因及发病机制

急性喉炎(acute laryngitis)是喉黏膜的急性卡他性炎症,好发于冬春季节,是一种常见的急性呼吸道感染性疾病。可单独发生,也可继发于鼻炎、咽炎等疾病,男性发病率高,冬、春季好发,占耳鼻喉科疾病的 1%~2%。

1. 感染 为主要病因,多发生于上呼吸道感染后。常见的致病毒包括:流感病毒、副流感病毒、鼻病毒、腺病毒等;常见的细菌有金黄色葡萄球菌、溶血性链球菌、肺炎双球菌等。

2. 用声过度、说话过多、大声喊叫、剧烈久咳等。

3. 其他 吸入有害气体(如氯气、氨气等)、粉尘、或烟酒过度等。

4. 外伤 颈部及咽部外伤损伤喉黏膜后,引起喉黏膜水肿或黏膜下血肿从而继发急性喉炎。

5. 其他因素

二、临床表现

1. 声嘶 是急性喉炎的主要症状。由于声带与黏膜充血水肿所致,常以晨起为甚。开始时声音粗糙低沉,以后变为沙哑,严重者完全失声。

2. 咳嗽、咳痰 因喉黏膜发生卡他性炎症,故可有咳嗽、咳痰,但一般不严重,如伴有气管、支气管炎症时,咳嗽、咳痰会加重。

3. 喉部疼痛 急性喉炎可有喉部不适或疼痛,一般不严重,也不影响吞咽。

4. 全身症状 成人一般全身中毒症状较轻,较重的细菌感染者可伴有发热、畏寒、倦怠、食欲缺乏等全身症状。

5. 邻近器官感染症状 由于呼吸道黏膜彼此延续,急性喉炎可为急性鼻炎或急性咽炎的下行感染,故同时伴有鼻部、咽部的炎性症状。

三、治疗要点

1. 最主要的措施为:声带休息(禁声、减少发声次数、降低发声强度、避免耳语)。

2. 早期足量应用抗生素,及时控制炎症,也可加用糖皮质激素和抗病毒药物。

3. 给予超声雾化吸入,常用雾化药液为庆大霉素和地塞米松(吸用布地奈德混悬液),也可在热水中加入薄荷、复方安息香酊药物,慢慢吸入。

4. 中药对急性喉炎也有一定的疗效。

四、常见护理诊断 / 护理问题

1. 感染 此病多为病毒感染引起。

2. 气体交换受阻 与喉部病毒感染引起喉黏膜水肿阻塞气道有关。

3. 急性疼痛 与喉黏膜水肿有关。

4. 舒适受损 与炎症引起声音嘶哑有关。

5. 焦虑、恐惧　与急性喉炎导致的失声有关。

6. 知识缺乏　缺乏疾病的相关知识。

五、护理措施

1. 注意观察患者生命体征的变化,尤其体温的变化和血象的异常结果,如有发热根据医嘱采取物理降温或药物降温法,静脉应用抗生素、激素类药物治疗。

2. 严密观察患者的声音嘶哑状况及呼吸情况,给予雾化吸入激素类药物,指导患者正确的雾化吸入方法,气道阻塞严重者行气管切开术,备齐抢救药物及物品。

3. 评估患者喉部疼痛情况及耐受程度,可以分散患者注意力,比如听音乐来放松心情,缓解疼痛,必要时给予口服或静脉止痛药物治疗。

4. 给予患者心理疏导,康复病例的讲解,生活上的帮助,消除患者紧张、焦虑的心情,树立战胜疾病的信心,促进疾病的康复。

5. 向患者及家属讲解疾病的相关知识,使之充分了解疾病,积极配合治疗。

六、出院教育与延续护理

1. 适当增加体育锻炼,勤洗手、少聚会,勤开窗通风,预防感染。

2. 注意饮食卫生,清淡易消化饮食,多食新鲜瓜果和蔬菜,优质蛋白饮食,禁食生冷刺激性食物;戒烟戒酒。

3. 不适随诊即可。

4. 两周内注意休声,健康用声,少说切勿不说和假声说话。

第三节　慢性喉炎

一、病因及发病机制

慢性喉炎是指喉部慢性非特异性炎症,临床上将其分为慢性单纯性喉炎,肥厚性喉炎和萎缩性喉炎。慢性喉炎病因还不十分明了,可能和下列因素有关:

1. 用声过度　本病多见于长期用嗓的人员,如教师、商店营业员、纺织厂的职工,因用声过多或长期在嘈杂的环境中大声讲话。

2. 长期吸收有害气体或粉尘,如吸烟,在粉尘环境中工作等。

3. 鼻腔、鼻窦和咽部慢性炎症　这些部位的炎症可直接扩展到喉部,也可因鼻阻塞,外界空气未经鼻腔处理直接经口腔吸入刺激喉黏膜。

4. 急性喉炎长期反复发作或迁延不愈。

5. 下呼吸道有慢性炎症,长期咳嗽及脓性分泌物刺激喉部黏膜。

二、临床表现

(一) 症状

1. 声嘶 是慢性喉炎的主要症状,声嘶程度可轻重不等。有些患者晨起时发生尚正常,但讲话多了就出现声嘶;另有一些患者晨起时声嘶较重,讲一段时间话后或喉部分泌物咳出后声嘶反而又减轻。大多数患者禁声一段时间后声嘶缓解,但讲话多了声嘶又加重。

2. 喉部不适、干燥感,说话时有喉痛感。

3. 喉部分泌物增加,形成黏痰,讲话时感费力,须咳出后讲话才感轻松。

(二) 体征

喉黏膜弥漫性充血,声带失去正常光泽,变暗红,表面可见与其边缘平行扩张的血管,声带边缘变钝,在发声时,可见声带软弱,振动不协调。黏膜表面可有稠厚黏液,常在声门间连成黏丝。

三、治疗要点

1. 去除病因 如避免长时间过度用声,戒烟戒酒,改善工作环境,积极治疗鼻腔、鼻窦的慢性炎症,解除鼻阻塞,控制咽部及下呼吸道感染。

2. 雾化吸入 用庆大霉素注射剂 4 万 ~8 万 U 和地塞米松 5mg,放入雾化器中,接上氧气使药液雾化,也可用超声雾化器使药液雾化,让患者吸入雾化药液,每日一次,4~6 次为一个疗程。

3. 中药 可选用黄氏响声丸,清音丸。

4. 物理疗法 用微波或超短波理疗。

四、常见护理诊断 / 护理问题

1. 舒适受损 与喉部异物感、微痛感、痒感、干燥感等有关。

2. 焦虑、恐惧 与慢性喉炎引起的声嘶有关。

3. 知识缺乏 缺乏疾病的相关知识。

五、护理措施

1. 给予患者雾化吸入治疗,含片治疗,增进咽喉舒适度。禁烟酒、禁辛辣刺激饮食。

2. 给予患者适当的心理疏导,了解患者心理感受,促进疾病康复。

3. 讲解疾病的相关知识,更好的认识本疾病。

六、出院教育及延续护理

1. 指导患者正确用声,勿用假声或长时间用声和高声喊叫,注意休声。
2. 改变不良生活习惯,禁烟酒、禁辛辣刺激饮食。
3. 远离有害气体及粉尘的吸入,加强劳动保护。
4. 增强抵抗力,预防上呼吸道感染。

第四节 喉软骨膜炎

一、病因与发病机制

喉软骨膜炎是指喉软骨膜及其间隙的炎症病变,多为慢性或继发性,急性及原发性者较少。常累及软骨,使其坏死形成脓肿。原因很多,可概括为以下5类:

1. 喉部炎症 上呼吸道感染、白喉、喉结核等的病菌或毒素可经喉黏膜侵及喉部各软骨,引起喉软骨膜炎。
2. 喉部各类创伤也可导致喉软骨膜炎。
3. 放射性损伤 喉部软骨血供差,对各种放射线的耐受性极低,在喉部放射治疗时如照射野太广,剂量过大,常出现放射性喉软骨膜炎及软骨坏死。
4. 晚期喉部恶性肿瘤发生深部溃疡时,若继发感染常可引起喉软骨膜炎及软骨坏死。声带肉芽肿可导致原发性或继发性喉软骨膜炎。
5. 全身疾病 如复发性多软骨炎累及喉软骨也可引起喉软骨膜炎。

二、临床表现

(一) 症状

1. 疼痛 喉部压痛及吞咽疼痛为早期主要症状。当患者活动颈部、做低头等压迫喉部的动作时均发生疼痛。吞咽时可加重疼痛,有时向耳部或肩部放射,使患者颈部活动受限。
2. 声嘶 早期患者表现为发声易疲劳,随病情进展,可出现声调变低变粗,语言厚涩,声嘶逐渐加重。
3. 吞咽困难 若杓状软骨及环状软骨受累,可导致杓状软骨和梨状窝高度肿胀,患者出现吞咽困难。小儿则表现为拒食和流涎。
4. 吸气性呼吸困难 炎症导致喉内高度充血水肿,使声门窄小,严重者可发生吸气性呼吸困难而使患者窒息死亡。

5. 全身疾病 如复发性多软骨炎累及喉软骨也可引起喉软骨膜炎。

(二) 体征

颈部肿胀发硬,压痛明显,有时可见颈部红肿或淋巴结肿大。

三、治疗要点

1. 为了防止炎症的扩散及喉软骨的坏死,需选择敏感抗生素或广谱抗生素早期、足量应用,可联合使用糖皮质激素治疗。防止炎症的扩散及喉软骨的坏死是治疗原则。

2. 局部理疗或热敷,可减轻患者疼痛,还能促使炎症消退。

3. 一般治疗 嘱患者减少喉部活动,尽量少说话,进流质饮食。

4. 病因治疗 如气道内有异物,应尽早取出。

5. 呼吸困难明显的患者,视情况给予肠外营养。

6. 若喉软骨坏死化脓,按喉脓肿治疗。喉内脓肿可行支撑喉镜下切开排脓术。术中注意保护正常的喉软骨膜,术后防止喉瘢痕狭窄。喉外脓肿可在颈部穿刺抽吸排脓,较大时可切开引流。

四、常见护理诊断 / 护理问题

1. 急性疼痛 与喉黏膜炎症反应有关。

2. 有窒息的危险 与喉黏膜充血肿胀堵塞喉腔有关。

3. 潜在并发症 感染。

4. 营养失调:低于机体需要量 与喉部疼痛,杓状软骨和梨状窝高度肿胀致吞咽困难有关。

5. 体温过高 与感染引起的全身反应有关。

6. 焦虑、恐惧 与担心疾病预后效果有关。

7. 知识缺乏 缺乏疾病相关知识。

五、护理措施

1. 评估患者的疼痛程度,向患者解释引起疼痛的原因。嘱患者尽量减少喉部活动,少讲话,吞咽时疼痛明显者可进流质饮食或暂禁食。局部炎性症状明显者可给予理疗或热敷,以减轻患者的疼痛。此外,还可向患者介绍听音乐、读书看报等分散注意力以减轻疼痛的方法。必要时可给予口服或静脉药物治疗缓解疼痛。

2. 病情观察,严密观察患者生命体征的变化,尤其是患者的呼吸频率、节律,有无出现吸气性呼吸困难、喉喘鸣,吸气时是否出现胸骨上窝、锁骨上窝、肋间隙和上腹部凹陷,是否存在烦躁、坐卧不安、面色苍白、发绀等缺氧症状,防止窒息的发生。缺氧明显者给予氧气吸入,床旁备气管切开包及各种抢救用物,做好气管切开术的准备。

3. 观察患者体温及血象的变化,应用抗生素预防感染。

4. 观察患者的进食情况,营养状态,是否存在吞咽困难,必要时给予肠内营养或肠外营养治疗。

5. 心理护理,与患者主动沟通,了解其心理变化,消除患者紧张不安的情绪。向患者讲解疾病的发生、发展及主要的治疗方法和相关知识,使其能更好地配合治疗。

6. 向患者讲解疾病相关知识,积极配合治疗,树立战胜疾病的信心。

六、出院指导与延续护理

1. 嘱患者平时注意饮食均衡,禁烟酒、禁辛辣刺激性饮食,加强体育锻炼,增强抵抗力,预防上呼吸道感染。

2. 气管切开的患者,做好家庭护理指导。

3. 定期复查,做好回访,不适及时就诊。

第五节 声带小结

一、病因与发病机制

声带小结又称为歌者小结,典型的声带小结为双侧声带前、中 1/3 交界处对称性结节隆起。此病多见于职业用声或用声过度的人,如歌唱演员、教师以及喜欢喊叫的儿童,长期用声过度或用声不当是本病的重要原因。声带前 2/3 是膜部,后 1/3 是软骨部(即勺状软骨)膜部的中点即声带前、中 1/3 交界处,该处在发声时振幅最大,用声过度或用声不当会导致该处形成小结。声带小结按其发展过程可分为三个阶段。早期其基质为水肿状,可有血管增生及扩张,表面为正常的鳞状上皮,外观似小息肉,其病理改变和息肉相似;中期基质有纤维化及透明变性,表面仍为正常鳞状上皮,此时小结的外观较坚实;晚期的小结基质和中期相似,但表面上皮有增厚及角化,也有棘细胞层增厚和角化不全,故外观色苍白。

主要表现为声嘶,早期程度较轻,为声音稍粗或基本正常,仅用声多时感疲劳,时好时坏,呈间歇性。以后逐渐加重,由间歇性发展为持续性(图 4-3-2)。

照　片

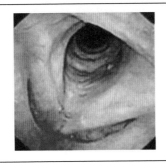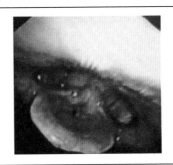

检查所见：电子喉镜下鼻咽部黏膜光滑；会厌形态及活动正常；双侧披裂黏膜光滑，活动对称；双声带前中部黏膜增厚微突起，活动对称；声门闭合欠佳，声门下及双侧梨状窝未见异常。

印象：声带小结

图 4-3-2　声带小结

二、治疗要点

1. 早期声带小结通过禁声，让声带充分休息，可自行消失。儿童的声带小结也可能在青春期发育期自行消失。

2. 手术治疗　经保守治疗无效者，可在全麻支撑喉镜下行喉显微镜手术将小结切除。

三、常见护理诊断 / 护理问题

1. 舒适受损　与说话用声时感声带疲劳有关。
2. 焦虑　与担心疾病预后效果有关。
3. 知识缺乏　缺乏疾病相关知识。

四、护理措施

(一) 术前护理

1. 全麻患者术前禁食水。
2. 备口周部皮肤，男性患者刮胡子。
3. 术前一天晚上开塞露 20ml 纳肛，清洁肠道。
4. 患者做好自身清洁，取下假牙、佩戴的金属物品。
5. 准备好全麻手术所需血液检查及影像学检查资料。

6. 做好患者心理护理。

（二）术后护理

1. 嘱患者注意休声，减少用声，给予雾化吸入治疗。

2. 做好心理护理，缓解患者焦虑的心情，促进疾病的康复。

3. 向患者讲解疾病相关知识，充分了解疾病及术后恢复效果，使其配合治疗。

五、出院指导与延续护理

1. 嘱患者两周内禁烟酒、禁食辛辣刺激性食物，注意休声，嘱其少说话、正常发声，切勿用假声说话。

2. 定期复查，不适随诊。

第六节　声　带　息　肉

一、病因与发病机制

声带息肉好发于一侧声带的前、中 1/3 交界处边缘，为呈半透明、白色或粉红色，肿物表面光滑，有蒂或无蒂。病变多为单侧，也可为双侧，是常见的引起声音嘶哑的疾病之一。

多为发声不当或过度发声所致，也可为一次强烈发声之后所引起的。所以本病多见于职业用声或过度用声的患者。也可继发于上呼吸道感染。本病主要的病理改变是声带膜部边缘、上皮下的 Reinke 间隙发生局限性水肿，血管扩张或出血，表面覆盖正常的鳞状上皮，形成白色或粉红色的椭圆形肿物，病程长的息肉期内有明显的纤维组织增生或玻璃样变性。

二、临床表现

主要是较长时间声嘶，其程度和息肉大小及部位有关，通常息肉大者声嘶重，反之声嘶轻。息肉长在声带游离缘处声嘶明显，长在声带表面对发声的影响较小，广基大息肉可引起失音。息肉大者可以堵塞声门引起吸气性喉喘鸣和呼吸困难（图 4-3-3）。

三、治疗要点

手术切除，手术方法有多种，可视具体情况而定，目前有电子喉镜或纤维喉镜下切除法，间接喉镜下切除法，全麻支撑喉镜下显微手术切除法，直接喉镜下切除法。

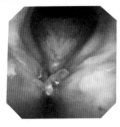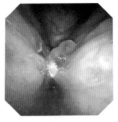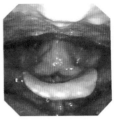

内镜所见：

电子喉镜下鼻咽部黏膜光滑；会厌形态及活动正常；双侧披裂黏膜光滑，活动对称；左侧声带前端可见息肉样物凸起，右侧声带对应位置粘膜增厚，活动对称；声门闭合差，声门下及双侧梨状窝未见异常。

图 4-3-3　声带息肉

四、常见护理诊断 / 护理问题

1. 舒适受损　与说话时感声带疲劳有关。
2. 焦虑　与担心疾病的预后有关。
3. 知识缺乏　缺乏疾病的相关知识。

五、护理措施

(一) 术前护理

1. 全麻患者术前禁食水。
2. 备口周皮肤,男性患者刮胡子。
3. 术前一天晚上开塞露 20ml 纳肛,清洁肠道。
4. 患者做好自身清洁,取下假牙、佩戴的金属物品。
5. 准备好全麻手术所需血液检查及影像学检查资料。
6. 做好患者心理护理。

(二) 术后护理

1. 嘱患者注意休声,减少用声,给予雾化吸入治疗。
2. 做好心理护理,缓解患者焦虑的心情,促进疾病的康复。
3. 向患者讲解疾病相关知识,充分了解疾病及术后恢复效果,配合治疗。

六、出院指导与延续护理

1. 嘱患者两周内禁烟酒、禁食辛辣刺激性食物,注意休声,嘱其少说话、正常发声,切勿用假声说话。
2. 定期复查,不适随诊。

第四章

喉 肿 瘤

第一节　喉乳头状瘤

一、病因及发病机制

喉乳头状瘤（laryngeal papilloma）是喉部最常见的良性肿瘤，可发生于任何年龄，10岁以下儿童更为常见，且生长快，易复发，但随着年龄的增长有自限趋势，成人乳头状瘤易发生恶变。

病因尚不十分明确，但与病毒感染学说、慢性炎症刺激学说、内分泌代谢紊乱学说、凋亡抑制学说、血红素氧合酶表达升高有关，其中，病毒学说的HPV病毒感染，是公认的主要原因（图4-4-1）。

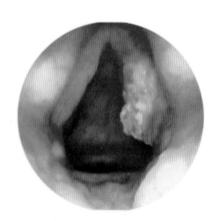

图 4-4-1　喉乳头状瘤

二、临床表现

(一) 症状

1. 声音嘶哑或失声　呈持续性，逐渐加重。
2. 喉部异物感症　发生在声带以外的肿瘤，是早期的唯一症状。
3. 喉部疼痛、咳嗽。
4. 喉鸣、呼吸困难。

(二) 体征

早期无明显阳性体征,出现吸气性呼吸困难时,可出现三凹征。

三、治疗要点

1. 手术治疗　间接或直接喉镜下应用 CO_2 激光切除,儿童患者易复发,需反复多次手术。小儿有呼吸困难者,应先行气管切开术。

2. 免疫疗法

(1) 应用 α - 干扰素(病毒抑制因子)配合外科治疗对乳头状瘤有肯定的抑制作用,但 α - 干扰素应用疗程长可引起致热原反应、贫血、白细胞和血小板减少、转氨酶增高等并发症,且突然停药可致疾病反跳加重。

(2) 转移因子:自体疫苗、卡介苗等均无肯定作用,故现应用较少。

3. 喉裂开术　肿瘤较大且有恶变倾向者可用。

4. 全喉切除术　喉软骨遭到破坏,丧失功能,可将全喉切除。

5. 物理疗法　如电灼术、冷冻术。临床上应用较多的是冷冻术,但儿童需行气管切开术,现已弃用。

四、常见的护理诊断 / 护问题理

1. 疼痛　与手术损伤有关。

2. 有窒息的风险　与喉阻塞有关。

3. 语言沟通障碍　与声音嘶哑、失声或气管切开术后有关。

4. 焦虑、恐惧　与疾病反复发作,担心预后、害怕再次手术有关。

5. 知识缺乏　缺乏喉乳头状瘤预防及治疗的相关知识。

五、护理措施

(一) 术前护理

1. 全麻患者术前 6 小时禁食水。

2. 气管切开者,应备颈部皮肤。

3. 术前一天晚上开塞露 20ml 纳肛,清洁肠道。

4. 患者做好自身清洁,取下假牙、佩戴的金属物品。

5. 准备好全麻手术所需血液检查及影像学检查资料。

6. 做好患者心理护理,讲解手术的方式,减少其恐惧感,积极配合治疗。

(二) 术后护理

1. 给患者创造安静的休养环境,用倾听音乐等分散注意力的方式缓解疼痛,必要时给予口服或静脉止痛药物。

2. 密切观察患者病情变化,观察患者有无喘鸣、呼吸困难等症状,如有气急、胸闷、发绀,及时行气管切开术。

3. 让患者准备好笔和本、手机等写字工具,方便交流。术后禁声一周,减少声带摩擦和水肿,预防上呼吸道感染。

4. 关心患者,了解患者的心理,安慰患者,向患者介绍疾病反复发作的特点,主要治疗方法及手术方式,让患者减少对手术的恐惧,积极配合治疗。

5. 干扰素治疗护理:介绍药物治疗的目的,意义,疗程长,需坚持用药。如用药期间患者出现高热、皮疹等现象,嘱其不必紧张,多饮水,高热 24 小时后自行退去。用药期间监测肝功能和血常规。

6. 向患者讲解疾病的相关知识,树立战胜疾病的信心。

六、出院教育与延续护理

1. 指导患者出院后 1 月内以休息为主,加强运动功能锻炼,避免受凉,劳累导致机体抵抗力下降。

2. 指导患者建立良好的生活习惯,饮食清淡,避免过热、坚硬、带刺、刺激性食物、禁烟酒。

3. 此病易复发,嘱定期复查,如有异常及时就诊。

4. 如为气管切开患者,教会患者正确的气管切开家庭护理方法。

第二节　喉血管瘤

一、病因及发病机制

喉血管瘤(hemangionma of larynx)是喉部较少见的良性肿瘤,分为毛细血管瘤和海绵状血管瘤两种类型。前者较多。毛细血管瘤是由成群的薄壁血管构成,其间有少许结缔组织,如结缔组织多时,则称为纤维血管瘤。海绵状血管瘤是由窦状血管所构成,柔软如海绵,不带蒂而漫布于黏膜。

二、临床表现

喉部血管瘤症状多不明显,成人型可表现为声音嘶哑、打鼾、咽部异物感及痰中带血;婴幼儿型可表现为出生不久后即可出现喘鸣及呼吸困难,以 6 个月内症状表现最为明显。喉镜检查:血管瘤多位于声带、喉室、假声带与杓会厌处。肿瘤突出于黏膜表面,光滑,肉芽样或结节状,但不似血管瘤样肉芽肿的有明显溃疡面,常呈红色或紫色。

三、治疗要点

不同年龄段治疗手段不同,预后也有不同。婴幼儿在 18-24 个月可自然消退,无症状者无须处理,声门下血管瘤,有呼吸困难者,需及时行气管切开,成人常有声嘶症状,可行手术治疗,肿瘤大者先行气管切开以保证呼吸道通畅,避免血管瘤破裂窒息。

(一) 非手术治疗

1. 局部注射硬化剂:在间接喉镜下分次向肿瘤组织中注射硬化剂,使肿瘤硬化,注射剂量由小到大,逐渐增加,观察局部反应每周 1 次直至明显缩小或全部消退为止。

2. 平阳霉素治疗:将平阳霉素注射于肿瘤体内,促进血管瘤纤维化,以至消失,注射药物前先行气管切开,以免喉头水肿引起呼吸困难。

(二) 手术治疗:可采用激光或冷冻手术。

四、常见的护理诊断 / 护理问题

1. 疼痛　与手术切除有关。

2. 潜在并发症　出血。

3. 有窒息的风险　与血管瘤过大压迫喉腔,并发喉水肿及血管瘤破裂误吸有关。

4. 焦虑、恐惧　与担心血管瘤随时出血,疾病不能治愈有关。

5. 知识缺乏　缺乏疾病相关知识。

五、护理措施

(一) 药物治疗护理措施

1. 向患者介绍药物治疗的方法,治疗过程中应注意及配合的地方。

2. 了解患者的既往史,肺功能不全者慎用平阳霉素,因其可致肺纤维化。

3. 向患者介绍药物治疗过程中可能会引起发热、皮疹等过敏反应,告知不必紧张,注射后多饮水,用药过程中监测肝功能和血常规。

4. 局部注射需反复多次治疗,监督患者坚持用药,以达到治疗效果。

(二) 手术治疗护理措施

1. 术前护理

(1)全麻患者术前禁食水。

(2)气管切开者,应备颈部皮肤。

(3)术前一天晚上开塞露 20ml 纳肛,清洁肠道。

(4)患者做好自身清洁,取下假牙、佩戴的金属物品。

（5）准备好全麻手术所需血液检查及影像学检查资料。

（6）做好患者心理护理,讲解手术的方式,减少恐惧感,积极配合治疗。

2. 术后护理

（1）评估患者对疼痛的耐受程度及分值,可用分散其注意力如听音乐等方法来缓解疼痛,必要时口服或静脉输入止痛药物。

（2）术后遵医嘱应用抗生素及止血药物静脉抗感染、止血治疗,早晚用康复新液或苯扎氯铵溶液漱口,保持口腔清洁。监测患者的生命体征及口腔分泌物的颜色、性质及量,如有异常及时通知医生,预防出血。

（3）遵医嘱给予激素类药物雾化吸入局部抗感染,缓解水肿治疗。保持呼吸道通畅,及时观察患者的呼吸频率、节律、深浅度,及时清理呼吸道分泌物,必要时行气管切开。

（4）如气管切开,按气管切开术后护理常规护理。

（5）向患者及家属讲解治疗成功病例,指导其正确配合治疗,给予心理护理,生活上给予帮助,消除其紧张、焦虑的心情,以利于疾病的康复。

（6）向患者及家属讲解本病相关知识,树立战胜疾病的信心。

六、出院教育与延续护理

1. 适量运动,避免受凉,增强机体抵抗力。

2. 指导患者养成良好的生活习惯,饮食清淡,避免过热、坚硬、刺激性食物、禁烟酒。

3. 定期复查,若有复发,及时就医。

4. 如戴管回家,教会患者及家属气管切开家庭护理的方法。

第三节　喉　癌

一、病因及发病机制

喉癌（Larynx carcinorma）是来源于喉黏膜上皮组织的喉部常见恶性肿瘤,近年来,发病率有所升高,但有明显的地域特点。在我国,喉癌发病率有很大的地区差异,以东北地区发病率最高,男性居多,城市高于农村。其占头颈部肿瘤的13.9%,居第3位。目前病因尚不清楚,可能与以下因素有关（图4-4-2、图4-4-3）。

1. 吸烟　吸烟可以引起呼吸道肿瘤,绝大多数喉癌患者都有长期大量吸烟史。

2. 饮酒 喉声门上型癌可能与饮酒有关。

3. 空气污染 生产性粉尘或废气,如二氧化碳、铬、砷等的长期吸入可导致呼吸道肿瘤。

4. 职业因素 长期接触石棉、芥子气等可能导致喉癌。

5. 癌前期病变 是指某些比正常黏膜或其他良性病变更容易发生癌变的病理学变化。

6. 放射线、性激素、微量元素缺乏、胃食管反流及遗传易感性等,认为与喉癌的发病有一定关系。

7. 癌基因的激活和抗癌基因的失活。

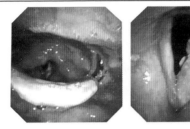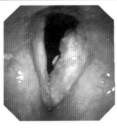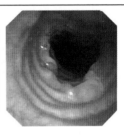

内镜所见:
电子喉镜下鼻咽部黏膜光滑;会厌形态及活动正常;双侧披裂黏膜光滑,活动对称;声门区左侧可见不光滑新生物;声门闭合差,声门下可见少量分泌物附着;双侧梨状窝未见异常。

图 4-4-2 喉癌

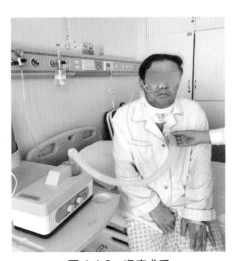

图 4-4-3 喉癌术后

二、临床表现

喉癌症状以声音嘶哑、呼吸困难、咳嗽、吞咽困难及颈部淋巴结转移为主，有时可发生咽部异物感、口臭及少量咯血，症状发生顺序依类型而异。

1. 声门上型　病变早期无症状，甚至肿瘤发展到相当的程度，仅有轻微的或非特异性的症状，如痒感、异物感、吞咽不适等，逐渐发展可出现间断性咽痛、持续性咽痛、并向同侧耳部放射，晚期可出现声音嘶哑、呼吸困难、吞咽困难、咳嗽、咯血等症状。

2. 声门型　早期的症状为声音的改变。初期为发声费力或声音嘶哑，逐渐发展出现失声、咳嗽及痰中带血、呼吸困难、放射性耳痛，最后可因大出血、吸入性肺炎或恶病质而死亡。

3. 声门下型　较少见，早期症状不明显，易误诊，当肿瘤发展到一定程度时可出现刺激性咳嗽、咯血、呼吸困难、声音嘶哑、颈前包块。

4. 跨声门型　声音嘶哑、喉痛、呼吸困难等，易发生淋巴结转移。

三、治疗要点

喉癌的治疗以手术切除为主，结合放射治疗、化学治疗、生物治疗、免疫治疗等综合治疗，治疗方法的选择应从多方面（如肿瘤的原发部位、扩展范围、组织学特征、患者的年龄、身体状况、心理状况、有无淋巴结转移等），考虑后再决定治疗方案。

四、常见的护理诊断／护理问题

1. 疼痛　与手术损伤有关。
2. 潜在并发症　出血、感染。
3. 清理呼吸道无效　与痰液黏稠不能咳出有关。
4. 言语沟通障碍　与气管切开术后不能正常说话有关。
5. 自我形象紊乱　与术后颈部外观改变、佩戴气管套管有关。
6. 营养失调：低于机体需要量　与术后进食鼻饲饮食有关。
7. 焦虑、恐惧　与术后不能说话，担心疾病预后效果有关。
8. 知识缺乏　缺乏对喉癌疾病相关知识。

五、护理措施

(一) 术前护理

1. 全麻患者术前禁食水。
2. 备颈部皮肤。

3. 准备笔和本,或者其他能写字的电子交流工具。

4. 术前一天晚上开塞露 20ml 纳肛,清洁肠道。

5. 患者做好自身清洁,取下假牙、佩戴的金属物品。

6. 准备好全麻手术所需血液检查及影像学检查资料。

7. 做好患者心理护理。

（二）术后护理

1. 给予患者创造安静的休养环境,评估疼痛的分值及耐受程度,必要时给予口服或静脉止痛药物。

2. 密切观察患者的生命体征及血氧饱和度的变化,观察颈部伤口敷料渗血情况,引流管保持通畅,勿扭曲、打折;观察引流液量、性质及颜色的观察引流状态,如短时间引流出大量鲜红色液体,应警惕出血;注意观察患者体温及血象的变化,预防感染,异常及时报告医生。

3. 保持呼吸道通畅,加强气道湿化,保持室内适当的温度（22℃）和湿度（相对湿度 60% 以上）,雾化吸入 15~20 分钟 4~6h/1 次,0.45% 氯化钠注射液 100ml 以每小时 5~10ml 持续气道湿化。气管套管口佩戴人工鼻或覆盖双层湿纱布,痰液黏稠不易咳出者,雾化液中加入糜蛋白酶溶液,以稀释痰液,随时叩背,促进痰液的排出。主动按需吸痰,注意评估痰液的量、性质及颜色。

4. 气囊放气与充气 每 6 小时放气一次,避开饭前及饭后 15 分钟内,二人操作,避免放气后导致剧烈咳嗽;15 分钟后气囊充气,充气量 4~6ml,气囊以鼻尖硬度为宜。

5. 写字作为术后沟通交流的方式,对于不会写字的患者,护士可以为其准备简单的交流卡片。

6. 为患者讲解因病情需要,佩戴套管的重要性,鼓励患者接受现状,出院患者可佩戴纱巾遮挡颈部,促进美观,减少顾虑。

7. 患者术后留置胃管,需进食鼻饲饮食,鼓励患者少食多餐,进食高蛋白、高维生素,高热量饮食,促进疾病康复。鼓励患者下床活动,以促进肠蠕动。对于锻炼进食的患者,部分喉切除患者可鼓励患者进食团状食物,减少呛咳,慢慢恢复自主进食。必要时静脉补液,维持机体需要量。

8. 做好患者心理护理,生活上给予必要帮助,倾听患者的主诉,消除患者紧张、焦虑的心情,促进疾病康复。

9. 向患者及家属讲解疾病相关知识,积极配合治疗,树立战胜疾病的信心。

六、出院教育与延续护理

1. 出院戴管者避免重体力劳动,劳逸结合,适当户外活动和锻炼,避免受凉,劳累导致机体抵抗力下降。

2. 指导患者养成良好的生活习惯,以高热量、高蛋白、高维生素、易消化饮食为主,避免坚硬、辛辣刺激性食物,练习经口进食者,防止呛咳或误吸。如需戴胃管出院者,教会患者及家属正确鼻饲方法。

3. 佩戴气管套管的患者,教会患者及家属气管套管的家庭护理方法(清洗、消毒内套管、更换剪口纱布)的方法(部分喉切除术);更换全喉套管法(全喉切除术);注意无菌操作。保持气道湿化的方法(超声雾化吸入法、吸痰法);气囊放气的方法;气管套管口盖双层湿纱布或人工鼻,防止异物吸入和湿化的作用。

4. 家里备好电动吸痰机,超声雾化器。

5. 术后定期复查,不适随诊。

第五章

喉部其他疾病

第一节 会厌囊肿

一、病因与发病机制

会厌囊肿（epiglottic cyst）常因会厌黏膜黏液腺管阻塞或喉先天畸形疾病造成。可分为先天性会厌囊肿和后天性会厌囊肿，前者也称之为喉黏液囊肿（laryngeal mucoceles），病因为喉小囊扩大并充满黏液所致；后者常见的有潴留囊肿和表皮样囊肿，其常见病因为喉慢性炎症、机械刺激和创伤引起。多发生于会厌谷、会厌舌面和会厌游离缘，可能因为这些部位黏液腺体丰富。喉的其他部位也可发生但很少见。

二、临床表现

一般多无症状，常在喉部检查时发现。少数可有喉部不适感、异物感。对新生儿婴幼儿来说，由于不能主动表达身体的不适，先天性会厌囊肿往往长到很大，引起呼吸困难甚至喉梗阻，才被发现，存在生命危险。

三、治疗要点

年老体弱者抽吸净囊液后，注射无水酒精等使其内外侧囊壁粘连。最常用的是在支撑喉咽镜下，撑起舌根暴露会厌囊肿，用喉刀、剪和杯状钳将囊外侧壁咬除。也可用激光、微波将其切除，内侧壁可不予处理让其完全暴露一般不会复发。对于巨大的囊肿可将囊液抽吸出大部分，再用上述相同的经喉内法将其切除。

效果较好,一般不易复发。对于微小的囊肿也可暂不处理而进行随访观察。

四、常见护理问题/护理诊断

1. 焦虑　与环境陌生及不了解病情预后有关。
2. 知识缺乏　缺乏疾病相关知识。
3. 潜在并发症　出血、感染。
4. 自理能力下降　与全麻手术后卧床有关。
5. 舒适的改变　与咽痛和手术创伤有关。

五、护理措施

1. 术前准备要点　术前指导、术前给予抗生素皮肤过敏试验、术晨禁食水。

2. 术后护理要点　全麻术后护理常规、观察咽部出血情况。

3. 术前护理措施

(1)按耳鼻喉科术前护理常规。

(2)全面评估患者:包括健康史及相关因素、身体状况、生命体征以及神志、精神状态、行动能力等。

(3)饮食护理:指导患者多进食富有营养、易消化、口味清淡的膳食,以加强营养,增强机体抵抗力。

(4)术前指导:向患者说明手术治疗的必要性,讲解麻醉方法,手术基本过程,术中、术后配合要点,介绍手术医师的临床经验及技术水平。

(5)心理护理:对患者给予同情、理解、关怀、帮助,告诉患者不良的心理状态会降低机体的抵抗力,不利于疾病的恢复,解除患者的紧张情绪,更好地配合治疗和护理。

(6)术前准备

1)物品准备:准备术中用物:病历、胸片、心电图、检验单、纤维喉镜报告等。

2)患者准备:

①全面评估患者的一般情况,包括:体温、脉搏、呼吸、血压、神志、行动能力、健康史、精神状态及身心状况等,避免上呼吸道感染,女性避开经期。

②询问过敏史,遵医嘱进行抗生素皮肤过敏试验。

③个人卫生准备,如术前1晚沐浴,修剪指(趾)甲,男性患者剃净胡须,女性患者勿化妆,如有指甲油应卸除,更换病号服。

④保证良好睡眠,必要时睡前遵医嘱给予安定片口服。

⑤手术当日晨0:00禁食水。

⑥遵医嘱注射术前针。

4. 术后护理措施

(1)按耳鼻喉科术后护理常规和全麻术后护理常规护理。

(2)专科护理

1)卧位与休息:全麻未清醒患者应给予平卧位4~6小时,头偏向一侧,便于口腔分泌物吐出,遵医嘱给予低流量吸氧4~6小时,手术后6小时给予半坐卧位,利于患者进食及吞咽。患者如无不适症状,次日可适当下床活动。保持病室安静、整洁、空气清新,减少陪护和探视。

2)病情观察:严密观察生命体征的变化,及时记录,必要时给予心电监护。观察会厌局部黏膜的颜色、水肿、分泌物的性状和量等情况,询问患者咽痛情况及吞咽时有无梗阻感,有无进食呛咳现象。术后嘱患者吐出咽部分泌物,不要咽下,以便观察出血量,嘱患者不要用力咳嗽,以免引起局部毛细血管扩张破裂出血,若出血量较大时,应立即通知医生,并监测生命体征,迅速建立静脉通路,配合手术止血,使患者保持稳定的情绪状态,避免加重出血。定时监测体温,以便及时发现有无感染情况,并予以相应的处理。术后观察呼吸情况,注意发生会厌水肿的可能,必要时床旁备气管切开包。

3)饮食护理:全麻术后6小时内禁食、禁饮。术后6小时后可给予高热量、高蛋白、高维生素的温凉的半流质饮食(如稀饭、烂面条、鸡蛋羹等)。术后3~5天待会厌水肿减轻,咽部吞咽疼痛缓解,遵医嘱改为普食。避免进食辛辣、刺激性食物,鼓励并协助患者进食。

4)药物治疗的护理 遵医嘱按时给予抗生素、止血及营养药物静滴治疗,注意观察药物的效果及反应并做好记录。遵医嘱每日3次氧气雾化吸入治疗,应用吸入用布地奈德混悬剂、吸入用乙酰半胱氨酸溶液、地塞米松磷酸钠注射液等,防止组织充血肿胀。

5)口腔护理:由于口腔的炎症可直接导致口腔感染,而影响手术效果,因此术后指导患者每日用康复新液漱口3~4次,保持口腔卫生,预防会厌切口感染及口腔感染。

六、出院教育与延续护理

1. 锻炼身体,提高身体素质,积极预防和治疗上呼吸道感染。

2. 进行卫生宣教,保持口腔卫生,防止切口感染。

3. 合理饮食,注意营养,避免辛辣、刺激性食物,指导患者进食高蛋白、高热量、高维生素的易消化饮食,戒除烟酒。

4. 给患者提供安静、舒适的修养环境,减少外界刺激,保证休息。

5. 定期复诊,病情有变化及时就诊。

第二节 喉角化症与喉白斑病

一、病因与发病机制

(一) 喉角化症

喉角化症（keratosis of the larynx）为喉部淋巴组织异常角化的病症。多发生于 40 岁以下女性，较咽角化症少见，如有发生，也常伴有咽角化症，角化物分布也远不如扁桃体角化症的角化质密集。病因不清，多认为是一种细菌感染产生的角化质，发病与喉淋巴组织慢性炎症有关。

(二) 喉白斑病

喉白斑病（leukoplakia of the larynx）为喉黏膜上皮增生和过度角化所发生的白色斑块疾病。多见于 40 岁以上的男性，其发病局部与吸烟、嗜酒、慢性炎症等因素刺激有关，全身因素与维生素 A、B 族维生素缺乏有关。喉白斑病曾认为系癌前病变，但不包括吸烟刺激因素除去后可以消退的白角化症。

二、临床表现

(一) 喉角化症

患者主要症状有喉异物感，有时候痒，剧烈咳嗽可咳出白色角化物质。如角化物长在声带也可有声嘶。喉镜检查，可见喉黏膜长出分散的棘状黄白色赘生物，以钳子触之角化质较坚硬，如将其拔出，感基底粘连很紧，拔出后均有一出血创面。多数在喉咽、口咽，尤其是腭扁桃隐窝也同时伴有角化物质。

(二) 喉白斑病

喉白斑可于喉任何部位黏膜发生，但于声带和室带更多见，喉镜下检查呈现斑块或斑片，一般为单个，大小约数毫米。轻者，白斑质软，边界清楚，稍高于黏膜表面。重者呈疣状或颗粒状。如伴有糜烂应考虑可能有恶变。

三、治疗要点

(一) 喉角化症

治疗按角化程度而定。轻度者一般不需特殊治疗。避免刺激喉黏膜的因素，禁烟，去除鼻、咽、口腔的病灶，可减轻角化。角化较重、病变影响声带闭合者，可在喉镜下仔细清除。

(二) 喉白斑病

一旦诊断可行支撑喉镜下显微手术,用微型喉刀切开周边黏膜,再以喉剥离器剥至仅有一小蒂以喉钳钳除。如喉白斑病已癌变,仍以喉内进路激光切除,其损伤小,简化了手术,术后发声功能也更好。除此,对一些刺激诱发的因素也应积极防治。

四、常见护理诊断/护理问题

1. 知识缺乏 缺乏疾病防护及治疗的相关知识。
2. 焦虑 恐惧 与声音嘶哑及担心疾病的预后有关。
3. 舒适的改变 与手术创伤引起咽部疼痛有关。
4. 潜在并发症 出血、感染。

五、护理措施

1. 术前准备要点 术前指导、术前给予抗生素皮肤过敏试验、术晨禁食水。
2. 术后护理要点 全麻术后护理常规、观察咽部出血情况。
3. 术前护理措施

(1)按耳鼻喉科术前护理常规。

(2)全面评估患者:包括健康史及相关因素、身体状况、生命体征以及神志、精神状态、行动能力等。

(3)饮食护理:指导患者多进食富有营养、易消化、口味清淡的膳食,以加强营养,增强机体抵抗力。

(4)术前指导:向患者说明手术治疗的必要性,讲解麻醉方法,手术的基本过程,术中、术后配合要点,介绍手术医师的临床经验及技术水平。

(5)心理护理:对患者给予同情、理解、关怀、帮助,告诉患者不良的心理状态会降低机体的抵抗力,不利于疾病的恢复,解除患者的紧张情绪,更好地配合治疗和护理。

(6)术前准备

1)物品准备:准备术中用物:病历、心电图、胸片、检验单、纤维喉镜报告等。

2)患者准备:

①全面评估患者的一般情况,包括:体温、脉搏、呼吸、血压、神志、行动能力、健康史、精神状态及身心状况等,避免上呼吸道感染,女性避开经期。

②询问过敏史,遵医嘱进行抗生素皮试。

③个人卫生准备,如术前1晚沐浴,修剪指(趾)甲,男性患者剃净胡须,女性患者勿化妆,如有指甲油应卸除,更换病号服。

④保证良好睡眠,必要时睡前遵医嘱给予安定片口服。

⑤手术当日晨 0 :00 禁食水。

⑥遵医嘱注射术前针。

4. 术后护理措施

(1)按耳鼻喉科术后护理常规和全麻术后护理常规护理。

(2)专科护理

1)卧位与休息:全麻未完全清醒患者术后给予平卧位 4~6 小时,头偏向一侧,有利于分泌物吐出,遵医嘱给予低流量吸氧 4~6 小时,6 小时后可给予患者半卧位,提高患者舒适程度。如无不适症状,次日可下床活动。

2)病情观察:严密观察生命体征的变化,及时记录,必要时给予心电监护。由于手术的创伤,术后分泌物中会有少量血丝,为正常现象,将分泌物轻轻吐出,避免咽下,注意观察分泌物的颜色、性质、量。出血较多时,应立即报告医生,遵医嘱给予止血药物治疗。同时注意患者伤口疼痛情况,评估疼痛对患者的影响程度,必要时遵医嘱给予止痛药物。

3)饮食护理:全麻术后 6 小时内应禁食水,6 小时后告知患者可饮少量温水,如无呛咳、恶心呕吐等不适,可适当进食半流食,避免食用辛辣、刺激以及过硬的食物,尤其手术创面较大的患者,应给予温凉的半流食,根据术后恢复情况,逐步更改饮食。

4)口腔护理:保持口腔卫生对增进食欲、预防感染、促进伤口愈合具有促进作用,告知患者保持口腔卫生的重要性,指导患者三餐后及睡前漱口,早晚刷牙的习惯。

5)药物治疗的护理:遵医嘱定时给予抗生素、止血及营养药物静滴治疗,注意观察药物的效果及反应并做好记录。遵医嘱定时给予氧气雾化吸入治疗,对减轻伤口水肿有积极的促进作用。

6)嗓音指导:指导患者术后按要求合理用声,喉角化症与喉白斑病患者术后可适当说话或遵医嘱用声,防止术后粘连,强调不要用耳语说话。

六、出院教育与延续护理

1. 告知患者恢复期间应选择高蛋白、富含维生素食物,如新鲜的水果、蔬菜瘦肉等,避免辛辣、刺激性食物,禁烟禁酒。

2. 合理用声,避免用声过度。

3. 出院后应注意口腔卫生,养成早晚刷牙,餐后漱口的习惯。

4. 对于出院后继续用药的患者告知其药物名称、目的及使用方法等,需院外行雾化吸入治疗的患者,应做好雾化器的使用指导。

5. 出院后嘱患者按时复查,如有不适应及时就诊。

第三节 喉淀粉样变

一、病因与发病机制

喉淀粉样变(amyloidosis of the larynx),又名淀粉样瘤,是一淀粉样物质在喉部沉积的病变,由于病理无肿瘤学结构特点,现已不称其为淀粉样瘤。较少见,多见于 40 岁左右人群,其发生部位以室带更为多见。一般分为原发性和继发性,如继发于结核、类风湿关节炎等。

其病因不清,可能由于慢性炎症,血和淋巴循环发生障碍,局部球蛋白积聚而引起淀粉样变;有人认为与全身性免疫缺陷有关;有人认为是新陈代谢紊乱和组织退行性变所致。喉淀粉样瘤常位于声带、喉室或声门下区,从而引起声嘶或呼吸困难。喉淀粉样瘤无特效治疗。

二、临床表现

位于喉部的淀粉样变,常有异物感,刺激性咳嗽。位于室带的多有轻度声嘶,若发生在声带或声门下则有较重的声嘶,病变范围较大时可发生呼吸费力,杓会厌襞的淀粉样变症状多较轻。症状一般呈缓慢进行性,病程数月至数年不等。检查可见病变呈增厚、隆起、肿块状,位于室带的肿块,常增大至将声带遮掩,病变部位表现黏膜光滑,色泽多与正常黏膜无异,偶见有显黄色。呈肿块状者尚可有蒂或广基,偶见有表现为多个结节状。除此,多发者也可于咽部见到类似病变。

三、治疗要点

药物治疗有报道用糖皮质激素有效,尤其是局限的淀粉样变应用手术切除联合激光治疗,再辅以糖皮质激素更为良好。手术可在内镜支撑喉镜下进行,激光以 CO_2 激光更为常用。对基底较广、深在和范围又很大的病变,可以经喉裂开切除病变,术中宜尽量保留正常的黏膜和肌肉。

四、常见护理诊断/护理问题

1. 焦虑 与担心手术效果有关。
2. 知识缺乏 缺乏疾病相关知识。
3. 疼痛 与手术创伤及患者耐受程度有关。
4. 潜在并发症 出血、感染。

5. 语言交流障碍　与术后休声有关。

五、护理措施

1. 术前准备要点　术前指导、术前给予抗生素皮肤过敏试验、术晨禁食水。
2. 术后护理要点　全麻术后护理常规、观察咽部出血情况。
3. 术前护理措施

(1)按耳鼻喉科术前护理常规。

(2)全面评估患者:包括健康史及相关因素、身体状况、生命体征以及神志、精神状态、行动能力等。

(3)饮食护理:指导患者多进食富有营养、易消化、口味清淡的膳食,以加强营养,增强机体抵抗力。

(4)术前指导:向患者说明手术治疗的必要性,讲解麻醉方法,手术基本过程,术中、术后配合要点,介绍手术医师的临床经验及技术水平。

(5)心理护理:对患者给予同情、理解、关怀、帮助,告诉患者不良的心理状态会降低机体的抵抗力,不利于疾病的恢复,解除患者的紧张情绪,使其更好地配合治疗和护理。

(6)术前准备

1)物品准备:准备术中用物:病历、胸片、心电图、检验单、纤维喉镜报告等。

2)患者准备

①全面评估患者的一般情况,包括:体温、脉搏、呼吸、血压、神志、行动能力、健康史、精神状态及身心状况等,避免上呼吸道感染,女性避开经期。

②询问过敏史,遵医嘱进行抗生素皮肤过敏试验。

③个人卫生准备,如术前 1 晚沐浴,修剪指(趾)甲,男性患者剃净胡须,女性患者勿化妆,如有指甲油应卸除,更换病号服。

④保证良好睡眠,必要时睡前遵医嘱给予安定片口服。

⑤手术当日晨 0 :00 禁食水。

⑥遵医嘱注射术前针。

4. 术后护理措施

(1)按耳鼻喉科术后护理常规和全麻术后护理常规护理。

(2)专科护理

1)卧位与休息:全麻未清醒患者应给予平卧位 4~6 小时,头偏向一侧,便于口腔分泌物吐出,遵医嘱给予低流量吸氧 4~6 小时,6 小时后可给予半坐卧位,利于呼吸,患者如无不适症状,次日可适当下床活动。保持病室安静、整洁、空气清新,减少陪护和探视。

2)病情观察:严密观察生命体征的变化,及时记录,必要时给予心电监护。

术后嘱患者吐出咽部分泌物,不要咽下,以便观察分泌物的颜色、性质和量,嘱患者不要用力咳嗽,以免引起局部毛细血管扩张破裂出血,若出血量较大时,应立即通知医生,并监测生命体征,迅速建立静脉通路,配合手术止血,使患者保持稳定的情绪状态,避免加重出血。随时观察患者有无气紧、胸闷、憋气等症状,及时监测生命体征,出现异常及时向医生汇报。

3)饮食护理:全麻术后 6 小时内禁食水。6 小时后可给予高热量、高蛋白、高维生素的温凉的半流质饮食(如稀饭、烂面条、鸡蛋羹等),以免加重伤口出血。避免进食辛辣、刺激性食物,鼓励并协助患者进食。

4)药物治疗的护理:遵医嘱按时给予抗生素、止血及营养药物静滴治疗,注意观察药物的效果及反应并做好记录。遵医嘱每日 3 次氧气雾化吸入治疗,防止组织充血肿胀,促进分泌物排出。

5)口腔护理:告知患者保持口腔卫生的重要性,指导患者有效漱口,每日用康复新液漱口 3~4 次,保持口腔卫生,预防伤口感染及口腔感染。

6)嗓音的护理:如病变在声带位置,术后 2 周内需要休声,尽量少讲话,尤其是不能耳语说话,注意发声方法及避免过度用声。

六、出院教育与延续护理

1. 指导患者注意保暖,多饮水,避免上呼吸道感染,以免影响伤口愈合。

2. 告知患者饮食应选择富含维生素及蛋白质饮食,避免辛辣刺激食物,禁烟禁酒。

3. 出院后嘱患者注意口腔卫生,保持口腔清洁,防止伤口感染。

4. 创建良好的休息环境,温湿度适宜,勤通风,保持室内空气清新,避免到人员聚集区。

5. 三个月内避免剧烈体育活动。

6. 声带手术患者术后 2 周内需休声,注意正确的发声方法,避免长时间用嗓或高音喊叫。

7. 术后 1 个月到门诊复查,了解术后恢复情况。

第四节　喉气管狭窄

一、病因与发病机制

喉气管狭窄一般为后天性,是因多种原因损害喉气管后未得到及时或正确的早期处理而导致的后遗症。喉和颈段气管瘢痕性狭窄常同时存在,故又称瘢痕性喉颈段气管狭窄。瘢痕性喉气管狭窄是由气管的损伤、黏膜溃疡、坏死,气管软骨和软骨膜炎性浸润或缺损,逐渐形成蹼状、条状瘢痕所致。非瘢痕性喉气管狭窄可见于因喉返神经病变或环关节炎造成的声带固定,以及受压的气管软骨软化或吸收。气管狭窄可影响呼吸功能,患者往往需长期佩戴气管套管呼吸,不能正常说话,丧失劳动力,给患者身心带来极大的痛苦。

主要由以下原因产生的后遗症引起。其中创伤最常见,为各种致伤因素引起的喉气管开放或闭合性创伤,导致喉气管软骨或软组织损伤,外源性致伤可来自颈的正面和侧面,严重的损伤为喉环状软骨粉碎性骨折,以及易发生于驾驶员方向盘撞伤的气管与环状软骨分离伤。医源性,如喉肿瘤部分切除后喉软骨支架缺损过多,手术创面大未能完全修复。长期插管造成喉气管黏膜严重损伤,其他,如误吞吸强酸、强碱化学腐蚀剂、因喉气管疾病放疗(特别是剂量偏大)造成的放射性损害。

二、临床表现

1. 主要症状为发声障碍,如声嘶、发声较弱或失声,后者狭窄部位常位于声门下;除此,常有进行性呼吸困难,严重者可发生发绀或窒息。

2. 瘢痕性喉气管狭窄者有呼吸困难、吸气时或双重性喉鸣、咳嗽伴痰黏稠、进食呛咳等症状,严重者可出现明显的全身症状,如烦躁不安、呼吸与心搏加快、口唇与指尖发绀等,主要为心、肺、脑等重要脏器缺氧所致。

3. 创伤性瘢痕性喉气管狭窄出现于伤后瘢痕形成期,因气管插管引起的狭窄,其气道梗阻症状可发生于拔管后数月甚至数年。

三、治疗要点

较为棘手,直到目前尚无十分满意的治疗方法。药物疗法有应用糖皮质激素、硫酸锌、肌肉松弛剂,右旋青霉素降低瘢痕的生长和硬度,但效果较差。物理疗法有用放疗照射抑制肉芽、瘢痕生长,内镜下冷冻,激光除去瘢痕,但治疗后易于长出新的瘢痕,故单独使用者较少。扩张疗法在成人已很少有人应用,仅小儿轻度喉气管瘢痕狭窄还有采用者。

较常采用的为手术治疗,尤其是中、重度狭窄者。

1. 喉气管整复术　适用于比较严重的喉气管瘢痕狭窄。对于无喉腔软骨支架损毁仅有瘢痕者,可行喉裂开术,黏膜下切除瘢痕,黏膜的缺损区可转瓣,以邻近的黏膜或带蒂肌皮瓣覆盖,也可切取自身的颊黏膜、筋膜、软骨膜、骨膜覆盖,但存活率低。术毕喉腔内放置硅胶扩张膜。如同时有颈段气管狭窄,在切除瘢痕后宜放置 T 形硅胶扩张管,成人主管长度 8.5cm,前后径 1.8cm,横径 1.2cm。对伴有喉软骨支架损毁者,如是大块软骨骨折,可将其复位后钢丝固定。如软骨部分缺损,可用自体带肌蒂的舌骨或锁骨修复支架软骨。

2. 喉气管腔再造术　喉软骨支架完全损毁可行喉腔再造术。其方法为在喉裂开切除瘢痕后,切取肋软骨做 V 形喉支架植入,暂不关闭喉腔,待成活后覆盖黏膜再关闭形成新喉。颈段气管的严重狭窄或闭锁,可按 Montgomery 法再造,即于闭锁处作皮肤"]"切口,做成带蒂皮瓣,取大腿游离皮瓣植入成新气管后壁,取肋软骨做成半环状并植入翻转的"]"带蒂皮瓣中,放入硅胶管使之成为新管腔。约6周后行二期手术,将双折边缘剖开缝合造成新的颈段气管腔。

3. 横行切除端端吻合术　对于环状软骨缺损、声门下腔狭窄或闭锁者,可将此段切除行气管 - 甲状软骨吻合术。如闭锁位于颈段气管不超过 6cm,可行横行切除行气管 - 气管端端吻合术。此术成功后,由于恢复了正常喉气管黏膜上皮结构,其功能良好。如游离不充分缝合时张力过大,可发生吻合口感染,裂开形成瘘管。

4. 喉气管腔扩大术　此类手术为恢复气道通畅,将部分结构切除以增大气道。如声门上狭窄则行相应部分切除术。声门或声门下狭窄也可将甲状软骨前端突出部切开植入带肌蒂舌骨,后方将环状软骨板纵行切开松解后,植入自体软骨或嵌入钛钢片以增大喉腔。对于颈段气管狭窄,可将气管进行城堞状切开,然后稍错位将其突出部缝合以增大气管腔。

四、常见护理诊断 / 护理问题

1. 知识缺乏　缺乏喉气管狭窄疾病知识。
2. 有窒息的危险　与痰液黏稠不能有效排痰套管堵塞或脱出有关。
3. 清理呼吸道无效　与气管切开后痰液黏稠、咳嗽无力有关。
4. 营养失调:低于机体需要量　与气管切开颈部疼痛所致进食差有关。
5. 语言沟通障碍　与气管切开后发声困难有关。
6. 自我形象紊乱　与气管切开有关。

五、护理措施

1. 术前准备要点　术前指导、术区皮肤清洁、术前进行抗生素皮肤过敏试验、术晨禁食水。
2. 术后护理要点　全麻术后护理常规、观察气管切开处出血情况、气管切开的护理、有无并发症的发生。
3. 术前护理措施
(1)按耳鼻喉科术前护理常规。
(2)全面评估患者:包括健康史及相关因素、呼吸状况、身体状况、生命体征,以及神志、精神状态、行动能力等。

(3)心理护理:对患者给予同情、理解、关怀、帮助,有些患者可能不止一次手术,从而对治疗失去了信心,详细了解患者身体状况及精神状态,耐心解答患者的提问,介绍手术成功的病例,鼓励与恢复期患者交流,解除患者的紧张情绪,从而更好地配合治疗和护理。

(4)术前指导:说明手术治疗的必要性,介绍手术医生的临床经验及技术水平,介绍手术的大致过程及配合方法。

(5)术前准备

1)物品准备:准备术中用物:病历、心电图、胸片、CT、检验单、纤维喉镜检查报告、CT、气管套管等。

2)患者准备

①告知患者全身麻醉前需要做好的各项准备。

②询问过敏史,遵医嘱给予抗生素皮肤过敏试验。

③手术区备皮,行气管切开手术前应备颈部皮肤。

④个人卫生准备,告知患者沐浴、剪指(趾)甲,如有指甲油应协助卸除,以免影响术中血氧饱和度监测,男性患者应剃净胡须,女性患者勿佩戴手术及金属饰品。

⑤保证患者充足的睡眠,如不能入睡,必要时遵医嘱给予药物促进睡眠。

⑥手术当日晨 0:00 禁食水。

⑦术前遵医嘱给予术前针。

4. 术后护理措施

(1)按耳鼻喉科术后护理常规和全麻术后护理常规护理。

(2)专科护理

1)卧位与休息:全麻未清醒前采取平卧位 4~6 小时,避免呕吐物吸入呼吸道发生窒息。术后 6 小时,可采取半卧位,尤其是对于气管切开患者可减轻颈部伤口张力,促进伤口恢复,避免颈部剧烈活动。保持病室安静、整洁、空气清新,减少陪护和探视。

2)病情观察:严密观察患者呼吸频率、节律、深浅度。如有呼吸困难应立即通知医生采取措施。嘱患者将口腔分泌物轻轻吐出,勿咽下,避免剧烈咳嗽,观察分泌物颜色、性质、量。

3)气管切开护理:遵医嘱定时给予消毒气管内套管每日 1 次,清洗气管内套管每日 4 次,保持气道通畅,定时给予更换气管切开处敷料,每日 4 次,保持气管切开周围清洁、干燥,按需吸痰,并观察患者痰液的颜色、性质、量,如痰液中出血量较多,立即报告医生,遵医嘱给予止血药物治疗。加强气道湿化,防止痰液结痂堵管。每日检查套管系带的松紧度,以一指为宜,防止脱管。

4)T 型管护理:每日观察 T 形管是否在位、通畅,如患者痰液黏稠不易咳出,遵医嘱给予化痰药物治疗,加强氧气雾化吸入,稀释痰液,防止患者出现憋气或呼吸困难等症状,T形管周围每日更换敷料4次,保持切口周围清洁、干燥,T形管口应用湿纱布覆盖,既能起到起到湿化作用,同时又能防止异物落入管内。

5）喉膜植入护理:嘱患者避免用力咳嗽,防止喉膜脱落,并观察患者颈部的纽扣是否存在,有无松动,颈部敷料有无渗出或渗血等情况。

6）饮食护理:全麻清醒后6小时,可给予高热量、高蛋白质、高维生素的温凉的半流质饮食,避免辛辣、刺激性食物。行气管切开的患者,注意观察患者进食时有无呛咳,防止食物进入气管,发生误吸。

7）药物治疗的护理:遵医嘱定时给予抗生素、止血、营养药物静滴治疗,气管切开患者应加强雾化吸入治疗,必要时给予气管内点药,防止痰液结痂,引起呼吸困难。

8）心理护理:充分与患者沟通,为患者提供心理支持,鼓励患者表达自身感受,使患者树立战胜疾病的信心,并提供患者之间的交流平台,通过手术成功患者的经验介绍,让患者增强康复信心。

9）并发症的护理

①出血:观察患者口腔及气管切开处分泌物的颜色、性质和量,如出血较多,立即安置患者卧床休息,颈部制动,及时吸出套管及口腔内的血液,避免阻塞气道,同时立即报告医生,做好紧急止血准备,并严密监测患者的生命体征。

②感染:定时给予患者监测体温,观察体温有无升高,及切开处周围皮肤有无红肿等情况,如体温超过38.5℃时,应及时通知医生处理。随时更换颈部敷料,保持清洁、干燥,并遵医嘱给予抗生素及营养药物支持。

③皮下气肿:观察并记录患者气管切开处周围皮下气肿的范围、程度,根据肿胀情况及时调整气管套管系带松紧,避免损伤皮肤,按压皮肤后是否有捻发声,观察患者有无呼吸困难,避免用力咳嗽及过多活动,范围较小的气肿可自行吸收。

六、出院教育与延续护理

1. 保持精神乐观,心胸开阔,并告知患者家属及亲友多关怀、体贴患者。

2. 禁食辛辣刺激性食品,多呼吸新鲜空气,避免烟尘刺激;保持呼吸道通畅,保持管周皮肤清洁干燥,多喝水,深呼吸,利于痰液咳出。

3. 保持室内温湿度适宜,经常通风,保持空气清新。

4. 教会患者气管套管的护理方法,告知患者每日应消毒、清洗气管内套管,更换气管切开处敷料,保持气管切开处敷料清洁、干燥,避免切口感染。外出时应在套管口覆盖纱布,防止异物进入管内,尽量避免到人员密集地方。

5. 按规定时间来院堵管、拔管；如堵管后有憋气症状,应立即将内套管拿出,防止发生呼吸困难。植入喉膜的患者应定期门诊随访,复查胸部 X 线片或纤维喉镜检查,观察喉膜位置和膨胀情况以及局部组织增生情况,判断有无位移现象。

6. 积极预防上呼吸道感染,提高机体免疫力,适当进行体育锻炼,增强体质,避免进行剧烈活动及重体力劳动。

第五节　发 声 障 碍

一、病因与发病机制

发声障碍多与用声过度和用声不当有关,因此,发声障碍多见于教师、演员、销售员等经常用声的工作人员中,全身健康状况欠佳可为诱因。功能性发声障碍,常与神经类型、心理状态、情绪等因素有关。器质性发声障碍可由炎症、外伤、肿瘤、神经肌肉系统异常或先天发育异常所致。

二、临床表现

主要表现为不同程度的声音嘶哑。轻者在日常讲话时症状不明显,但在发某一高音时出现双音或发声粗糙、断续,病情严重时,可完全失声。

1. 先天性发声障碍　喉软化、喉蹼、腭裂、先天性喉气管裂、声带发育不良、先天性喉囊肿等均可引起声音嘶哑,出生后即出现,常可伴有先天性喉喘鸣或呼吸困难。

2. 用声不当所致发声障碍　最为常见,常因发声或歌唱时由于方法不当,喉肌收缩过强,使声带及共鸣腔肌肉过度收缩,声门关闭过紧,共鸣腔变小,特别是声带前中 1/3 交界处振动过度引起声带慢性机械性外伤、黏膜增厚。多见于声带小结、声带息肉,任克氏间隙水肿等良性增生性病变。声音嘶哑的程度与病变部位、大小有关。

3. 炎症性发声障碍　急性炎症发病急,轻者声音粗糙,发声费力,严重者由于喉部分分泌物较多且黏稠,影响声带的弹性,声门闭合不良,声音嘶哑明显,可出现失声,并伴有全身不适的症状。喉白喉黏膜肿胀,伴白膜形成,发声嘶哑无力。慢性炎症缓慢发病,初为间断性,用声过度后声嘶加重,后逐渐发展成为持续性声音嘶哑。

由于特有的反流性咽喉炎所引起的发声障碍,除声音嘶哑外还常常伴有咽部异物感、反复清喉动作及咽痛等症状,喉部检查可见咽喉部黏膜充血,杓间区黏膜增厚、水肿,假性声带沟或声带突接触性肉芽肿等。

4. 肿瘤引起的发声障碍　良性肿瘤声音嘶哑发展缓慢,恶性肿瘤声音嘶哑可在短期内进行性加重,最后完全失声,同时可伴有呼吸困难、吞咽困难及相邻器官累及的征象。

5. 外伤性发声障碍　各种外伤、异物、手术等原因使喉部软骨、软组织、关节损伤或移位,引起声音嘶哑。多有明确的外伤或手术史。

6. 运动性发声障碍　由于中枢神经系统、周围神经系统或肌肉疾患引起的声带麻痹,均可出现不同程度的声音嘶哑,症状的严重程度多取决于麻痹声带的位置及喉功能的代偿程度。喉上神经麻痹声音低而粗糙,不能发高音,双侧喉上神经麻痹可伴有吞咽时食物或唾液误吸入呼吸道引起呛咳;单侧喉返神经麻痹表现为不同程度的声门关闭不全,发声易疲劳、嘶哑、气息声明显,伴有误吸,但经对侧代偿后也可无症状。双侧喉返神经麻痹可伴有不同程度的呼吸困难。

痉挛性发声障碍作为一种中枢运动神经系统病变,影响神经肌接头处神经递质的释放,发声时喉部肌肉非随意的运动,导致发声痉挛、震颤。

其他如重症肌无力等疾病,累及咽喉部肌肉也会出现相应的发声嘶哑、易疲劳及吞咽障碍等症状。

7. 功能性发声障碍　喉结构正常,多见于女性。突发声音嘶哑,自耳语至完全失声程度不同,但咳嗽、哭笑声正常,声嘶恢复快,可再发,常发生于精神创伤或情绪激动后。喉镜检查见双声带色泽形态正常,发声时不向中线靠拢,很少振动,但咳嗽或哭笑时,声带运动正常。

8. 其他　室带肥厚或室带功能亢进为发声障碍的原因之一,常为代偿性。声带运动障碍或手术切除声带后,可致室带代偿性肥厚,喉部炎症也可使室带充血肥厚。由于室带振动的频率较低,故其发出的声音低哑,持续时间短,容易疲劳。

三、治疗要点

发声障碍的病因较复杂,目前常用的治疗方法包括:

1. 声带因炎症或手术后引起反应性充血、肿胀时,应禁声或少说话,使声带休息,以利炎症消退。

2. 纠正不正确的发声方法

(1) 对于喉肌功能过强如男声女调,男性青春期变声异常致语调高尖者,应引导在发声时使喉肌放松,语调降低。采用发声时同时作咀嚼动作的训练方法,可改善发声。

(2) 对于喉肌功能过弱者,练习屏气动作,使声带紧闭,胸腔固定,并同时发声,经过反复练习,有助于增加声带张力。

(3)进行呼吸训练,调节呼吸 - 发声,改胸式呼吸为胸腹式混合呼吸,控制呼气能力,使呼气慢而均匀,呼气期延长。

3. 药物治疗

(1)氧气吸入与理疗:以消炎药液或加用激素进行雾化吸入,以利声带红肿、早期声带小结、息肉的消退。超短波理疗等物理疗法,能改善局部组织的血供,有加速炎症吸收、消退之功效。

(2)抗酸药物的应用:应用 H_2- 受体拮抗剂及质子泵抑制剂控制咽喉部酸性物质反流,改善发声。

(3)肉毒素 A 喉内肌注射:治疗痉挛性发声障碍或其他方法治疗无效的接触性肉芽肿。

4. 手术治疗良性增生性病变,经药物治疗未能消退者,可行嗓音显微外科手术切除,手术时应避免损伤声带。癌前病变及早期声门癌也可行嗓音显微外科手术,运用 CO_2 激光剥脱声带黏膜或切除声带。晚期喉癌患者可行喉部分切除、功能保留手术或全喉切除手术,后者术后食管发声、人工喉及各类喉发声重建等方法最终获得"新声"。单侧声带麻痹、声门闭合不良者,可酌情行声带注射内移填充术或甲状软骨成型术改善发声。双侧声带麻痹患者可应用杓状软骨切除或神经移植、吻合等方法在保留发声功能的同时保证呼吸道通畅。

5. 重视嗓音保健增强体质,预防呼吸道感染,对保护嗓音至关重要;不要滥用嗓音,避免大声叫嚷。演唱、演讲时,用声要适当,一旦出现声音嘶哑,应及时诊治;男性青春期变声时,应适当减少练声时间;女性月经期,声带轻度充血,也应注意声带休息;忌烟酒,避免辛辣等刺激性食物,以减少对声带的刺激。

6. 精神心理治疗对于功能性发声障碍等在应用嗓音及言语矫治的同时,配合心理治疗会获得良好的疗效。

四、常见护理诊断 / 护理问题

1. 语言沟通障碍 与病变侵犯声带造成声音嘶哑或气管切开丧失发声功能有关。

2. 自我形象紊乱 与气管切开长期戴管有关。

3. 清理呼吸道无效 与痰液黏稠不易咳出有关。

4. 营养失调:低于机体需要量 与患者术后进食差,营养摄入不足有关。

5. 皮肤完整性受损 与患者长期卧床有关。

6. 疼痛 与术后颈部手术创伤有关。

7. 自理能力部分缺陷 与活动无耐力有关。

8. 潜在并发症　　出血、感染。

五、护理措施

1. 术前准备要点　　术前指导、术区皮肤清洁、术前进行抗生素皮肤过敏试验、术晨禁食水。

2. 术后护理要点　　全麻术后护理常规、观察气管切开处出血情况、气管切开的护理、有无并发症的发生。

3. 术前护理措施

(1) 按耳鼻喉科术前护理常规。

(2) 全面评估患者:包括健康史及相关因素,寻找不良生活习惯和环境因素、如长期吸烟史或长期工作、生活在空气污染的环境中,或长期发声劳累或慢性喉咽史,呼吸状况、身体状况、生命体征,以及神志、精神状态、行动能力等。

(3) 心理护理:对患者给予同情、理解、关怀、帮助,消除忧虑心理,保持乐观情绪,满足其合理需求,耐心解答患者的提问,介绍手术成功的病例,鼓励与恢复期患者交流,解除患者的紧张情绪,从而更好地配合治疗和护理。

(4) 术前指导:说明手术治疗的必要性,介绍手术医生的临床经验及技术水平,介绍手术的大致过程及配合方法。术后需放置气管套管的患者暂时不能发声,需告知患者准备纸笔,用书面形式表达意愿。

(5) 术前准备

1) 物品准备:准备术中用物:病历、心电图、胸片、CT、检验单、纤维喉镜检查报告、CT、喉癌患者增加气管套管、引流瓶,胃管、尿管等

2) 患者准备

①告知患者全身麻醉前需要做好的各项准备。

②询问过敏史,遵医嘱给予抗生素皮肤过敏试验。

③手术区备皮,行气管切开手术前应备颈部皮肤。

④个人卫生准备,告知患者沐浴、剪指(趾)甲,如有指甲油应协助卸除,以免影响术中血氧饱和度监测,男性患者应剃净胡须,女性患者勿佩戴手饰及金属饰品。

⑤保证患者充足的睡眠,如不能入睡,必要时遵医嘱给予药物促进睡眠。

⑥手术当日晨 0 :00 禁食水。

⑦术前遵医嘱给予术前针。

4. 术后护理措施

(1) 按耳鼻喉科术后护理常规和全麻术后护理常规护理

(2) 专科护理

1) 卧位与休息:全麻未清醒前采取平卧位 4~6 小时,避免呕吐物吸入呼吸

道发生窒息。术后 6 小时,可采取半卧位,尤其是对于气管切开患者可减轻颈部伤口张力,促进伤口恢复,避免颈部剧烈活动。保持病室安静、整洁、空气清新,减少陪护和探视。

2)病情观察:严密观察患者呼吸频率、节律、深浅度,必要时给予心电监护,如有呼吸困难应立即通知医生采取措施。嘱患者将口腔分泌物轻轻吐出,勿咽下,避免剧烈咳嗽,观察分泌物颜色、性质、量。注意观察颈部敷料渗血情况,如有渗血及时更换。

3)气管切开的护理:告知患者保持气管套管通畅的重要性及注意事项,按需吸痰,并观察患者痰液的颜色、性质、量,如痰液中出血量较多,立即报告医生,遵医嘱给予止血药物治疗,定时给予消毒气管内套管每日 1 次,清洗气管内套管每日 4 次,定时给予更换气管切开处敷料,每日 4 次,保持气管切开周围清洁、干燥,鼓励患者咳嗽,如痰液黏稠,加强气道湿化、雾化吸入,定时翻身叩背,促进痰液咳出,防止痰液结痂堵管。每日检查套管系带的松紧度,以一指为宜,防止脱管。

4)胃管的护理:全喉手术后 12 小时内禁食水,并给予胃肠减压,注意观察胃内容物的颜色、性质和量。12 小时后遵医嘱给予鼻饲饮食,一般根据病情需要逐渐增加其摄入量,每次鼻饲前需要判断胃管是否在胃内,鼻饲前后需温水20ml 冲管,防止食物残渣堵管,每次鼻饲量不超过 200ml,间隔时间最好为 2 小时,鼻饲液控制在适合的温度,每日更换鼻贴,并妥善固定,并记录胃管安置的长度,班班交接。一般情况下,胃管在术后 2 周左右拔除。

5)引流管的护理:妥善固定好颈部引流管,并保持引流通畅,避免打折,脱出等情况,每日更换引流瓶,观察引流液颜色、性质和量,并做好记录,如短时间内出血较多,应立即报告医生处置。拔管指征一般为引流液不超过 10ml,颜色为淡黄色或淡粉色。

6)导尿管的护理:妥善固定好导尿管,尿袋不可高于耻骨联合,防止导尿管扭曲、受压、堵塞。及时倾倒尿液,记录并观察尿液的颜色、性质和量,保持尿道口清洁,每日行会阴冲洗 1 次,防止尿路感染。

7)饮食护理:全麻清醒后 6 小时,可给予高热量、高蛋白质、高维生素的温凉半流质饮食,避免辛辣、刺激性食物。全(半)喉切除患者应留置胃管,12 小时内应禁食水,并给予胃肠减压,12 小时后应给予鼻饲饮食,注意观察鼻饲时有无呛咳,防止食物进入气管,发生误吸。

8)口腔护理:术后指导患者刷牙、漱口,保持口腔清洁,预防口腔感染。

9)药物治疗的护理:遵医嘱定时给予抗生素、止血、营养药物静滴治疗,气管切开患者应加强雾化吸入治疗,必要时给予气管内点药,防止痰液结痂,引起呼吸困难。

10）心理护理：充分与患者沟通，为患者提供心理支持，鼓励患者表达自身感受，使患者树立战胜疾病的信心，并提供患者之间的交流平台，通过成功病例的经验介绍，让患者增强康复信心。

11）全（半）喉切除患者并发症的护理

①出血：常常发生在喉切除术后24小时内，注意观察颈部敷料是否清洁、干燥，观察患者口腔及气管切开处分泌物的颜色、性质和量，如出血较多，立即安置患者卧床休息，颈部制动，及时吸出套管及口腔内的血液，避免阻塞气道，同时立即报告医生，做好紧急止血准备，并严密监测患者的生命体征。

②感染：定时给予患者监测体温，观察体温有无升高，及切开处周围皮肤有无红肿等情况，如体温超过38.5℃时，应及时通知医生处理。随时更换颈部敷料，保持清洁、干燥，并遵医嘱给予抗生素及营养药物支持。

③咽瘘：咽瘘的形成一般发生在术后8~10天，术后10天内应给予鼻饲饮食，注意观察体温变化，如发现气管套管周围皮肤红肿、波动感，或有脓液溢出，要及时通知医生。对已经形成咽瘘的患者，应暂停进食，改为肠外营养，并做好口腔护理，及时吸出口腔、咽腔、瘘口周围的潴留物，保持敷料清洁、干燥，遵医嘱应用抗生素，促进瘘口愈合。

六、出院教育与延续护理

1. 出院后指导患者注意保暖，多饮水，避免上呼吸道感染，以免影响伤口愈合。

2. 合理饮食，禁烟酒，勿食刺激性食物。

3. 声带手术患者术后需休声2周，避免过度用声。

4. 全（半）喉切除患者应指导正确消毒清洗气管内套管及更换气管切开处纱布方法。

5. 鼓励患者坚持发声训练，增强其恢复语言功能的信心。全（半）喉切除患者，术后半年可进行食管发声训练或人工喉发声训练。

6. 出院后患者应在1、3、6、12个月定期随访。

第六节　气管支气管异物

一、病因与发病机制

气管支气管异物（foreign body of trachea and bronchus）是临床常见急症，异物可存留在喉咽腔、喉腔、气管和支气管内，引起声嘶、呼吸困难等，右支气管较粗短长，故异物易落入右主支气管。75%发生于2岁以下的儿童。

(一)病因

异物误入气道所引致,根据异物来源,有内源性异物和外源性异物两类,前者为呼吸道内的假膜,干痂,干酪样坏死物等阻塞,而平时所指气管支气管异物均属外源性,系经口内误吸入的一切物品,异物进入气管和支气管与下列情形有关。

1. 幼儿喜欢抓吃食物,在哭闹或嬉笑时吸入气管。

2. 小儿牙齿发育不完善,咀嚼功能差,不能嚼碎较硬食品,加之喉的防御反射功能差,保护作用不健全。

3. 说笑或工作时口内含有食品或物品,在不经意时或嬉笑时误吸入气管。

4. 全麻或昏迷患者,行气管插管时亦可能将松动牙齿或义齿碰掉而未发现;另外呕吐物清除不及时,均可吸入气管内。

5. 上呼吸道手术中,器械装置不稳,或切除的组织突然滑落气道。

6. 精神病患者或企图自杀者。

(二)发病机制

异物进入气管,支气管后引起的病理变化,与异物性质,异物停留时间和异物形状有关。总的来说,植物性异物如花生,因含有游离脂酸,对黏膜的刺激性很强,在进入气管后2~3天即可发生支气管黏膜的炎症反应,表现为黏膜充血,水肿,分泌物增多,出现部分性阻塞表现。随着分泌物的增多,加之异物吸水后膨胀,则可出现完全性阻塞表现。分泌物渐渐转为脓性,有的可见异物周围有肉芽生长,且包绕异物,尖锐异物进入气管时,有的可损伤黏膜,出现局部黏膜出血,继之充血肿胀,金属性异物及动物性,化学制品类对黏膜的刺激性不大,发生炎症的较少,但如果停留时间长,则可发生气管,支气管炎症,继之可出现肺炎,肺脓肿,脓胸等。

二、临床表现

1. 临床分期

(1)异物吸入期:异物经声门入气管时,必出现剧烈呛咳,有的同时出现短暂憋气和面色青紫,如异物嵌顿于声门,则可出现声嘶及呼吸困难,严重者发生窒息,如异物进入气管或支气管,除有轻微咳嗽外可无其他症状。

(2)安静期:异物进入气管,支气管后,停留于某一部位,刺激性减小,此时患者可有轻微咳嗽而无其他症状,常被忽视,此期长短不定,如异物堵塞气管引起炎症,则此期很快结束而进入第3期。

(3)炎症期:异物的局部刺激和继发性炎症,加重了气管,支气管的堵塞,可出现咳嗽,肺不张和肺气肿的表现,患者此期可出现体温升高。

(4)并发症期:随着炎症发展,可出现肺炎,肺脓肿或脓胸等,患者有高热、咳嗽、脓痰、胸痛、咯血、呼吸困难等,此期的长短和轻重程度可因异物大小,性质,患者的体质及治疗情况而异。

2. 临床表现 异物所在部位不同,可有不同的症状。

(1)喉异物:异物进入喉内时,出现反射性喉痉挛而引起吸气性呼吸困难和剧烈的刺激性咳嗽;如异物停留于喉入口,则有吞咽痛或咽下困难;如异物位于声门裂,大者出现窒息,小者出现呛咳及声嘶,呼吸困难,喉鸣音等;如异物为小膜片状贴于声门下,则可只有声嘶而无其他症状;尖锐异物刺伤喉部可发生咯血及皮下气肿。

(2)气管异物:异物进入气道立即发生剧烈呛咳,面红耳赤,并有憋气,呼吸不畅等症状,随着异物贴附于气管壁,症状可暂时缓解;若异物轻而光滑并随呼吸气流在声门裂和支气管之间上下活动,可出现刺激性咳嗽,闻及拍击音;气管异物可闻及哮鸣音,两肺呼吸音相仿,如异物较大,阻塞气管,可致窒息,此种情况危险性较大,异物随时可能上至声门引起呼吸困难或窒息。

(3)支气管异物:早期症状和气管异物相似,咳嗽症状较轻。植物性异物,支气管炎症多较明显即咳嗽,多痰,呼吸困难程度与异物部位及阻塞程度有关,大支气管完全阻塞时,听诊患侧呼吸音消失;不完全阻塞时,可出现呼吸音降低。

三、治疗要点

气管支气管异物应及时诊断,尽早取除,保持呼吸道通畅,防止因呼吸困难、缺氧而致心功能衰竭。

1. 异物取除

(1)气管异物:可用"守株待兔"法在直接喉镜下或麻醉喉镜下钳取,钳取失败,可在支气管镜下钳取异物。

(2)支气管异物:用直接法或间接法导入支气管镜,用钳子夹持后取出。直接法适用于成人,间接法适用儿童。

①直接法:自口正中进镜,以悬雍垂、会厌为标志,挑起会厌,暴露声门。将镜远端斜面转向左侧,在镜内只见左侧声带。进声门,将镜转回原位,然后依次检查声门下、气管、隆突及左、右主支气管。此法适用于操作较熟练者。

②间接法:即先以直接喉镜挑起会厌,暴露声门,再将支气管镜经直接喉镜内插入气管,然后取出直接喉镜,使支气管镜继续下行检查。目前,硬性支气管镜取异物法仍是最常用的方法。

(3)对硬管支气管镜下难以窥见的细小异物,可用纤维支气管镜钳取。但使用中亦有局限性:

1)不宜用于小儿,因小儿气道较狭小,纤维支气管镜为实心无通气结构,使用此法影响小儿呼吸道通畅。

2)纤维支气管镜钳结构细小、精致,体积稍大的异物难以夹出。故对无把握顺利取出的异物,需先行气管插管,以防声带损伤(针、钉类),或异物于声门下滑脱、嵌顿。

(4)剖胸手术,气管切开异物取出术对支气管镜或纤维支气管镜下不能取出的异物可考虑此方法。

2. 并发症治疗

(1)因异物致心力衰竭时,应酌情用强心药物,在心电监护下、及时取出异物。

(2)有严重气胸、纵隔气肿时,应及时引流。

(3)呼吸道有继发感染,应用足量有效抗生素。

四、常见护理诊断/护理问题

1. 有窒息的危险 与异物阻塞有关。
2. 有感染的危险 与异物刺激气道黏膜有关。
3. 恐惧 与呼吸不畅和担心疾病预后有关。
4. 潜在并发症 肺炎、肺不张、肺气肿、气胸、心力衰竭、破伤风等。
5. 知识缺乏 缺乏气管、支气管异物防治知识。

五、护理措施

1. 术前护理

(1)病情评估:评估患者异物情况及患者症状。评估患者主诉;异物种类、大小、形状和存留的时间以及院外就诊的情况;评估患者有无持续性或阵发性呛咳、咯血、呼吸困难、发热、烦躁不安、三凹征等症状。

(2)安全评估:评估患者是否存在安全问题,包括患者呼吸困难程度、睡眠情况及年龄、精神状态和自理能力。若憋气严重达呼吸困难Ⅱ度以上者,应及时通知医生处理;患儿留家属陪住。

(3)术前检查:告知患者术前准备所需的常规检查及专科检查,如血、尿常规,生化全项,凝血,免疫八项,心电图,胸部X线,纤维喉镜检查及频闪喉镜检查等。向患者及家属讲解术前检查的目的、方法,积极协助其完成各项检查。

(4)术前准备:告知患者全身麻醉前需做好的各项准备,禁食水6~8h,询问过敏史,遵医嘱做抗生素皮肤过敏试验;保持口腔清洁,术前1d使用漱口水或使用清水漱口;告知患者沐浴、剪指(趾)甲,保持全身清洁;检查患者指(趾)甲,如有指甲油等应协助清除,以免影响术中血氧饱和度的监测;男性患者剃净胡须,女性患者勿化妆、佩戴饰物,头部不要戴发卡等硬物;向患者讲解术前各准备事项的目的。

(5)睡眠指导:指导患者术前晚按时入睡,保证充足的睡眠,如果不能入睡可以告知护士,遵医嘱用药助眠。

(6)术晨准备:告知患者手术日早晨排空大小便,禁饮禁食病号服需贴身穿着;取下义齿及隐形眼镜,将首饰及贵重物品交予家属妥善保管,不能取下的手镯等告知医生,并和手术室交接人员;将病历、影像学资料带入手术室;有特殊病情患者需告知其做好相应准备,如哮喘患者备好哮喘喷雾剂,高血压患者提前服药,糖尿病患者停用降糖药物等,与手术室人员进行患者药物核对后,送入手术室。为患者佩戴手术核查腕带,检查患者腕带信息是否清楚,准确、齐全,以便术中进行患者身份识别。术前用药主要为阿托品,以减少气管、支气管腺体分泌。

(7)手术指导:向患者进行健康教育,介绍手术名称、过程、麻醉方式、术前准备目的及内容、术前用药作用,讲解术后可能出现的不适及需要的医疗处置,使患者有心理准备,解除顾虑,消除紧张情绪,增强信心,促进康复。

2. 术后护理

(1)体位指导:告知患者术后采取正确体位,全麻术后6小时内,去枕平卧,避免呕吐物误吸入呼吸道发生窒息。

(2)气道护理指导:保持患者呼吸道通畅。密切观察患者呼吸情况,如呼吸困难明显,提示有喉头水肿发生,应及时通知医生,必要时行气管切开。及时清理口腔内分泌物,防止发生误吸。

(3)伤口渗血观察指导:密切观察渗血的颜色、性质、量。观察口腔伤口渗血及有无出血,告知患者术后将口腔分泌物吐出,若仅为唾液中带血丝,属少量渗血,为正常现象,嘱患者勿慌张。

(4)疼痛指导:观察患者疼痛部位、性质及持续时间,必要时给予患者贴敷降温或遵医嘱给予患者使用止痛药,正确指导饮食。

(5)口腔清洁:口腔清洁对于增进食欲、预防局部感染、促进患者恢复有重要作用,告知患者早晚刷牙,三餐后及睡前用漱口液含漱。

(6)饮食指导:根据尖锐性的异物刺破气管或支气管管壁管情况,遵医嘱指导患者合理进食时间。根据患者身体状况,行个性化、有针对性地进食指导,以清淡、易消化、温凉软食为主,避免进食刺激性食物。注意饮食卫生,以免发生腹泻、腹胀不适。

(7)并发症观察与护理指导:

1)肺炎:及时发现肺炎征象,对症处理。术中因异物钳进入吸道,对呼吸道黏膜产生化学性、过敏性、机械性及生物性刺激使呼吸道黏膜出现炎症反应,术前合并肺部感染患者,术后恢复要观察病情及体温变化,如有异常,及时通知医生处理。

2)肺不张:异物停留在支气管内,完全阻塞支气管,最终导致阻塞性肺不张。

3)出血:尖锐性的异物刺破气管或支气管管壁、血管,或者未控制好感染使得支气管黏膜肿胀、易出血。

4)气管食管瘘:异物长期停留,对气管壁造成腐蚀,进一步累及食管,或者尖锐的异物直接刺透气管和食管而引起。患者出现进食后呛咳,有食物咳出。

六、出院教育与延续护理

1. 用药指导　嘱患者出院后,遵医嘱继续坚持口服出院带药等,并告知患者及家属其药物名称、目的、使用方法和药物不良反应;遵医嘱使用药物治疗的重要性,使其按时完成治疗。

2. 病情观察　指导教会患者及家属观察呼吸、面色有无改变。如有异常,应及时就诊,以免延误病情。

3. 开展宣教工作,教育小孩勿将玩具含于口中玩耍,若发现后,应婉言劝说,使其自吐出,切忌恐吓或用手指强行挖取,以免引起哭闹而误吸入气道。

4. 家长及保育人员管理好小孩的食物及玩具,避免给 3~5 岁以下的幼儿吃花生、瓜子及豆类等食物。

5. 教育儿童及成人吃饭时细嚼慢咽,勿高声谈笑;小儿进食时,不要嬉笑、打骂或哭闹,教育儿童不要吸食果冻。

6. 重视全身麻醉及昏迷患者的护理,须注意是否有假牙及松动的牙齿;将其头偏向一侧以防呕吐物吸入下呼吸道。施行上呼吸道手术时应注意检查器械,防止松脱。切除的组织,应以持物钳夹持,勿使其滑落而成为气管支气管异物。

7. 复诊　出院后 1 个月或遵医嘱门诊复诊,向患者及家属讲解复诊重要性,若有异常,及时就诊。

第七节　食　管　异　物

一、病因与发病机制

食管内异物(foreign body in oesophagus)是常见急症之一,可发生在任何年龄,以老人居多,幼儿次之。因大块异物可暂时停留在咽下部或食管入口部位狭窄处,可堵塞气道引起严重并发症,甚至危及生命,故必须及时处理。

1. 病因 食管异物的病因很简单,98%是由误咽形成的,但其发生与患者的年龄、性别、饮食习惯、进食方式、食管有无病变、精神及神志状态等诸多因素有关。

(1)个体因素

1)儿童食管异物的常见原因:①儿童天性顽皮好动,喜欢把硬币、证章或其他小物品放入口中,偶有不慎即可被吞入食管;②吞咽功能不健全,食用带有骨、刺或核类的食物,不慎咽下;③进食哭闹或嬉戏,易将口内食物囫囵咽下或将异物误咽;④磨牙不全,食物未经很好咀嚼即咽下,造成食管异物。

2)成年人食管异物的常见原因:①饮食过急或进食时精神不集中,使鱼刺、鸡骨、肉骨被误咽入食管;②义齿过松,食物黏性过大或口腔黏膜感觉减退,使义齿脱落,随食物进入食管;③睡眠时觉醒程度低下,义齿脱落,误咽入食管;④掺杂于食物中的细小核、骨刺被误咽入食管;⑤食管本身存在管腔狭窄、痉挛等疾病;⑥吞咽功能失调,咽部感觉减退而造成误咽;⑦不良劳动习惯,如木工、鞋匠或装修工将钉、螺丝等含在口中,不慎吞入;⑧麻醉未清醒,昏迷或精神病患者,在神志不清时可有误咽;⑨自杀未遂者。

(2)饮食习惯因素:①沿海地区习惯于将鱼、虾、蔬菜混煮混食,易造成细小鱼刺、鱼骨误吞。②北方粽子内包有带核的大枣或带骨的肉团,易造成误咽。③北方过节时习俗在饺子内置金属硬币,易造成误咽。

(3)神志因素:在入睡、醉酒、昏迷、麻醉状态时易发生误吞误咽。

(4)医源性因素:全麻时义齿脱落,镶牙时牙模脱落,插管时套管脱落等。

(5)疾病因素:①食管自身病变,如食管肿瘤、食管瘢痕狭窄等,造成食物或较小食物存留。②纵隔病变纵隔肿瘤或脓肿形成占位病变,压迫食管,造成食管狭窄,易存留食物或细小异物。③神经性病变咽反射消失或吞咽反射减退,易造成误吞误咽。

2. 异物的种类 各种食物、果核、硬币以及玩具等,凡能进入口内的物质均有可能成为异物。通常将食管异物分为动物型、植物型、金属型和化学型四大类,多数人的报道以动物型异物居多,Nandi等报道动物性异物为84%。由于不同国家、不同地区的饮食种类各不相同,文化生活习惯差异较大,食管异物的种类与比例也各不相同。在我国北方则以枣核和骨类常见,南方沿江沿海地区以鱼骨、虾、贝壳等为主,国外的报道则以骨类、针、钱币和义齿最为常见。巨大异物多见于自杀未遂者,这类异物多为金属型异物,如手表、小型扳手、刀片等。

3. 发病机制

(1)异物停留位置:食管异物绝大多数停留在颈段食管,尤其是环咽肌的下方-胸腔入口周围。文献报道异物嵌顿于颈段食管占68.8%,食管主动脉弓平面以上者占21%,食管下段者仅有11%。通常在食管无病变的情况下,异物停留部位与其生理狭窄部位相关,即主要停留于环咽肌及食管入口、主动脉弓横跨食管处、左支气管横跨食管处和膈食管裂孔。据国内文献报道统计环咽肌部异物占50%~58%;食管入口异物占25%~40%;主动脉弓及左总支气管压迫处占10%~20%;膈肌裂孔部异物占3%~5%。出现这种差异的原因是因为在环咽肌与胸腔入口处的神经、血管和肌肉群集,并有气管、食管通过,在胸腔入口的制约下,造成各种组织排列紧密,使食管在此处最为狭窄,同时食管黏膜皱襞增多、变大,尤其是尖形和不规则的异物很难通过此处。当异物嵌顿于食管后,局部组织发生肿胀和痉挛,使异物更难通过和移动。主动脉弓及左总支气管压迫处是食管第2个狭窄部位,虽然易造成异物滞留,但因为该处无肌肉和其他纤维组织的收缩、挤压等影响,使该处的异物停留较环咽肌与胸腔入口处明显减少,同时异物停留的时间也较短。若食管有其他疾病,异物则常常停留于相应的病理狭窄处,如食管癌、神经肌肉疾病、贲门失弛症和食管良性狭窄等。

(2)病理学改变:当异物嵌顿于食管某一部位后,局部即产生炎性反应,其轻重视异物有无刺激性、边缘是否锐利及异物存留时间长短而定。光滑无刺激的异物如硬币等,可以在食管内存留数月或数年之久,而食管仅有局部轻度肿胀及炎症。若为枣核、骨刺等尖锐异物,则异物可刺破黏膜,食管局部可迅速出现炎症肿胀,继而发生溃疡或穿孔,形成食管周围炎、纵隔炎和脓肿等。如果此类异物靠近大血管,个别可腐蚀穿破血管壁,发生致死性大出血。长期存留在食管内的异物因长时间的刺激,可产生食管狭窄,其上段食管可扩大或形成憩室。少数病例可逐步破溃进入气管,形成气管-食管瘘。

二、临床表现

食管异物的临床特征与异物所在部位、大小、性质有关。大多数患者发生食管异物后即有症状,但Boyd统计有10%左右可无任何症状,通常症状的严重程度与异物的特性、部位及食管壁的损伤程度有关,特别是异物有无穿破食管壁。其主要临床特征如下:

1. **吞咽困难** 吞咽困难与异物所造成的食管梗阻程度有关。完全梗阻者,吞咽困难明显,流质难以下咽,多在吞咽后立即出现恶心、呕吐;对于异物较小者,仍能进流质或半流质饮食。个别患者吞咽困难较轻,甚至没有任何症状,可带病数月或数年而延误治疗。

2. **异物梗阻感** 在异物偶然进入食管时,一般开始都有气顶,继之有异物梗阻在食管内的感觉,若异物在颈部食管时则症状更为明显,患者通常可指出异物在胸骨上窝或颈下部;若异物在胸段食管时可无明显梗阻感,或只有胸骨后异物阻塞感及隐痛。

3. 疼痛　上段食管疼痛最显著,常位于颈根部中央,吞咽时疼痛加重甚至不能转颈;中段食管疼痛可在胸骨后,有时放射到背后,疼痛不甚严重;下段食管疼痛更轻,可引起上腹部不适或疼痛,疼痛常表示食管异物对食管壁的损伤程度,较重的疼痛是异物损伤食管肌层的信号,应加以重视。通常光滑的异物为钝痛,边缘锐利和尖端异物为剧烈锐痛,食管黏膜损伤常为持续性疼痛,且随吞咽运动阵发加重。有时疼痛最剧烈处可提示异物的停留部位,但其定位的准确性很有限。

4. 涎液增多　涎液增多为一常见症状,颈段食管异物更为明显,如有严重损伤还可出现血性涎液。在所有患病人群中以儿童涎液增多的症状明显且多见。导致涎液增多的原因是咽下疼痛、吞咽困难和食管堵塞的综合作用,异物局部刺激也可使分泌增加。一般依据涎液增多的症状,结合异物病史,可初步推断异物存留于颈段食管而不在胸段食管。

5. 反流症状　异物存留食管后可发生反流症状,其反流量取决于异物阻塞食管的程度和食管周围组织结构的感染状况,个别患者也可发生反射性呕吐。

6. 呼吸道症状　主要表现为呼吸困难、咳嗽、发绀等,多发生于婴幼儿,特别是在食管入口及食管上段的异物。异物较大或尖锐带刺者,可压迫喉或损伤黏膜引起炎症。

7. 食管异物致食管穿破而引起感染者发生食管周围脓肿或脓胸者,可见胸痛、吐脓,若损伤血管可出现出血、黑便等。

三、治疗要点

凡有异物存留的病例,应及时取出异物,时间越长局部炎症反应就越大,不仅妨碍镜下观察也妨碍异物取出。尽早取出异物不仅可减轻患者痛苦,也可防止并发症的产生和发展。

1. 食管镜直视取物法　在做食管镜前,必须充分了解患者的各项情况,除查阅 X 线片、判断异物位置、类型、形状、大小外,还应了解全身情况,特别是老年患者,严格掌握手术禁忌证和适应证。

(1)适应证:①食管异物诊断明确者;②缺少影像学依据,但临床高度怀疑异物存留者。

(2)禁忌证:①张口受限者;②主动脉瘤压迫食管者;③颈椎病、脊椎严重畸形者;④食管静脉曲张严重者;⑤严重活动性呕血期,但无食管镜下填塞止血的指征者;⑥脑血管意外,特别是未脱离危险期者;⑦严重肺气肿、重度甲状腺功能亢进等严重器质性疾患及全身衰弱者;⑧较重的呼吸困难者,应在气管切开或气管插管下进行手术。

(3)检查前准备:①做好解释工作,向患者或家属讲明操作可能发生的问题,求得理解和配合。②全身健康检查,老年人由于心血管病、颈椎病的发病率高,应常规作颈椎拍片和心电图,以便作好必要的抢救工作。个别感染严重者,应给予抗炎、支持治疗,纠正全身情况。③禁食5~6小时,同时注意清洁口腔。④取下活动性牙齿和义齿。⑤挑选合适的异物钳,调整好螺丝及咬合口,先对与异物类似的物体进行试取,这样既可熟悉夹取异物的方法,也可选择最合适的异物钳。一般取食管异物以鳄鱼钳最为合适,个别情况可视异物的形状,另外设计器械。⑥选用适当的食管镜。⑦检查前半小时皮下注射阿托品0.5mg。

(4)麻醉:以气管内全身麻醉为宜,成人亦可考虑局部麻醉。

(5)取物原则:Postlethwait提出在食管镜检查及异物取出中应遵循下列原则:①检查前应确定异物的种类、形状、大小和位置;②检查中应将异物窥视清楚;③正规操作食管镜和器械,强调异物的转位和安全夹取异物;④严格遵守Jackson的告诫:"不要扩大穿孔以钳取异物";⑤禁用暴力,应细心地取出异物。有部分学者认为术前应再透视1次,以检查异物是否有移位或已掉入胃内;对病史超过3个月的胸主动脉附近的异物,术中应格外谨慎,防止操作导致大出血。

(6)取出异物:依据食管不同异物及存留部位,取出异物。

1)食管上段异物取出术

①导入食管镜:对于上段食管异物通常采用25~30cm长的粗径食管镜,这种短而粗的食管镜视野清晰,观察方便,在异物钳与食管镜同时退出时,其远端可以对食管壁起到保护作用。食管上段异物多卡在环咽肌的上下,因食管腔是扁圆形的,异物多呈横行的水平位。若是扁圆形异物,常贴于食管后壁;若为尖锐异物则两端必卡于食管壁上。以下颌中点和胸骨上窝,连成一直线,作为食管镜沿正中线插入的标志。食管镜沿舌背经腭垂进入咽部,见到会厌及勺状软骨后,再由正中推起环状软骨,达环咽肌食管入口处。此处后壁出现一"门槛",此时切勿贸然进入,稍等片刻,待环咽肌放松出现裂隙时,将食管镜前端尽量抬起,轻巧地导入食管镜。若久等不见裂隙,可请患者吞咽或用探子刺激食管入口,使局部出现裂隙显示入口后再插入食管镜。进入食管后,应尽量保持食管镜在食管腔的正中位置(即能看到管腔的四壁),向下徐徐地推进,同时沿途四下寻找异物。

②接近异物:有时食管镜进入食管入口后,即可发现异物,如果异物上附有食物或钡剂,应将其清除,暴露异物。通常扁平异物多呈横位,在探寻异物时要防止超越异物,应将镜子末端置于异物上部,仔细观察异物与食管壁的关系。

③取出异物:选择适当异物钳,夹紧异物,轻轻向上牵引,确定异物固定的

程度。异物松动后再将异物与镜端靠近,将异物、钳子与食管镜一起向上牵引取出。若异物与食管镜远端有距离,夹住异物后将食管镜缓慢下推,接触异物。食管镜可缓解异物周围的痉挛,将食管镜与钳子一并取出。禁止夹住异物后用力向外牵拉,若异物边缘锐利,常可造成食管壁损伤。

④如果异物滑落向下段移位,对于扁平和体积较小的异物,可落入胃内随大便排出。对于尖锐异物则需要更换长食管镜和异物钳将其取出。

2)食管胸中、下段异物取出术

①导入食管镜:胸段食管异物常停留在气管分叉处或主动脉弓部位,一般采用 30~35cm 长的食管镜也能窥视到异物,对于食管下段的异物宜选用 45cm 的食管镜。导入方法同上。

②接近异物:胸段食管较为宽阔,缓慢插入中应仔细观察食管四壁和管腔,防止超越异物。食管镜前端靠近异物后,观察异物大小、位置及与周围食管壁的关系,确定取出异物的步骤与方法。

③取出异物:胸部上 1/3 部位的异物,必须考虑到异物的几何形状,一端尖而另一端钝的异物,可夹取钝的一端,往上轻轻拉动即能使尖端脱位转动以利于取出。如果两端都刺入食管壁,则以食管镜稍向一侧推动,使一侧异物尖端脱位。夹住脱位端向上拉动,另一端即能脱位,便于在食管镜下取出。若遇到大而不能转位的异物,必须牢牢地夹住异物的中间部位,将食管镜下推接近异物,然后把钳子与食管镜以同一速度一并取出。这样就能避免异物在通过食管入口处被卡掉的可能性。

④对于食管中、下段的大块肉筋异物,经反复多次仍难以取尽者,其剩余部分可人为地推入胃内;对已滑入胃内的异物,其长度超过 2cm 边缘锐利者,可先用食管镜试取,如试取不成功,2~3 天后仍停留于胃内,可考虑行胃切开异物取出术。

3)特殊异物的处置方法

①义齿:由于形状不规则,又带有弯曲如钩的一侧或两侧卡环,故取出非常困难,且易发生危险的并发症。术前应弄清楚义齿的大小、形状、卡环数目及排列情况。仔细阅读线片,了解义齿在食管中的部位和所处的空间位置。通常义齿嵌顿于环咽肌的上下,必须用较粗的食管镜使其对环咽肌和食管起扩大作用,以便取出异物。术者放入食管镜后,应结合掌握的情况和窥视所见,首先找到义齿上端的卡环,用有齿钳夹紧卡环,随势转动牙体,直至无阻力后才缓慢取出。在通过环咽肌和食管入口时,必须使义齿的纵轴转位与食管纵轴一致,以减少对食管壁的损伤。义齿较大者,取出前可用异物剪将其裂断取出;对嵌顿过紧而难以从食管镜取出的病例,应采取颈侧入路切开食管,将义齿取出;对于发生穿孔者可同时行食管穿孔修补,并充分引流。

②别针:如何取出张开的别针是一件十分棘手的问题,此类异物多嵌顿于食管入口或咽喉部,偶尔进入胸段食管,Jackson 统计此类异物的取出方法有16 种之多,主要包括:扶正别针尖;倒正别针尖;关闭别针尖;用套子将别针尖套起;折断或剪断别针尖等。对于弹簧圈向上的别针,术中取出相对容易,用异物钳夹住弹簧圈退向食管镜内,可使别针关闭而取出。对弹簧圈向下的别针则较为困难,相对细小的别针可夹住针尖,在食管镜内将其拉直取出;较大的别针则可夹持弹簧圈推入胃内并旋转180°,使弹簧圈向上后再将其取出。Barlow 介绍的方法是将一根带环的金属棒超越别针下端后再向上移动,同时用异物钳夹住别针上端向下推,试图关闭别针后取出。

(7) 术后处理:① 24 小时内经食管镜下顺利取出异物者,不用住院,可进食流质饮食 1~2 天,同时肌注抗生素 3 天,并恢复正常饮食。②粗糙尖形异物,24 小时后才取异物,食管镜下见黏膜炎症较重,取出时稍有困难,怀疑食管壁损伤者,应禁食,静脉滴注抗生素 1~2 天,无食管穿孔症状且胸透纵隔正常者,可逐渐由口进食。③高度怀疑有食管穿孔者,必须住院治疗,给予禁食、输液或鼻饲饮食,同时大剂量使用广谱抗生素,密切观察确定是否穿孔,如穿孔的诊断确定,立即应按食管穿孔进行处理。④一旦出现食管周围脓肿,脓肿位于颈段食管者可行颈侧切开引流,位于中、下段食管者则需开胸引流。⑤对于有严重感染的患者,应注意 a. 加强营养和支持疗法,防止出现水电解质紊乱、低蛋白血症和负氮平衡;b. 对脓肿应充分引流,换药时应撑开组织,用含有抗生素的生理盐水冲洗,同时放入引流条;c. 密切观察病情,防止出现中毒性休克等全身并发症。

2. 纤维食管镜、胃镜对食管异物的处理纤维食管镜、胃镜是一类用光导纤维束制成的软性内镜,外径约 1.1cm,其远端可以上下、左右弯曲,以适应不同部位病变的检查需要。

3. 开胸取异物　适用于巨大并嵌顿较紧的异物,以上办法难以取出者。

4. 一般治疗　全身支持疗法、抗生素应用。

四、常见护理诊断 / 护理问题

1. 疼痛　与异物嵌顿引起炎症有关。

2. 吞咽困难　与异物停留在咽下部或食管入口部位狭窄处。

3. 感染的危险　与异物嵌顿引起炎症有关。

4. 有大出血的危险　与异物引起食管穿孔引发感染有关。

5. 营养失调　与不能进食有关。

6. 知识缺乏　缺乏食管异物自我治疗的知识。

五、护理措施

（一）术前准备

1. 禁食禁水,补液抗感染,查血常规、凝血时间、X 片等辅助检查。

2. 心理护理 食管异物的患者多表现精神紧张、恐惧,尤其以老年人表现得尤为突出,故应给予热情接待,以打消其顾虑,并耐心、细致的介绍术中应如何配合,防止术中因患者挣扎而造成食管钳误伤食管壁的危险。

3. 准备气管切开包、吸引器、氧气、喉插管和急救药品等。

4. 为避免术中呕吐,嘱患者从术前 4~6 小时开始禁食水,术前 30 分钟注射阿托品,为防止患儿术中挣扎应行水合氯醛保留灌肠。

（二）术后护理

1. 全麻术后患者取去枕平卧位 6 小时,头偏向一侧,保持呼吸道通畅,以免呕吐物误吸入呼吸道发生窒息。

2. 与麻醉护士交接班,仔细询问手术过程是否顺利、异物是否取出、有无残留异物。注意观察术后体温变化及呼吸道情况,若出现呼吸困难、皮下气肿、发热、局部疼痛加剧,吞咽时呛咳及大量呕血或便血应立即通知医生进行处理。

3. 饮食指导 疑有食管穿孔仍应禁食禁饮,胃管鼻饲流质饮食。伤口恢复后经医生检查同意方可进食,一般术后患者术后第二天宜进清淡的温凉半流质饮食(如牛奶、粥、稀饭进食后若有吞咽剧痛,要立即停止进食,告知医护人员。无吞咽不适可逐步改为正常饮食。禁烟酒,禁刺激性食物。

4. 如异物进入胃内,应向患者解释清楚,解除思想顾虑,禁服导泻药,并注意观察大便三日。可照常饮食,如异物排除仍有腹痛,应请外科会诊。

5. 口腔清洁:术后漱口液含漱,必要时口腔护理,保持口腔清洁,预防口腔感染。

6. 用药指导:术后需遵医嘱给予患者抗炎、抗水肿等药物雾化吸入治疗,以收缩肿胀黏膜、抗炎、消肿、湿润呼吸道、减轻伤口疼痛、促进呼吸道内的分泌物排出等,向患者讲解药物名称用药目的、使用方法及相关注意事项。

六、出院教育与延续护理

1. 进食不宜过于匆忙,尤其吃带有骨刺类的食物时,不宜饭菜同口而咽,要仔细咀嚼将骨刺吐出,以防误咽。

2. 老年人佩戴假牙或牙托的,进食尤其应注意,不宜进黏性强的食物,假牙应在睡眠前取下。全麻或昏迷的患者如有假牙,应及时取出。

3. 教育儿童改正口含物品玩耍的不良习惯。

4. 异物吞咽后,不要强行用吞饭团、馒头、食醋等方法企图将异物推下,应立即就医及时取出。

5. 用药指导 对出院后需继续用药的患者,做好院外用药的指导,告知患者药物名称、使用方法、时间和注意事项。告知患者遵医嘱正确使用药物的重要性,按时用药,不得随意停药、加量或减量,需院外行雾化吸入治疗的患者,做好雾化器使用的指导。

6. 口腔清洁 指导患者出院后注意口腔卫生,按时刷牙,养成餐后漱口的习惯,保持口腔清洁。

7. 活动指导 指导患者出院后适当参加体育锻炼,增强机抵抗体力,4~6周内应尽量避免重体力劳动及剧烈活动。

8. 环境指导 环境应安静、舒适,保持温湿度适宜,注意通风,保持室内空气清新。

9. 复诊 告知患者术后按时复诊的重要性,以便医生了解手术创面恢复情况,并及时对症进行处置。

10. 心理指导 疾病恢复期间保持良好的心理状态,避免激动等情绪,以有利于疾病康复。

第八节 食 管 穿 孔

一、病因及发病机制

食管穿孔(perforation of esophagus)是最严重的胃肠道急症之一,据报道其病死率为10%~46%。预后取决于致病原因、受伤部位、食管的基础病变以及受伤后开始治疗的时间。早期诊断与治疗有赖于对该病的高度警惕以及对相应的临床表现做出正确的判断。

(一) 病因

1. 酗酒、妊娠剧烈呕吐、严重的晕船、暴食、体重增加、长期咳嗽或呃逆、哮喘的持续状态、产婴及癫痫发作。

2. 食管有远端梗阻时(如肿瘤、狭窄、食管环、食管网状隔膜),用力吞咽也可以导致食管的压力性破裂。

3. 神经系统的疾患(如脑瘤、脑出血、脑动脉瘤以及开颅术后)可使压力性食管破裂的发生率增加10倍。

(二) 分类及特点

根据原因食管穿孔可分为外伤性食管穿孔、冲击波引起的食管破裂、医源性食管穿孔、食管异物所致穿孔及自发性食管破裂。

1. 外伤性食管穿孔　外伤性食管穿孔又分为开放性食管穿孔和闭合性食管穿孔 2 类。开放性食管穿孔主要是由枪弹、弹片及刃器引起。食管有其解剖位置的特点，特别是胸段食管，后有脊柱，前有心脏、大血管、气管和胸骨，两侧有肺和肋骨保护，因而胸段开放性食管穿孔甚为少见，即使损伤食管，也常常合并心脏、大血管和气管的损伤，在开放性食管损伤以颈部食管穿孔多见。闭合性食管穿孔可由于胸骨与脊椎间突然遭受挤压而引起食管广泛破裂，这类损伤更为罕见。

2. 冲击波引起的食管破裂　高压冲击波经口腔传入食管，使食管腔内压力急剧增高而导致食管破裂。冲击波引起食管破裂的机制主要是超压和负压的直接作用，高压冲击波可通过鼻孔、口腔强行压入食管。由于贲门平时处于收缩状态，故在类似盲管的食管内产生高压，加之气流对胸部、腹部等全身的作用弱，腹壁、胸廓、膈肌、声门等无反射性保护动作，胸腔内仍为负压，这样食管内外的压差，即可造成食管破裂。

3. 医源性食管穿孔　医源性食管穿孔最常见的原因是内镜检查、食管扩张、食管镜下行组织活检及食管旁手术等造成的穿孔。气管切开而损伤食管虽较少见，但仍应引起操作者的重视。由食管内镜检查引起的穿孔，大多数发生在食管入口环咽肌以下部位，此处前有环状软骨，后有颈椎，周围有环咽肌，是食管最狭窄之处。食管下段及贲门附近穿孔，多数是在食管原有疾病基础上发生。Berry 所报告食管穿孔伴发的基本病变以裂孔疝最多，其次为狭窄、贲门失弛症、痉挛及肿瘤等。

医源性穿孔的病死率低于其他原因所引起的穿孔。其原因可能是：①穿孔约 40% 见于颈段食管，而颈段的穿孔较之胸内穿孔预后更好；②这类穿孔多能够早期发现，及时治疗；③检查前经过禁食等准备，污染减轻；④检查造成食管穿孔破口大多较小，引起纵隔及胸腔感染也较轻。

纵隔手术、裂孔疝修补及迷走神经切断等手术都有可能损伤食管引起穿孔。常见于食管下段或腹内食管，且多在食管后壁，在有食管周围粘连而进行盲目分离时，更容易造成食管损伤。

4. 异物性食管穿孔　异物嵌顿亦为食管穿孔常见的原因。引起食管穿孔多为锐利、不整形或体积较大的异物，如骨块、义齿等。目前电动玩具在发达国家甚为普及，儿童误吞纽扣电池也可以腐蚀食管引起食管穿孔，特别是锂电池的腐蚀性更强，也更容易引起食管穿孔。异物刺破或压迫食管壁引起坏死，或强行吞咽饭团或大块食物试图将异物推下而致食管穿孔，亦可因通过内镜取出不规整的异物而造成食管穿孔。异物引起的食管穿孔常见于食管的 3 个生理狭窄区，其中以主动脉弓处穿孔尤为严重，有刺破及腐蚀主动脉引起致死性大出血的危险。因而，若通过内镜取出异物困难时，应急症开胸，在发生感染前切开食管取出异物,是比较简单而安全的做法。

5. 自发性食管破裂(Boerhave 综合征)　自发性食管破裂较为少见,又称为 Boerhave 综合征,虽然其发生率仅 1/6 000,占所有食管穿孔 15%,但其病死率高达 25%~100%,这类患者的病因比较明确,大多数在暴食及大量饮酒后发生。在这种情况下,呕吐使腹内压突然升高,挤压胃部使食管腔内压力骤然增加,同时环咽肌反射性痉挛呈收缩状态,食管原处于负压的胸腔,此时食管腔内和胸腔内压力在瞬间相差很大,因而导致食管全层的破裂。除呕吐原因外,亦有报告分娩、抽搐、用力排便等引起者。

二、临床表现

(一) 表现

1. 颈段食管穿孔　患者颈活动时疼痛,颈痛且常伴有胸锁乳突肌的压痛、痉挛,尚可有发声困难、吞咽困难和声音嘶哑。体检时 60% 的患者有颈皮下气肿,而 X 线检查可使 95% 的患者得以确诊。

2. 胸段食管穿孔　患者感觉胸前区、肩胛间区及剑突下疼痛,吞咽及深呼吸时疼痛可加重,后纵隔广泛炎症所引起背痛的特点与胸主动脉夹层动脉瘤的疼痛非常相似。胸部食管穿孔常有上腹部的肌紧张、吞咽困难、吞咽时疼痛、呼吸困难、呕血、发绀,胸部听诊可闻及纵隔气肿的捻发声即 Hamman 征。随着炎症的进展还可出现心动过速、呼吸急促及发热,如不及时治疗,进一步可出现败血症及休克。

3. 腹段食管穿孔　主要表现为剑突下疼痛、肌紧张、痉挛及反跳痛,一旦出现心动过速、呼吸急促及发热等症状,便可迅速发展为败血症及休克是腹部食管穿孔的特点。

当穿孔波及后心包时可发生食管心包瘘,这些患者就诊时可有心脏压塞或心脏的收缩期震水音。食管穿孔侵及心腔(通常是左心房),可发生全身的食物颗粒栓塞,但这在食管穿孔中很少见。

(二) 分期

临床按食管穿孔的发生过程,将其分为急性、亚急性和慢性 3 种。

1. 急性食管穿孔　伤后症状在 24 小时内出现的为急性食管穿孔。急性穿孔多见于器械或自发性穿孔,临床以胸痛或腹痛、呼吸困难、发热及皮肤捻发音为主要症状。

2. 亚急性穿孔　伤后 24 小时至 2 周内出现症状的为亚急性穿孔,临床表现为胸痛和呼吸困难。

3. 慢性穿孔　伤后 2 周以上方出现症状的为慢性穿孔,慢性穿孔则多发生在手术后,患者可有吞咽困难及房性心律失常等。慢性穿孔临床特点反映了穿孔发生后局限的程度,但并不反映穿孔本身发生的缓急程度。慢性穿孔多数较为局限且很少引起广泛的纵隔污染,其临床病程也较缓和。

三、治疗要点

食管穿孔治疗能否成功往往取决于穿孔的部位、裂口的大小、入院的迟早和治疗措施是否正确。如果治疗时间延误到 24 小时以上,其病死率可高于早期治疗的 3 倍。

1. 非手术治疗　治疗方案应根据每个患者的具体情况确定。

(1)适应证:以下情况适合非手术治疗:①患者入院较晚或食管穿孔发现较晚,穿孔已局限的患者。②食管小穿孔和消化道内容物漏出体征极少的患者,在严密观察下行保守治疗。③某些不需要引流也可解决的颈段食管穿孔。④患者年纪大,一般情况不佳,或有心肺功能不全,开胸手术可出现危险者,亦以保守治疗为宜。

(2)治疗措施:①禁食:凡有食管穿孔的患者,应予以禁食,以免食物由破口流入纵隔或胸腔内,加剧感染扩散,并嘱患者尽量将唾液吐出或于破裂口上方放置胃管吸引。②支持疗法:禁食、严重感染及体液丢失,常致病员脱水、电解质平衡失调及全身消耗衰竭,因而在治疗上除纠正脱水及电解质紊乱外,应加强营养支持,输入全血或血浆,通过鼻饲、胃或空肠造口术饲食。③抗感染:伤后早期使用大剂量广谱抗生素,待分泌物或穿刺液细菌培养及药物敏感试验结果出来后,根据结果选用敏感抗生素。

2. 手术治疗

(1)颈段食管穿孔:手术指征:颈段食管穿孔大多是器械损伤引起,穿孔往往较小,发现较早,经非手术治疗约 80% 病例可获治愈,但在以下情况仍要考虑手术治疗:①裂口较大和贯通伤引起的穿孔,伤后 24 小时内可将食管裂口一期缝合;24 小时以后,则多不主张一期缝合,而是放置引流。②穿孔时间较久,或经保守治疗病员出现发热,白细胞增高。X 线检查已出现颈部及纵隔感染、脓肿形成。一般对于第 4 胸椎平面以上的纵隔感染,均可经颈部切开引流,同时给鼻胃管饲食,创口大多能很快愈合。③颈段食管异物穿孔已形成局部脓肿者。④有远端梗阻的穿孔,应给予解除梗阻的手术治疗。

(2)胸段食管穿孔:胸部食管穿孔的预后较差,病死率甚高,多数人主张早期手术治疗,开胸手术的目的在于充分引流胸腔渗液和食管漏出物,修补裂口,防止纵隔及胸膜进一步污染。

四、常见护理诊断/护理问题

1. 焦虑　与住院环境改变,担心疾病预后有关。

2. 营养失调:低于机体需要量　与禁食有关。

3. 知识缺乏　缺乏疾病相关知识。

五、护理措施

(一) 术前护理

1. 心理护理　突发食管破裂,患者及家属常表现为紧张、恐惧,护士应加倍耐心,以亲切的话语安慰、鼓励患者及家属,细致讲解有关疾病治疗护理的知识,并积极做好术前准备工作,解释手术的必要性,消除患者对手术的恐惧心理。

2. 密切监测病情变化　对于入院表现为急性痛苦面容、胸闷呼吸急促的患者,立即给予持续吸氧、心电监护,迅速建立静脉通道,严密监测生命体征的变化。

3. 术前准备　禁食禁饮,交叉配血、备血、备皮,术前用药等,因患者需接受急诊手术,应简单扼要向其介绍手术情况及注意事项等。

(二) 术后护理

1. 一般护理

1)术后平卧位,注意保暖,密切观察生命体征变化,持续高浓度面罩给氧6~8L/min,床边监护仪监测血压、呼吸、脉搏、血氧饱和度,生命体征平稳后,抬高床头30度,有利于胸腔引流和呼吸。

2)观察切口敷料有无渗血,发现异常,及时汇报。

3)保持口腔清洁,每日口腔护理2次,口唇干裂可用石蜡油涂抹,保持湿润。

4)加强皮肤护理,保持床单位清洁、干燥、平整,每日用温水擦拭身体,及时更换潮湿的病员服,防止发生压疮。

5)每2小时翻身1次,翻身时固定各引流管,动作轻柔,避免拖拉、拽等粗暴动作。

6)鼓励患者床上活动,防止发生静脉血栓。

2. 呼吸道管理

1)术后回病室后,给予面罩高流量湿化给氧,24小时后改用中流量吸氧;每日雾化吸入2次,每次15分钟。

2)每2小时协助患者取坐位,轻拍其背部,鼓励患者有效咳嗽、排痰。每日用体外排痰机协助排痰治疗2~4次,在餐前1~2小时或餐后2小时治疗,治疗前进行20分钟雾化,治疗后5~10分钟协助患者咳出痰液,促进肺复张,也可压迫气管,诱发反射性咳嗽,促排痰。

3. 管道护理　患者术后引流管较多,需醒目标识各引流管且妥善固定,长度适宜,防止滑脱。

1)胸腔闭式引流管密切观察瓶内水注波动情况及引流液的量、色、质,并准确记录;定时挤捏引流管,防止凝血块堵塞使引流不畅;指导患者在翻身或搬动时,避免牵拉胸管,以防引起导管脱落或疼痛。

2)纵隔引流管妥善固定并保证管道效能,观察引流液的色、质、量,并及时记录。

3)纵隔冲洗管保持管道通畅,每日用 1 500~2 000ml 盐水加庆大霉素 24~32ml、甲硝唑 0.4g 或裕宁 200ml 反复交替冲洗胸腔。指导患者采取半卧位,作腹式呼吸,减少胸部运动,减轻疼痛。

4)胃管和鼻肠管:胃管应持续负压吸引,及时观察引流液的量、颜色、性质并记录;保持管道通畅,防止管道扭曲或堵塞,长期置管者定期在胃镜下更换胃管、鼻肠管,确保管道的效能。

5)空肠造瘘管保留时间较长,需经常更换瘘口敷料,预防感染。管周围消化液外渗时,可用生理盐水清洗后外涂氧化锌软膏,保护周围皮肤。

6)深静脉置管:掌握各种液体的输注速度和量,防止滴速过快引起心力衰竭,遵循无菌操作,每天更换敷贴,保持清洁和干燥,输液结束,用原液正压封管。

4. 监测体温的变化　发热是纵隔感染的早期症状,故遵医嘱每 4h 测量体温,每日或隔日监测血常规的变化,并加强基础护理。发热的患者在做好物理降温和药物降温的同时,密切观察脉搏、呼吸及血压的变化;重视患者的皮肤护理,及时更换病员服,注意保暖,防止受凉。

5. 营养支持　高蛋白、高维生素、高热量、易消化的流质,每次注入时,应加入适量食盐,限制糖的摄入,防止腹胀,由慢至快,由少到多,直至从口进食。这样既可促进肠蠕动的恢复,又可减少输液量,避免因大量补液引起的输液反应、静脉炎等并发症。

6. 心理支持　由于病程长,患者长期留置胸腔闭式引流管、纵隔引流管、空肠造瘘管及胃管、鼻肠管,责任护士应在病程的不同阶段及时了解患者的顾虑,经常与患者沟通,进行心理疏导,并鼓励家属多陪伴患者,使患者始终充满康复的信心。

六、出院教育与康复指导

1. 进食不宜过于匆忙,尤其吃带有骨、刺类的食物时,不宜饭菜同口而咽,要仔细咀嚼将骨、刺吐出,以防误咽。

2. 老年人佩戴假牙或牙托的,进食尤其应注意,不宜进黏性强的食物,假牙应在睡眠前取下。全麻或昏迷的患者如有假牙,应及时取出。

3. 异物吞咽后,不要强行用吞饭团、馒头、食醋等方法企图将异物推下,应立即就医及时取出。

4. 饮食清淡富有营养,注意膳食平衡。辛辣刺激食物,以免造成病情反复的情况,多吃新鲜的蔬菜和水果。

5. 注意劳逸结合,3 个月内避免重体力劳动。

6. 定期门诊随访,若有不适及时就诊。

第六章

喉科常用护理技术操作

第一节 气管切开／气管造瘘患者吸痰法

咳痰是呼吸道内病理性分泌物,凭借支气管黏膜上皮的纤毛运动,支气管肌肉的收缩及咳嗽时的气流冲动,将呼吸道内的分泌物从口腔排出的动作,是机体的一种保护性生理功能,也是一种防御性反射。当气管切开后这种防御性反射的能力低下,利用一次性吸痰管,通过气管套管插入气道,用负压将痰液吸出,用于预防肺部感染,改善通气、换气功能。

(一) 目的

1. 利用负压吸引出气道内的痰液及误吸物。

2. 保持气道通畅,防止气道堵塞。

3. 改善缺氧症状。

4. 预防肺部感染。

(二) 用物准备

治疗盘、压力表、一次性痰液收集装置、吸引器连接管、一次性无菌吸痰管、开瓶器、灭菌注射用水、医疗垃圾桶、快速手消毒液、吸痰装置架、医嘱单(图 4-6-1)。

(三) 操作步骤

1. 操作前准备 操作者准备(七步洗手法洗手、戴口罩);环境准备(病室清洁、适宜操作);核对患者、

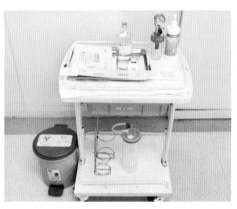

图 4-6-1 经气管套管吸痰准备用物

评估患者病情、合作程度、其痰液情况。

2. 携用物至患者床旁。

3. 放置物品（图4-6-2）

（1）将吸痰架挂在床架上。

（2）开启灭菌注射用水瓶瓶塞，置于吸痰装置架上（用于吸引管的冲洗）。

（3）医疗垃圾桶放置床旁地面上（放用过的吸痰管）。

（4）关闭压力表，将压力表插入墙壁中心吸引器插座内。

（5）反折吸引管，打开压力表，检查吸引器性能。

（6）将吸引管管头放于灭菌注射用水瓶内液面以上备用。

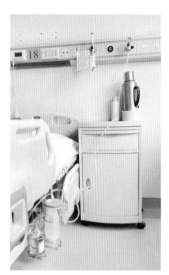

图4-6-2　放置物品

4. 操作过程

（1）将吸痰管包内的避污纸包分离至顶端，在外包装顶端撕一小口，右手取出避污纸包。

（2）左手捏住避污纸包外面，双手将避污纸包打开。

（3）左手拿住避污纸一角，右手戴手套（图4-6-3）。

（4）左手将避污纸置于气管套管下方。

（5）右手取出吸痰管，左手取吸引管与吸痰管相接。左手打开负压开关。

（6）左手持吸引管，右手持吸痰管，左手拇指盖住吸痰管的侧孔，并查看抽吸压力。

（7）在无吸力的状态下，右手将吸痰管自气管套管轻轻插入，深度以超越套管口为宜（图4-6-4）。

（8）左手拇指盖住吸痰管侧孔，右手将吸痰管慢慢旋转上提拉退出，每次吸引不超过15秒。

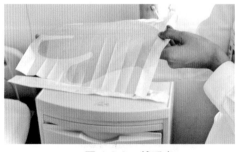

图4-6-3　戴手套

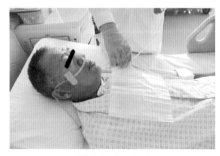

图4-6-4　吸痰

(9)右手将用过的吸痰管缠绕于手中,并将吸痰管与吸引器分离。

(10)将吸引管管头放于灭菌注射用水瓶内,吸取少许溶液冲洗管道。

(11)关闭负压开关,将吸引管管头放于灭菌注射用水瓶内液面以上备用。

(12)右手手套翻转脱去的同时包裹已用过的吸痰管。

(13)用避污纸擦去口角分泌物,然后包裹手套丢于医疗垃圾桶内。

(14)观察呼吸,交代注意事项,整理用物。

(15)六步洗手法洗手。

(16)在医嘱本上签名及记录执行时间,记录痰液的量、性质、颜色。

(四)注意事项

1. 注意无菌操作 吸痰过程中对吸痰管及气道的污染会造成患者的肺部感染。使用呼吸机时要注意保持呼吸机接头不被污染。气管套管、鼻腔、口腔每吸一个部位更换一根吸痰管。

2. 吸痰前后予以加大吸氧的浓度,吸痰前、中、后密切观察患者生命体征和氧饱和度的变化,如有不适或发生低氧血症及心律失常等,应停止吸痰,呼叫医生给予紧急处理。

3. 选择型号合适的吸痰管,吸痰管外直径勿超过气管内套管直径的 1/2。调节最佳吸痰负压,插入吸痰管时不得给予负压。

4. 动作应轻柔、准确、快速,每次吸痰时间应少于 15 秒(以吸痰者在正常呼吸下屏气时间作为参考),连续吸痰不超过 3 分钟。避免在同一部位长时间停留或吸引力过大而损伤黏膜,不可反复提插吸痰管。注意吸痰管插入是否顺利,遇到阻力时,查找原因,不可粗暴盲插。

5. 注意痰液的量、性质及颜色,如有异常及时报告医生。

6. 调节合适的吸引负压,一般成人 <53.3kPa(400mmHg),儿童 <40.0kPa(300mmHg),婴幼儿 13.3~26.6kPa(100~200mmHg),新生儿 <13.3kPa(100mmHg)。

7. 提倡适时吸痰:即在听到或观察到患者有痰时及时吸痰,不主张定时吸痰,以减少吸痰带来的并发症及减轻患者的痛苦。

8. 使用呼吸机的患者在吸痰前后应给予 100% 的纯氧 2 分钟,以提高病人血氧饱和度(经皮血氧饱和度)至所能达到的最高值,从而避免吸痰时发生严重的低氧血症。

第二节 气管内套管 / 气管套管清洗消毒法

气管切开套管由外套管、内套管和管芯组成。临床中常用材质有金属(不锈钢)、医用塑料(带气囊、不带气囊)、硅胶(T 形管、无内管)三种(图 4-6-5~

图 4-6-8),型号(4~14 号)(内套管内径,单位 mm)。依照患者年龄、疾病、手术目的需要佩戴不同材质、不同型号的气管切开套管,且佩戴时间长短有所不同。一般而言,国产医用塑料气管套管用于 CT、核磁检查及喉癌术后放疗时佩戴;目前进口医用塑料气管套管应用十分广泛(利于检查;接呼吸机等),有 LPC、LGT、FEN 等;硅胶 T 型管用于喉气管狭窄术患者,无内管需清洗消毒;金属材质包括纯银、纯铜及不锈钢三种,前两者目前临床上不再使用,临床使用金属材质均为不锈钢材质,主要作用可降低组织反应,减少气管肉芽组织形成,不易老化,使用时间长。本节以金属套管煮沸消毒为例讲解(高压消毒最佳)。

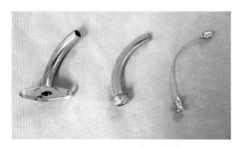

图 4-6-5　金属套管

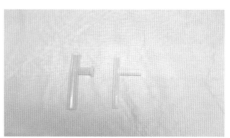

图 4-6-6　T 型管(硅胶管)

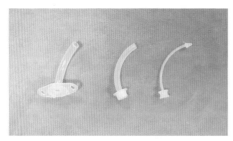

图 4-6-7　国产医用塑料套管

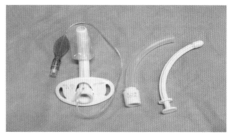

图 4-6-8　进口医用塑料套管

(一) 目的

1. 清除套管内分泌物、痰液、痰痂等,防止痰液黏稠堵塞套管,保持呼吸道通畅。

2. 使内套管保持清洁,预防感染。

(二) 用物准备

气管切开护理包(弯盘、治疗碗、直止血钳、弯止血钳、枪状镊、不锈钢小药杯、纱球)、治疗盘、护理手套、生理氯化钠溶液、大持物钳、电磁炉、消毒锅、医疗垃圾桶(图 4-6-9)。

(三)操作步骤

1. **操作前准备** 核对患者,评估病情,合作程度;操作者准备(七步洗手法洗手、戴口罩);环境准备(病室清洁,适宜操作)。

2. 铺气管切开护理盘(图 4-6-10)

(1)检查无菌包的有效日期,查看包布有无潮湿、破损等不能使用的现象。

(2)打开气管切开护理包的外包布,取出内包置于治疗盘上。

(3)左右展开包布治疗巾,在向下展开双层治疗巾。

(4)双手分别捏住上层治疗巾 2 个角的外面,向上做扇形折叠 2~3 层,开口边缘朝外,暴露包内物品。

(5)用无菌持物钳将弯盘及其物品移至托盘左侧竖放。

(6)治疗碗翻至弯盘右侧。

(7)将直持物钳放于左下角,弯持物钳放于右下角。

(8)纱球放入治疗碗内。剪口纱布放入治疗盘内。

(9)覆盖气管切开护理盘。

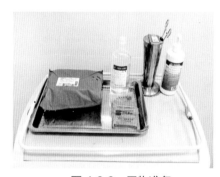

图 4-6-9 用物准备

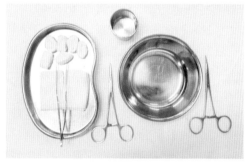

图 4-6-10 铺气管切开护理盘

(10)携用物至患者床旁。

(11)核对患者姓名、查对腕带姓名、ID 号,向患者解释操作目的,取得合作。

(12)将气管切开护理盘放于患者床头桌上。

(13)摆体位,协助患者取坐位、半坐卧位或平卧位。

(14)评估患者痰液情况,如有痰先将痰液吸净。

(15)打开气管切开护理盘,暴露盘内物品。

(16)戴护理手套。

(17)将内套管口上的缺口对准外套管相应的卡扣,顺气管弯度将内套管取出,放于左手上。

(18)右手持抢状镊取剪口纱布一块,将内套管放于剪口纱布上。

（19）左手持无菌纱布捏住内套管,右手持枪状镊将纱球放于生理氯化钠溶液内蘸湿,夹住纱球一端将其展开,从内套管的一端插入,再从另一端拉出反复多次,直至无分泌物附着,将用后的纱条放入医疗垃圾桶内。对光检查,确认彻底清洗干净,无异物存留(图4-6-11和图4-6-12)。

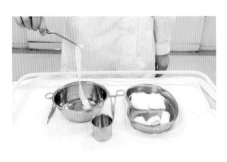

图 4-6-11　取纱球

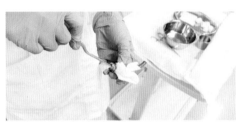

图 4-6-12　清洗内套管

（20）将气管切开护理盘及洗净的内套管拿回换药室,将内套管放入消毒锅中,打开电磁炉,煮沸消毒30分钟。

（21）5~10分钟后待套管冷却后,用大持物钳夹取套管放入气管切开护理盘中。

（22）携气管护理盘返回病房,置于床旁桌上。

（23）打开气管切开护理盘,暴露盘内物品。

（24）戴护理手套。

（25）取出内套管,顺其弧度将套管放入即可。

（26）脱去手套,弃于医疗垃圾桶内。

（27）整理气管切开护理盘,协助患者取舒适卧位,整理床单位。

（28）向患者交代注意事项。

（29）六步洗手法洗手。

（30）在医嘱本上签名及记录执行时间。

(四) 注意事项

1. 肿瘤患者套管与普通患者套管分开消毒。

2. 取管操作一定要动作轻柔,一手固定外套管,一手顺其弧度取下内管。防止外套管一并取出,造成窒息,防止动作粗造成伤口出血,防止患者剧烈咳嗽。

3. 根据管腔的内径、痰量的多少及痰液黏稠度,决定清洗消毒内套管的次数,常规为4~6小时清洗一次,每天消毒一次内套管。

4. 根据管腔内径决定清洗的用物。内径为8~14mm用纱球,6~7mm用1/4纱条清洗,4.5~5.5mm的小儿内套管可用棉签清洗。

5. 如为配二(一个外管、两个内管)形式,则采取高压消毒。

6. 消毒套管后,一定要待套管冷却后方可重新放回内套管。消毒完毕后,应为患者及时佩戴好内套管,不易取出时间过长,否则外套管内分泌物结痂,内管不宜再放入。

第三节　更换全喉套管法

更换全喉套管法是为了保持全喉套管通畅,以保持呼吸道通畅,清洁全喉套管,减少病原菌感染的机会,预防感染。

一、目的

保持全喉套管通畅,以保持呼吸道通畅。清洁全喉套管,减少病原菌感染机会,预防感染。

二、用物准备

护理盘、无菌全喉套管、一次性护理手套、碘棉签、无菌干棉签、一次性换药包、无菌剪口纱布、盐酸金霉素眼膏、0.5% 含氯消毒液、污物罐。

三、操作步骤

1. 操作前准备　核对患者,评估患者病情,合作程度;操作准备(七步洗手法洗手、戴口罩);环境准备(病室清洁,适宜操作)。

2. 为患者取舒适体位,坐位、半坐位或者平卧位(图 4-6-13)。

3. 为患者充分吸痰。

4. 解开全喉套管固定带,嘱患者屏气,双手持全喉套管双耳取下套管,浸泡于盛有 0.5% 含氯消毒液罐中,将剪口纱布弃于污物罐内(图 4-6-14)。

5. 碘棉签注明开包日期时间,取碘棉签消毒气管造瘘口处皮肤。

6. 打开无菌全喉套管包,打开无菌剪口纱布,戴一次性护理手套。

7. 取干棉签一支,将盐酸金霉素眼膏挤在棉签上,左手拿全喉套管一耳,右手拿棉签将盐酸金霉素眼膏均匀涂在全喉套管上,将棉签放入污物罐内。顺势将无菌剪口纱布垫于套管下方。

8. 双手持全喉套管双耳,嘱患者屏气,将套管轻轻放入(图 4-6-15)。

9. 系好全喉套管固定带,松紧以放入一个手指为宜(图 4-6-16)。

10. 整理用物,脱去手套。

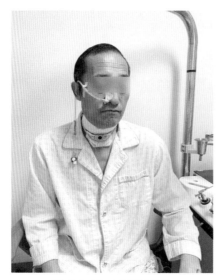

图 4-6-13 取舒适体位

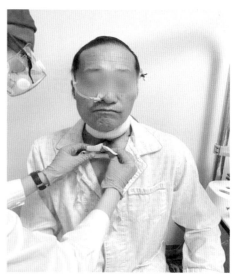

图 4-6-14 取出套管

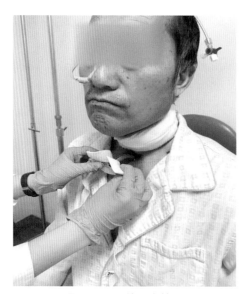

图 4-6-15 放入套管

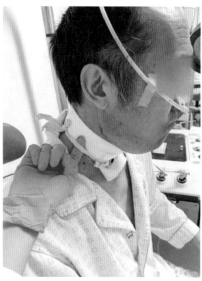

图 4-6-16 检查松紧度

四、注意事项

1. 操作动作应轻柔,避免损伤气管黏膜。

2. 更换全喉套管前后应给予患者充分吸痰,以免更换过程中引起患者剧烈咳嗽。

3. 换管过程中如患者发生呼吸困难等应立即停止更换,报告医生。

4. 套管固定带松紧适宜,避免过松咳嗽时导致套管脱落。

参 考 文 献

1. 黄选兆,汪吉宝,孔维佳. 实用耳鼻咽喉头颈外科学 [M]. 北京:人民卫生出版社,2008: 317-319.

2. 李学佩. 耳鼻咽喉科学 [M]. 北京:北京大学医学出版社,2003: 102-104.

3. Cummings CW, Frederickson JM, Harker LA. Otolaryngology-Head And NeckSurgery [M]: 3rdedition. USA: Mosby-YearBook, 1999: 1327-1524.

4. 田梓蓉,韩杰耳鼻咽喉头颈外科护理健康教育与康复手册 [M]. 北京:人民卫生出版社,2019.

5. 侯军华,宫琦玮. 五官科疾病护理指南 [M]. 北京:人民军医出版社,2012.

第五篇

常见头颈外科疾病的
照护与康复指导

第一章

颅 底 肿 瘤

第一节 前颅底脑膜瘤

一、病因与发病机制

脑膜瘤是起源于残留在脑神经鞘膜的蛛网膜细胞,为颅内较常见的良性肿瘤,占颅内肿瘤的 15%~24%,发生于鼻部者较少见,多发生于颅内,但可向下扩展入鼻及鼻窦内。发病率女性多于男性,成年人多见。原发于鼻部的脑膜瘤来源于脑神经鞘膜的蛛网膜细胞或异位的蛛网膜细胞,肿瘤可以与颅内不沟通,也可以突入颅内。

二、临床表现

源于鼻部的脑膜瘤多为青少年,发展很缓慢,病程较长,常可 2~3 年无症状,可出现鼻塞、流涕、鼻出血、嗅觉丧失、头痛等症状。若肿瘤为颅内外沟通,则可导致颅内压增高、头痛、呕吐、甚至昏迷。鼻窦脑膜瘤常破坏骨壁侵入鼻腔、相邻鼻窦及眼眶,导致面部畸形、眼球移位及视力下降等。肿瘤圆形而光滑,质硬如橡皮,色白或灰白,似息肉。鼻嗅沟脑膜瘤是最常见的一种前颅底肿瘤,来源于筛骨的嗅神经沟筛板,可生长于一侧,也可向两侧缓慢生长,嗅沟脑膜瘤较大时才会出现症状,根据肿瘤部位不同,可出现相应的症状:①局部受压:如痴呆、头痛、尿失禁、嗅觉丧失、同侧视神经萎缩,对侧视盘水肿。②侵犯筛板突入前颅底,压迫额叶:精神改变,淡漠、意识丧失。③脑膜瘤常可造成邻近颅骨骨质变化,表现为骨板受压变薄或被破坏,甚至穿破骨板侵蚀至帽状腱膜下,头皮局部可见隆起。

三、治疗要点

1. 手术治疗 外科手术切除是治疗脑膜瘤的首选方法。可采用颅面联合入路、鼻内镜经鼻入路等手术方式,行肿瘤切除或次全切除术。

2. 药物治疗 有研究显示,干扰素 - α 能够通过 抑制 DNA 合成途径来抑制脑膜瘤细胞的生长。发现脑膜瘤患者在接受重组人干扰素 - α -2B 注射液或干扰素 - α 注射液治疗后肿瘤体积缩小,疾病进展期明显延长。

四、常见护理诊断 / 护理问题

1. 焦虑、恐惧 与担心手术风险以及术后恢复有关。
2. 知识缺乏 缺乏与疾病相关的医疗护理知识。
3. 有出血的风险 与颅脑手术、颅脑损伤等因素有关。
4. 疼痛 与手术创伤有关。
5. 有感染的风险 与机体抵抗力下降有关。
6. 潜在并发症:脑脊液漏、癫痫、意识精神改变。

五、护理措施

1. 意识及生命体征的观察 术后 24 小时是最易继发颅内出血的时间,需严密观察患者神志、瞳孔,及生命体征的变化,每 30 ~ 60 分钟观察 1 次,观察中应仔细查看两侧瞳孔的大小,形态及对光反射是否灵敏,并定时呼叫患者,对患者的各种反应进行分析。生命体征反应生命中枢的功能及颅内压的变化,血压升高提示有颅内压升高及脑水肿的可能;血压下降或不升则应考虑有循环不良、休克及低氧血症的危险。如呼吸缓慢而深,脉搏变慢而有力,血压进行性升高时应警惕提示有颅内血肿或早期脑疝的形成;体温升高提示有体温调节中枢障碍或感染。

2. 体位 麻醉清醒前,患者取去枕平卧位,呕吐时头偏向一侧;麻醉清醒后,可枕枕头,可取头高脚底低位,床头抬高 15~30℃,这一体位有利于颅内静脉回流,改善脑供血,缓解脑水肿,脑缺氧,从而对降低颅内压有一定的帮助。

3. 疼痛的护理 术后切口痛发生于术后 24 小时内,颅高压所致的头痛,多发生于术后 2~4 天脑水肿高峰期,常为搏动性头痛,可在头部及鼻部使用冰袋冷敷,也可以减轻鼻部充血及肿胀;嘱患者避免剧烈咳嗽及打喷嚏,预防因气流过大导致伤口疼痛加剧;指导患者一些放松的技巧,转移注意力,必要时给予一般止痛剂可奏效。

4. 出血 多发生于术后 24~48 小时内,是术后最严重的并发症,如果发现和处理不及时可以导致脑疝的发生,出血的原因主要为术中止血不彻底所致,由于脑手术采用电凝止血,一切原因所引起的颅内压增高,都可以使止血处再次出血。因此,手术后要严密观察,一旦发现患者有颅内血肿征象,立即报告医生,做好手术止血的准备。

5. 感染   常见感染有伤口感染,脑膜炎及肺部感染,伤口感染除因术中无菌操作不严格外,亦与术前营养不良未能纠正和术前准备不合要求有关,伤口感染多发生在术后 3~5 天,肺部感染与卧床及术后免疫力低下有关,如不能及时控制,可因高热及呼吸功能障碍导致或加重脑水肿,甚至发生脑疝。对术后感染患者除给予有效的抗生素治疗外,护理中要注意降温、保持呼吸道通畅。中枢性高热,于术后 12~48 小时内发生,常伴有意识障碍,瞳孔缩小,脉搏快速,呼吸急促等自主神经功能紊乱的表现。中枢性高热往往不易控制,一般物理降温效果欠佳,需及时采用冬眠低温治疗。

6. 脑脊液鼻漏   多因切除肿瘤基底部筛板的硬膜所致,也可因开颅时额窦开放而处理不当所导致,一般发生在术后 3~7 天,表现为鼻腔流出脑脊液,急性期呈血性,恢复期逐渐转为无色透明液体,患者坐起或低头时漏液增加,平卧时减轻。血性分泌物与血性脑脊液的鉴别,将血性脑脊液滴在白色纱布或纸巾上可见血迹外有淡黄色的浸渍圈,单纯的血液无此种表现。

7. 癫痫发作   术后癫痫发作多发生在脑水肿高峰期,即术后 2~4 天,脑组织缺氧,皮层运动区受激惹所致,当脑水肿消退,脑血液循环改善后,癫痫也不再发作。术后应常规给予抗癫痫药物加以预防,癫痫患者要卧床休息,睡眠充足,避免情绪激动,发作时注意患者安全,观察患者的表现,发作后给予氧气吸入,按医嘱给药。

六、出院后的康复指导

1. 教会患者正确的擤鼻方法(先用手指按住一侧鼻孔,稍稍用力向外擤出对侧鼻孔的鼻涕,并用同法再擤另一侧),避免用力抠鼻、咳嗽、打喷嚏、解便等。告知脑脊液鼻漏的患者禁忌鼻腔内用药,禁止堵塞鼻腔。

2. 预防感染   注意保暖,室内开窗通风,保持室内空气清新,多饮水,注意口腔卫生,避免感冒。

3. 饮食指导   近期内忌食辛辣刺激、过硬的食物,指导患者温凉、易消化饮食,饮食要适量、营养均衡,忌烟酒。

4. 提高自身免疫力,保持心情舒畅,充足的睡眠,每晚持续睡眠应达到 6~8 小时。

5. 心理指导   保持良好的心态,避免情绪激动等,有利于疾病的恢复。

6. 出院手续的办理:出院当日携带住院押金条及出院介绍信、出院证明书、出院带药处方到指定药局先取药,然后到出院结账处办理手续。出院时带好随身物品,CT 片,胸片等资料。

7. 需要复印病历资料时,出院 7~10 个工作日(不含周末及节假日)到病案室复印。如有困难不能来院,可在出院当天,到病案室办理病历复印邮寄手续。

8. 复诊指导 定期复诊,要告知患者定期复诊的重要性,一般出院后 7~10 天门诊复查,以便医生及时了解术区情况并及时给予处理,再根据病情预约下次复诊时间。如期间出现鼻出血等情况时应及时就诊。(如果出院前医生交代复查时间,按医生交代的时间前往门诊复查)。

第二节 垂体腺瘤

一、病因与发病机制

垂体腺瘤是鞍区最常见的颅内肿瘤,起源于垂体,属于神经内分泌系统肿瘤,约占颅内肿瘤的 15%,仅次于脑胶质和脑膜瘤。90% 垂体腺瘤为良性腺瘤,少数为增生,极少数为癌。分泌 6 种具有明显生理活性的激素,即生长激素(GH)、催乳素(PRL)、促肾上腺皮质激素(ACTH)、促甲状腺素(TSH)、卵泡刺激素(FSH)、黄体生成素(LH)。通常生长缓慢,但如果长期不予以治疗,可出现头痛、失明、内分泌功能紊乱以及糖尿病、高血压、心脏病、骨质疏松等症状,甚至死亡。主要分类如下:

1. 按照肿瘤大小分 ①垂体微腺瘤,肿瘤直径 <1cm 的垂体腺瘤。②大腺瘤肿瘤,直径 ≥ 1cm。③巨大腺瘤,直径 ≥ 4cm。

2. 按照肿瘤有无分泌功能分 ①无功能性垂体腺瘤:内分泌功能不活跃,或分泌物不产生明显的分泌学症状。②功能性垂体腺瘤:具有活跃的分泌功能导致激素水平上升。

3. 根据激素分泌产物分 ①泌乳素型垂体腺瘤(PRl);②生长激素型垂体腺瘤(GH);③促肾上腺皮质激素型垂体腺瘤(ACTH);④促甲状腺素型垂体腺瘤(TSH);⑤促性腺激素型垂体腺瘤(LH 或 FSH);⑥混合型:分泌 1 种或 2 种激素。

4. 按肿瘤对周围结构侵袭范围分 ①侵袭性垂体腺瘤;②非侵袭性垂体腺瘤。

二、临床表现

1. **垂体腺瘤的占位效应**　通常见于无功能性肿瘤。功能性肿瘤中,泌乳素腺瘤是最有可能长到足以引起占位效应的垂体腺瘤。

(1)头痛:头痛可以是由于分布在鞍区的痛觉纤维受压引起,多数无分泌功能的腺瘤可以有头痛的主诉。

(2)视觉障碍:当肿瘤将鞍隔顶起,或穿破鞍隔向鞍上生长时,可以压迫视神经和视交叉而产生视力及视野改变,典型的表现为双颞侧偏盲,还可导致视力下降。

(3)下丘脑和垂体功能低下:肿瘤压迫垂体柄和下丘脑,可能出现尿崩症和下丘脑功能障碍,累及第三脑室,可能出现颅内压增高症。另外可能出现癫痫、脑脊液鼻漏和嗅觉障碍。

2. **垂体腺瘤的分泌学表现**

(1)泌乳素(PRL)腺瘤:为最常见的内分泌腺瘤,可以导致女性患者为乳溢 - 闭经综合征;男性患者性功能减退、阳痿及无生育功能。

(2)生长激素(GH)腺瘤:导致成人肢端肥大,表现为手、足增大,面容改变,高血压。儿童 GH 水平升高可以导致巨人症。由于 GH 的过渡分泌,还可以引起其他系统的并发症。

(3)促肾上腺皮质激素(ACTH)腺瘤:ACTH 升高可以导致 CuShing's 病,表现为高血压、向心性肥胖、满月脸。

(4)促甲状腺素瘤(TSH)腺瘤:可导致垂体性甲亢,表现为饥饿、多食、多汗、畏寒、情绪烦躁等。

(5)促性腺激素(LH/FSH)腺瘤:通常不引起临床症状,仅表现为性欲下降。

三、治疗要点

1. **手术治疗**　几乎所有垂体腺瘤都适宜手术切除,常用的方法有:①开颅手术,主要有额颞下入路、经眉锁入路。②经蝶窦手术,包括经鼻中隔蝶窦入路,内镜经蝶窦入路。由于 95% 的垂体腺瘤可通过经蝶窦手术切除,效果满意且安全性好,故现在很少采用开颅手术。

2. **放射治疗**　对于手术不能切除全部肿瘤或可能复发的垂体腺瘤及原发腺癌或转移病例可以放射治疗。

3. **药物治疗**　对于较小的垂体腺瘤或者作为术前和术后的辅助治疗。可采用溴隐亭、生长抑素激动剂(SMS)及赛庚啶等药物,有一定的延缓肿瘤生长的作用。

四、常见护理诊断/护理问题

1. 焦虑　与环境改变,担心手术效果,疾病的困扰有关。
2. 自我形象紊乱　与疾病引起的肢端肥大症或库欣综合征有关。
3. 有出血的危险　与术中止血不彻底、术后用力咳嗽或打喷嚏等因素有关。
4. 有感染的危险　与机体抵抗力下降有关。
5. 急性疼痛　与肿瘤侵犯或手术创伤有关。
6. 潜在并发症　脑脊液鼻漏、尿崩症、电解质紊乱、垂体危象。
7. 舒适受损　与头痛、鼻腔填塞、手术创伤有关。

五、护理要点及措施

1. 心理护理　垂体瘤患者都有一定的社会和心理压力,易产生焦虑、恐惧等心理反应。针对患者的心理状态,护理人员应向患者及家属介绍相关疾病的知识、成功病例的治疗和经验,缓解患者的心理压力和精神负担,使其保持乐观的情绪,积极配合治疗。

2. 术后体位　全麻清醒后给予患者抬高头部 30° 或取半坐卧位,便于手术的入路的切口引流,减轻头面部水肿,也可使颅内组织因重力作用,向下压迫硬脑膜切口处,便于愈合,同时还可防止脑脊液鼻漏的发生。

3. 生命体征的观察　术后 24 小时是最易继发颅内出血的时间,应严密观察患者神志、瞳孔及生命体征的变化,观察口鼻腔内分泌物的颜色、性质、量,若有异常及时通知医生处理。随时观察瞳孔变化,对光反射是否灵敏,并认真做好记录。

4. 疼痛护理　患者术后可在头部或鼻部置冰袋冷敷,以减轻鼻部充血及肿胀,嘱患者避免剧烈咳嗽,勿打喷嚏,预防因瞬时的气流冲击过大而导致伤口疼痛加剧。

5. 饮食护理　给予高蛋白、高热量、高维生素的半流质饮食,保持大便通畅,避免食物过热过烫及刺激性食物。

6. 预防感染　术后监测体温,并对体温较高者及时行物理降温。若出现持续高热、头痛、呕吐、瞳孔及意识改变或鼻腔内流出的分泌物由清亮变混浊提示有颅内感染,应及时处理。

7. 自我形象的改善　多与患者交流,了解患者对自己外在形象的看法,鼓励患者表达自己内心的想法,敢于面对现实。提供患者改善个体形象的方法,如恰当的衣着、适当的修饰来掩饰因疾病而造成的外形不佳。

8. 眶周和视力、视野的观察。

9. 并发症的观察和护理

(1)尿崩症:是垂体瘤术后最常见的并发症,大多为一过性的,持续 1~5 天。

1)原因:下丘脑垂体有分泌和释放抗利尿激素(ADH)的功能。垂体瘤的手术可造成下丘脑和垂体功能紊乱,使 ADH 分泌障碍,导致患者尿量多,甚至出现尿崩症。

2)判断标准:若有患者尿量为 300ml/h,且进行性增多或总量达 400ml/h 伴脱水症状,如皮肤黏膜干燥,弹性降低,自觉烦躁、饮水多等,应考虑为尿崩症。

(2)颅内出血:常见的是鞍区血肿和蛛网膜下腔出血。

1)原因:肿瘤供血动脉出血或肿瘤切除过程中向鞍内陷入,撕裂表面小血管。

2)判断标准:鞍区血肿多表现为术后视力在短时间内进行性下降,血肿量大时可出现意识障碍;蛛网膜下腔出血可表现为剧烈头痛。

(3)脑脊液鼻漏

1)原因:多因术中撕破鞍上池蛛网膜囊,或肿瘤向下生长破坏鞍底所致。

2)判断标准和护理要点:具体内容参见本章中前颅底脑膜瘤并发症的观察和护理中的相关内容。

(4)电解质紊乱

1)原因:由于大量尿液排出及脱水剂、利尿剂等使用,造成大量电解质随尿液排出体外,最常见的为低钾、低钠和低氯血症。

2)判断标准:血钾低于 3.5mmol/L、血钠低于 135mmol/L、血氯低于 94mmol/L,可以诊断为低钾,低钠、低氯血症,患者可表现为恶心、呕吐、心律失常、精神淡漠、嗜睡、抽搐甚至昏迷等。

(5)垂体危象

1)原因:正常腺垂体功能受损,引起腺垂体功能低下。

2)判断标准:患者出现精神失常、谵妄、高热或低温、恶心、呕吐、低血糖症状、昏厥、昏迷等。

六、出院教育与延续护理

1. 术后避免用力擤鼻、挖鼻、咳嗽、打喷嚏、解便等动作。

2. 张口呼吸,随时吐出口鼻腔内分泌物,切忌将分泌物咽入胃内,以免造成胃部不适。

3. 需鼻腔用药时,对患者进行滴鼻方法的指导。

4. 保持轻松愉快的心情,注意休息,勿劳累,加强营养,增强体质。

5. 定期随访,一般术后 3 个月应复查 MRI,以了解肿瘤切除程度。定期进行垂体激素的检测,尤其是术后有垂体功能低下者。

6. 垂体泌乳素腺瘤患者,术后月经恢复或不能怀孕者,应遵医嘱服用相应药物。

7. 对于肿瘤近全切除或部分切除的患者,需进行辅助放射治疗,以提高疗效。

第三节 鞍区脑膜瘤

一、病因与发病机制

鞍区脑膜瘤多起源于前床突、鞍结节、鞍膈、鞍背或海绵窦处的硬脑膜,常见为鞍结节脑膜瘤,占颅内肿瘤的 5%~10%,毗邻前循环血管,下丘脑,视神经,垂体柄等重要结构。好发于中年女性,大多数为良性,极少数为恶性脑膜瘤。

二、临床表现

鞍区脑膜瘤的症状主要是根据肿瘤所在部位不同而症状各异,大部分出现视力减退和视野缺损,并多伴有头痛。随着肿瘤增大压迫垂体和邻近结构,可出现尿崩症(垂体内分泌障碍)、嗜睡(下丘脑损害)脑积水和颅内压增高(第三脑室阻塞)等症状。

三、治疗要点

1. 手术治疗 外科手术切除是治疗脑膜瘤的首选方法。可采用颅面联合入路、鼻内镜经鼻入路等手术方式行肿瘤切除或次全切除术。原则上,所有增生的颅底骨质应视为肿瘤而全部切除,但过度切除增生的骨质会造成颅内外相交通,导致颅内感染,故术中需仔细进行颅底修复。

2. 放射治疗 脑膜瘤通常属于良性肿瘤,但对于肿瘤不能全部切除以及不宜手术或不愿意手术的患者,适合采用放射治疗。

3. 药物治疗 有研究显示,干扰素 - α 能够通过抑制 DNA 合成途径来抑制脑膜瘤细胞的生长,脑膜瘤患者在接受重组人干扰素 - α-2B 注射液或干扰素 - α 注射液治疗后肿瘤体积缩小,疾病进展期明显延长。

四、常见护理诊断 / 护理问题

1. 疼痛 与肿瘤侵犯或手术创伤有关。

2. 营养缺乏 摄入能量低于机体需要量。

3. 有感染的风险 与手术创伤及机体抵抗力下降有关。

4. 自我形象受损 与面瘫有关。

5. 焦虑 担心手术风险以及术后预后有关。

6. 知识缺乏 缺乏与疾病有关的知识、手术目的,配合方式及术后保健知识。

7. 舒适受损 与疾病带来的不适有关。

8. 有出血的危险 与术中止血不彻底、术后用力咳嗽或打喷嚏等因素有关。

9. 潜在并发症 尿崩症、电解质紊乱、中枢性高热。

五、护理措施

1. 意识及生命体征的观察 术后 24 小时是最易继发颅内出血的时间,严密观察神志、瞳孔,及生命体征的变化,每 30~60 分钟观察 1 次,观察中应仔细查看两侧瞳孔的大小,形态及对光反射是否灵敏,并定时呼叫患者,对患者的各种反应进行分析。生命体征反应生命中枢的功能及颅内压的变化,血压升高提示有颅内压升高及脑水肿的可能;血压下降或不升则应考虑有循环不良、休克及低氧血症的危险。如呼吸缓慢而深,脉搏变慢而有力,血压进行性升高时应警惕有颅内血肿或早期脑疝的形成;体温升高提示有体温调节中枢障碍或感染。

2. 体位 麻醉清醒前,患者取去枕平卧位,呕吐时头偏向一侧;麻醉清醒后,可枕枕头,可取头高脚底低位,床头抬高 15~30°,这一体位有利于颅内静脉回流,改善脑供血,缓解脑水肿,脑缺氧,从而对降低颅内压有一定的帮助。

3. 疼痛的护理 术后切口痛发生于术后 24 小时内,颅高压所致的头痛多发生于术后 2~4 天脑水肿高峰期,常为搏动性头痛,可在头部及鼻部使用冰袋冷敷,也以减轻鼻部充血及肿胀。嘱患者避免剧烈咳嗽及打喷嚏,预防因气流过大导致伤口疼痛加剧,指导患者一些放松的技巧,转移注意力,必要时遵医嘱给予一般止痛剂可奏效。

4. 出血 多发生于术后 24~48 小时内,是术后最严重的并发症,如果发现和处理不及时可以导致脑疝的发生,出血的原因主要为术中止血不彻底,由于脑部手术采用电凝止血,一切原因所引起的颅内压增高,都可以使止血处再次出血。因此,手术后要严密观察,一旦发现患者有颅内血肿征象,应立即报告医生,做好手术止血的准备。

5. 感染 常见感染有伤口感染,脑膜炎及肺部感染,伤口感染除因术中无菌操作不严外,亦与术前营养不良未能纠正和术前准备不合要求有关,伤口感染多发生在术后 3~5 天。肺部感染与卧床及术后免疫力低下有关,如不能及时控制,可因高热及呼吸功能障碍导致或加重脑水肿,甚至发生脑疝。对术后感染患者除给予有效的抗生素治疗外,护理中要注意降温、保持呼吸道通畅。中枢性高热,一般于术后 12~48 小时内发生,常伴有意识障碍,瞳孔缩小,脉搏快速,呼吸急促的自主神经功能紊乱的表现。中枢性高热往往不易控制,一般物理降温效果欠佳,需及时采用冬眠低温治疗。

6. 癫痫发作 术后癫痫发作多发生在脑水肿高峰期,即术后2~4天,脑组织缺氧,皮层运动区受激惹所致。当脑水肿消退,脑血液循环改善后,癫痫也不再发作,术后应常规给予抗癫痫药物加以预防,癫痫患者要卧床休息,睡眠充足,避免情绪激动。发作时注意患者安全,观察患者的表现,发作后给予氧气吸入,按医嘱给药。

7. 操作护理 对患者进行各项操作时严格无菌操作,避免因操作不当引起感染;操作时动作轻柔,减轻患者的疼痛。

8. 并发症的护理 肿瘤的压迫或手术过程的干扰,均可损伤视丘下部引起尿崩症。判断标准和护理要点(具体参见本章相关内容)。

六、出院教育与延续护理

1. 教会患者正确的擤鼻方法,避免用力抠鼻、咳嗽、打喷嚏、解便等。
2. 半年内避免重体力劳动和过度弯腰、低头、系鞋带等动作。
3. 对需鼻腔用药的患者进行滴鼻方法的指导。
4. 戒烟、戒酒,坚持用药,定时随访。
5. 术后进食低脂肪,高热量、高蛋白、高维生素、易消化的食物。预防便秘,避免用力排便,必要时应用缓泻剂。
6. 提高自身免疫力,保持心情舒畅,保证充足的睡眠,每晚持续睡眠应达到6~8小时。
7. 室内开窗通风,保持空气清新,保持室内湿度适宜,必要时应用加湿器。
8. 对患者及家属做好健康教育,讲解相关知识,帮助其做好自我防护。

第四节 脊 索 瘤

一、病因及发病机制

脊索瘤是起源于胚胎脊索残余组织的一种少见的先天性生长缓慢的低度恶性肿瘤,颅内常见于颅底斜坡和鞍旁中颅窝,多呈浸润性生长,常累及颅底重要神经、血管及脑组织。颅底脊索瘤的CT扫描常分为4型:斜坡型、鞍区型、中颅窝型和鼻咽型,鞍区型最为常见,可发于任何年龄段,男女发病比例相当。

二、临床表现

颅底脊索瘤患者主要症状是疼痛,因颅底脊索瘤会压迫和侵犯周围的重要神经结构,患者会有明显头痛、视力障碍等症状;肿块致神经功能障碍或缺损,患者会出现面部麻木、舌部感觉减退、面瘫等症状;颅底脊索瘤侵入鼻腔、鼻窦,患者出现鼻塞、流涕、涕中带血等症状;脊索瘤斜坡占位患者可出现轻度脑积水。

三、治疗要点

1. 手术治疗 手术治疗是首选的治疗方式。颅底脊索瘤生长位置较深,周围结构较复杂,常与颅底重要的神经、血管等结构相邻,根据患者综合身体状况和肿瘤生长的部位、大小、侵蚀程度等选择全切或次全切。

2. 放疗 手术难以根治性切除的颅底脊索瘤,术后可追加放疗。颅底脊索瘤对普通放疗不敏感,但是随着立体定向放射技术的发展,伽马刀治疗对颅底脊索瘤的控制率较好。通过手术切除缩小肿瘤体积,结合立体定向放射治疗能使肿瘤控制率及患者生存期提高。

四、常见护理诊断/护理问题

1. 疼痛 与颅底脊索瘤压迫或侵犯周围的重要神经结构有关。
2. 营养缺乏:摄入能量低于机体需要量。
3. 有感染的风险 与手术创伤及机体抵抗力下降有关。
4. 自我形象受损 与面瘫有关。
5. 焦虑 担心手术风险以及术后预后有关。
6. 知识缺乏 缺乏颅底脊索瘤的相关知识。
7. 舒适受损 与疾病带来的不适有关。
8. 潜在并发症 脑脊液漏、意识障碍、气体交换受阻、偏瘫。

五、护理措施

1. 心理护理 护理人员耐心向患者解释颅底脊索瘤的相关知识,提高患者对疾病的认知,取得配合,减轻患者的心理焦虑。对于有疼痛症状的患者,认真听取患者的主诉,及时给予心理安慰,疼痛严重者及时报告医生,遵医嘱给予相应的药物治疗。对自我形象有顾虑的患者,积极给予患者心理疏导,减轻患者的心理负担。

2. 营养护理 鼓励患者少食多餐,指导患者合理饮食,以高蛋白、高维生素、易消化饮食为主,避免进食辛辣、硬、热、刺激性食物。对于进食量欠佳或者不能进食者,积极给予静脉营养支持或者鼻饲。注意患者的口腔卫生,指导患者餐前餐后漱口,减少口腔溃疡、口腔异味,增加患者的食欲。注意监测患者电解质,防止电解质紊乱。

3. 操作护理 对患者进行各项操作时严格无菌操作,避免引起因操作不当引起感染,操作时动作轻柔,减轻患者的疼痛。

4. 观察病情 严密监测患者生命体征,注意观察患者意识及瞳孔的变化,有无剧烈头痛、喷射状呕吐、视乳头水肿等颅压增高的症状。若有颅压增高症状,及时遵医嘱给予脱水剂,有效降颅压。

5. 鼻腔填塞患者的护理 告知患者鼻腔填塞物不可自行取出,指导并锻炼患者用口呼吸,告知患者室内避免放有刺激性气味的花,避免使用香水或含刺激性气味的护肤品,打喷嚏时舌顶住上颚,用口呼吸,无法控制打喷嚏时,及时告知医生给予药物干预。注意观察患者口腔、鼻腔渗出物的颜色和量,若渗出物为少量淡粉色血性液体,属正常现象;若血性分泌物多,及时告知医生,给予相应处理;若鼻腔有清水样液体流出,保持局部清洁,指导患者活动时要缓慢,避免活动过猛,避免做弯腰低头增加颅内压的动作,尽量避免咳嗽、打喷嚏等动作。

六、出院教育与延续教育

1. 勿用力擤鼻,注意鼻腔卫生,鼻腔内有鼻痂或分泌物时不要用手去挖,可用无菌干棉签轻拭,避免引起逆行感染。

2. 半年内避免重体力劳动和过度弯腰、低头、系鞋带等动作。

3. 勿食用辛辣刺激性食物,多食蔬菜、水果。选择富含维生素、蛋白质及粗纤维饮食,预防便秘,避免用力排便,必要时应用缓泻剂。

4. 室内开窗通风,保持空气清新,保持室内湿度适宜,必要时应用加湿器。

5. 适当锻炼,增加抵抗力,注意保暖,预防感冒。

6. 定时门诊复查、换药,若有不适,及时就医。

第五节 侧颅底肿瘤

一、病因与发病机制

侧颅底有颈静脉孔、内耳道、颞下窝、翼腭窝等重要结构,面神经、听神经、前庭神经及 4 对后组脑神经通过此区域。侧颅底颅内病变主要有听神经瘤、脑膜瘤、胶质瘤、胆脂瘤等,颅外病变主要有颈静脉球瘤,神经鞘膜瘤,以及原发于颞下窝、咽旁间隙、鼻咽部、颞骨等处的肿瘤侵入侧颅底。侧颅底肿瘤多为良性,早期无明显症状,肿瘤增大后可出现局部压迫症状。

二、临床表现

1. 累及鼻咽区可见鼻塞和鼻涕带血。
2. 累及咽鼓管区可有耳闭塞感及传导性聋。
3. 累及下颌关节可出现张口困难、颞窝部丰满膨隆、翼状肌瘫痪。
4. 累及耳部和桥小脑时可出现耳流脓和血性分泌物、听力下降、耳鸣、眩晕及面瘫等。
5. 累及小脑还可出现共济失调。
6. 病变压迫颈内动脉致供血不足可出现一过性昏迷及偏瘫,压迫颈内静脉孔致颅内高压,累及后组脑神经可出现颈静脉孔综合征,表现为病侧软腭及咽喉感觉消失,声带及软腭肌麻痹,斜方肌和胸锁乳突肌瘫痪。

三、治疗要点

主要方式为手术治疗切除肿瘤。

1. 颞下窝手术入路　适用于原发于颞下窝的肿瘤,或累及颞下窝区域的原发于颞下窝周边,如上呼吸道、消化道、腮腺、颞骨、蝶骨大翼及颅内结构等部位的肿瘤。
2. 颅中窝入路　适用于较小的听神经瘤切除及前庭神经切除术,主要优点是保存听力。
3. 乙状窦后入路　是处理桥小脑角及附近区域病变的常用入路,该入路适合桥小脑角各种手术操作,优点是保存听力,以及桥小脑角下部的良好暴露。
4. 经迷路入路　破坏膜迷路,在扩大显露范围的同时要牺牲听力,多适用于无可用听力的患者,已成为内耳道及桥小脑角区手术的常用术式。
5. 经耳蜗入路　可获得对斜坡的最大暴露,但以丧失听力为代价,同时增加发生面神经损伤和脑脊液漏的概率。
6. 经耳入路　在手术的暴露范围、面神经的处理方式以及术腔填塞方法等方面有异于经迷路入路和经耳蜗入路。主要适用于肿瘤直径小于或等于2.5cm 的无实用听力的听神经瘤患者。
7. 联合入路　颅底某些部位的病变由于肿瘤巨大及该区域解剖复杂,单一的手术入路常难以获得充足的显露,各种联合入路提供了更广阔的术野显露。

四、常见护理诊断 / 护理问题

1. 疼痛　与手术切口有关。
2. 潜在并发症　意识障碍、感染、电解质紊乱、脑脊液漏。

3. 营养失调 摄入量低于机体需要量。

4. 电解质紊乱 与术后应用脱水药有关。

5. 有皮肤完整性受损的风险 与长期卧床有关。

6. 知识缺乏 与缺乏侧颅底相关知识有关。

五、护理措施

1. 术前护理措施

(1)全面评估患者:包括健康史及相关因素、身体状况、生命体征,以及神志、精神状态、行动能力等。

(2)心理护理:耐心倾听患者诉说并解答其提出的问题,为患者介绍本病的有关知识,让患者了解手术治疗的必要性,同情、理解、关怀、帮助患者,告诉患者不良的心理状态会降低机体的抵抗力,不利于疾病的恢复,解除患者的紧张、恐惧心理,更好地配合治疗和护理。保证良好睡眠,如患者失眠,必要时可遵医嘱给予地西泮睡前口服。

(3)面瘫护理:评估患者是否有面瘫,评估面瘫程度,如有眼睑闭合不全,需给予玻璃酸钠滴眼液及眼膏,保护眼角膜。

(4)饮食护理:指导患者多进食富有营养、易消化、口味清淡的膳食,以加强营养,增进机体抵抗力。告知患者手术当日 0∶00 起禁食水。

(5)术前一日清洁术区皮肤,备全头皮肤,沐浴并更换病号服。

(6)术前一日给予患者行抗生素皮试,以备术中进行抗生素输入。

(7)物品准备:病历、胸片、心电图、CT、MRI、耳内镜、各种检查结果及检验结果等。

(8)评估患者是否需要遵医嘱进行术前备血。

(9)皮肤保护:由于手术时间长,为预防术中压疮,入手术室前给予患者骶尾部贴安普贴保护。

(10)术晨取下活动性义齿,贵重物品交由其家属保管。

2. 术后护理措施

(1)按耳鼻喉科全麻术后护理常规。

(2)卧位:全麻术后健侧卧或平卧 4~6 小时,保持呼吸道通畅,遵医嘱给予持续低流量吸氧 2L/min,头部勿剧烈活动,清醒后床头抬高 15°~30°,以降低颅内压,促进颅内静脉回流,减轻脑水肿,降低颅压,降低出血风险,减轻头疼,利于呼吸,利于分泌物引流。术后需根据患者术中切除范围、出血量、患者意识状态、活动耐力等方面综合评估患者下床活动时间。

(3)专科护理:观察患者神志、瞳孔变化,遵医嘱给予持续床旁心电监护,严密监测生命体征变化并准确记录。重点观察患者意识,重视头痛的主诉,如出现意识不清、瞳孔不等大或者散大,发现患者不能恢复意识,或意识恢复后,再突然或逐渐昏迷,伴有呼吸困难、高热、血压升高、肢体强直等临床症状均应疑为颅内出血或颅内压增高的征象,应立即报告医生处理。注意患者有无头痛、面瘫、偏瘫、眼球震颤、眩晕、恶心、呕吐等情况发生,发现异常及时通知医生。注意患侧耳部伤口敷料有无渗血、如有渗液观察渗出物的颜色、性质、量并做好记录,及时通知医生,必要时给予更换,保持敷料清洁、干燥固定好。患者术后弹力绷带加压包扎,要关注患者皮肤受压部位。

(4)眩晕的观察与护理:眩晕临床主要临床表现为术后患者无法坐起,不敢睁开双眼,眩晕伴恶心、呕吐等,检查可发现眼球震颤,偏向患侧,眩晕症状多于术后 3~4 天消退,在此期间应保持病房安静,预防患者活动时跌倒坠床的风险,眩晕严重时应给予对症处理,对伴随呕吐症状的患者应及时补充电解质。

(5)面瘫的观察与护理:面瘫临床表现为口角㖞斜、眼睑闭合不全、额纹减退或消失以及进食时味觉有改变等。术后如出现面瘫应使用糖皮质激素,并配合营养神经等药物治疗,如患者有糖尿病史,使用激素时应注意血糖变化。注意面部保暖,眼睑闭合不全时加强眼部护理,为防止暴露性角膜炎的发生,每日 3~5 次给予玻璃酸钠滴眼液滴眼,晚间用盐酸金霉素药膏涂抹上下眼睑间,戴眼罩加以保护。

(6)脑脊液漏的观察与护理:术后嘱患者绝对卧床休息,床头抬高 15°~30°,床上适当活动,避免大幅度晃动头部。要注意观察患者的耳部伤口敷料血液渗透情况及引流液颜色、性质及量,询问患者口腔、鼻腔有无液体流出,有无不自主的吞咽及呛咳症状等,并监测体温。嘱患者观察有无液体流至咽部,以及夜间有无异常咳嗽症状等。如果耳部伤口敷料出现月晕样淡红色浸渍圈,应警惕出现脑脊液漏的问题发生,应重新包扎切口、加大压力。协助患者取侧卧或者平卧位,避免压迫切口,保持大便通畅,配合脱水降颅压。

(7)引流管的护理:术区引流管及留置尿管给予固定贴妥善固定,加强宣教,活动、翻身时要避免管道打折、受压、扭曲、脱出等,引流期间保持引流通畅,准确记录引流液颜色、性质、量,如有异常及时报告医生。倾倒引流液时注意无菌操作。停留置尿管前要进行膀胱功能锻炼,拔管后关注患者排尿情况。

(8)饮食护理:全麻清醒 4~6 小时,无恶心、呕吐症状可饮水,饮水后无恶心、呕吐、呛咳等症状,可进少量流质饮食,次日给予高热、高蛋白、高维生素的半流质饮食(如馄饨、面条、面食等),3~5 天后根据医嘱逐渐过渡为普通饮食。禁食辛辣、刺激性、质地硬的食物,做好饮食指导。

(9)药物治疗护理:遵医嘱给予抗生素、止血等药物治疗,必要时应用脱水药,应用脱水药时要注意观察电解质变化,注意观察药物的使用效果及反应并做好记录。

(10)基础护理:协助患者进行晨晚间护理,洗脸、刷牙、漱口,加强口腔护理,保持口腔清洁。留置尿管患者每晚进行会阴冲洗。

(11)皮肤的护理:保持皮肤完整性,定时协助翻身,按摩骨突处,防止皮肤发生压红、压疮等情况。

(12)预防下肢静脉血栓:给予患者双下肢穿弹力袜,避免在下肢进行输液治疗,指导患者双下肢床上活动,避免下肢静脉血栓的发生,如患者出现下肢不适,可行床旁超声,排除是否出现血栓,保持床单位平整和卧位舒适。

(13)体温的观察:术后三日,每天三次监测体温变化,如体温高于38℃,指导患者多饮水,给予温水擦浴、酒精擦浴,体温超过38.5℃时,必要时遵医嘱给予药物降温。

(14)输液的护理:观察输液处皮肤及血管情况,如有红肿、疼痛及药液外渗等情况应及时拔除,更换输液部位。应用脱水、降颅压药物时,要准确记录出入量,保证出入平衡,动态监测患者电解质变化,如有异常遵医嘱补充钾、钠、钙、氯等电解质,及时纠正防止发生电解质紊乱。

(15)心理护理:进行术后康复指导,了解患者有哪些不适症状,并给予对症处理,帮助患者减轻不适感,鼓励患者增强战胜疾病的信心,同时做好家属的心理辅导工作,给予鼓励和支持。

六、出院教育与延续护理

1. 术后14天门诊拆线复查。

2. 合理饮食,注意营养,避免进食食辛辣、油炸食物,指导患者进食高蛋白,高热量,高维生素的易消化的流质、半流质饮食。

3. 避免剧烈活动,以免引发头晕等不适症状,保持大便通畅,预防脑脊液漏的发生。

4. 出院3个月或半年后定期复查MRI,以了解病情变化。

5. 如有面瘫教,会患者患侧咀嚼口香糖、练习吹气球等,注意保护角膜,饭后漱口,预防口腔感染。

6. 沐浴时防止水进入耳道内,可先将耳道填塞棉球,如不慎外耳道进水,请及时擦干。

7. 积极预防和治疗上呼吸道感染,做好卫生宣教,尤其是对患耳的卫生保健。出院后,半年内禁止游泳。

8. 烟、酒可导致内耳损伤引发听力障碍,有此习惯者应尽早戒。

第二章

颈 部 疾 病

第一节 颈部闭合性创伤

颈部创伤按伤通畅分为颈部闭合性创伤、颈部开放性创伤,可能损伤咽、喉、气管、甲状腺、血管、神经、食管肌肉、颈椎等组织器官。颈部创伤的原因常见有撞击伤,挤压伤、锐器刺割伤、勒伤、异物伤及火器枪弹伤等机械性创伤;还有化学腐蚀伤、烧伤、冻伤、辐射伤等物理化学性伤。

一、病因及发病机制

颈部闭合性创伤多由勒缢、拳击、交通或生产事故形成的钝性外力引起,外力可引起颈动脉、咽喉、气管、舌骨、肌肉及颈椎受损,出现吞咽疼痛、呼吸困难、截瘫、休克等多种症状。

二、临床表现

1. 主要血管的损伤　包括颈总动脉、颈内动脉、颈外动脉、椎动脉以及颈内静脉等重要血管损伤,可引起血肿,血栓形成。

2. 气管闭合性损伤　可出现咳嗽、咯血、声嘶、皮下气肿、纵隔气肿、气胸、呼吸困难、气管局部疼痛、吞咽疼痛等症状。

3. 咽及食管的损伤　因早期无明显症状,不易发现,如有吞咽疼痛、痰中带血、呕血、颈部皮下气肿、呼吸困难、颈深部感染等情况,应考虑咽及食管损伤,甚至合并颈深部及纵隔的感染。

三、治疗要点

1. 对于血管有血栓形成的患者,到血管外科进行治疗。

2. 对于颈段气管的损伤,小的破损患者仅存在少量皮下气肿,无明显呼吸困难,可在严密观察呼吸及全身情况的前提下予以保守治疗。如考虑有明显损伤甚至完全断裂,需紧急建立气道,缓解呼吸困难,并行气管探查,颈段气管损伤常与喉的损伤同时存在,加重呼吸困难。严重气管损伤,尤其是气管断裂行气管切开术时,因气管收缩,寻找气管有一定的困难并有加重呼吸困难的风险。气管切开处应低于气管损伤部位的下方,损伤根据损伤的程度行气管修复或断端吻合。

3. 咽及颈段食管损伤的治疗原则:进行彻底引流,早期积极预防感染,咽部损伤可给予鼻饲饮食,留置中心静脉管,肠外营养。

四、常见护理诊断/护理问题

1. 有窒息的危险 与颈部外伤造成气管阻塞及受压有关。
2. 潜在并发症 感染、出血。
3. 有休克的危险 与血容量减少、有效循环血量下降有关。
4. 有创伤后综合征的危险 与突发意外损伤和天灾人祸有关。
5. 舒适受损 与颈部突发意外造成呼吸困难有关。
6. 焦虑、恐惧 与突发疾病担心预后效果有关。
7. 知识缺乏 缺乏疾病急救相关知识。

五、护理措施

1. 病情的观察 迅速评估伤情,详细了解受伤史,严密观察生命体征,患者的意识,尿量的变化。预见性的积极配合医生抢救。

2. 保持呼吸道通畅 迅速清除呼吸道异物及分泌物,给予吸氧,严重呼吸困难者,立即气管插管或气管切开。

3. 建立多条静脉通路,快速补充血容量,防止出血性休克。

4. 体位护理 妥善安置患者,给予水平仰卧位,有呕吐者,将头偏向一侧,防止误吸。

5. 饮食护理 加强营养支持,给予高热量、高蛋白,易消化的食物,增强体抗力,促进机体恢复。

6. 心理护理 颈部创伤大多数是意外或者车祸、地震等灾难所致,患者很难接受该事实,应为患者提供人文护理,多与患者沟通,减轻身体上的痛苦,消除紧张恐惧心理,积极主动配合治疗。

六、出院教育与延续护理

1. 饮食指导,恢复期间,禁烟酒及辛辣刺激性饮食,应选择高蛋白、高维生素的饮食,增强免疫力,促进康复。

2. 保持良好心态,积极乐观向上,适量运动,以利于康复。

3. 定期复查。

4. 给患者及家属出院指导材料一份,告知康复热线,做好回访工作。

第二节　颈部开放性创伤

一、病因与发病机制

颈部开放性损伤多由锐器伤导致,分为切割伤和穿入伤。多发生于自刎或他杀,以及交通与生产事故,异物包括弹伤或各种异物均可形成外力致颈部开放性损伤,并停留于颈部。颈部开放性损伤常导致喉气管、咽食管等完全或部分断裂,引起气胸、血胸、大出血、休克等,严重威胁患者生命,死亡率2%~10%。颈部开放性损伤的第一现场救治非常重要,院内救治包括止血、抗休克、解除呼吸困难以及颈椎损伤的急救处理。

二、临床表现

1. 颈部伤口的判断　首先明确是切割伤还是穿入伤,伤口的位置,大小、深度和颈部重要结构有无损伤。

2. 出血　评估出血量,查找出血点,快速简单有效的止血。

3. 呼吸困难　喉气管损伤,随呼吸伤口有气泡溢出,伴有声嘶或失声。

4. 休克　生命体征的判定,全身湿冷,血压下降或测不到,氧饱和度下降。

5. 皮下气肿　空气通过进入颈部皮下,发生皮下气肿,可扩展至整个躯干。

6. 纵隔气肿　经颈部筋膜间隙进入纵隔,形成纵隔气肿或气胸,还可进入心包,引起心脏栓塞,导致迅速死亡。

7. 乳糜漏　左颈根部损伤胸导管可形成乳糜漏。

8. 咽瘘　声门上外伤,内口咽部黏膜损伤,伤口与口腔相通,唾液流入伤口内,引起感染,形成咽瘘。

9. 高位截瘫　颈椎严重受损,压迫颈根部神经和脊髓,导致截瘫。

三、治疗要点

1. 首先,要对患者的全身状况、生命体征做出判定,并确定抢救的第一任务,如建立静脉通路,扩充血容量,抢救休克,活动性出血,呼吸道的建立与维护,正确的体位与颈椎的保护等。

2. 针对不同的损伤做出正确的救治

(1)颈部血管损伤的处理:对于小的知名的动脉可予以结扎,部分病例可采用介入治疗方法。

(2)喉、气管的损伤处理:迅速缝合气管破口,行气管切开术。

(3)颈椎损伤的处理:在整个抢救过程中注意保护颈椎,避免截瘫等严重后果的发生,并请骨科采取相应的抢救。

(4)神经的损伤:颈部分布有多组脑神经、臂丛神经等,术中应明确损伤情况,尽可能地保留神经功能,进行神经吻合、神经松解术等。双侧喉返神经的损伤,则需行气管切开术,防止喉梗阻的发生。

(5)咽、食管损伤的处理:术中修复创伤黏膜,并留置胃管或空肠管,术后根据伤口愈合情况,决定肠内营养的时间,同时注意颈部及纵隔有无继发性感染的发生。

(6)胸导管的损伤:左颈根部受损,经左侧颈根部有乳糜样物溢出,考虑有胸导管的损伤,术中尽可能地结扎胸导管的破损处,术后注意清淡饮食,减少乳糜液的形成,并观察颈部的引流情况,确定有无乳糜漏形成。

(7)甲状腺损伤的处理:甲状腺的损伤常导致出血,甲状腺上动脉出血,出血量大,而单纯的腺体出血,则量少。先明确出血部位再止血,同时缝合受损腺体,注意勿伤及喉上及喉返神经。

3. 颈部异物处理:颈部爆炸伤、灾难或枪伤等可形成颈部穿入伤,进而形成颈部异物,应尽可能取出异物尤其异物位于重要器官附近时,如颅底、椎管、颈总、颈内动脉等,以免引起感染、功能障碍。

四、常见护理诊断／护理问题

1. 出血 与外伤造成邻近大血管破裂有关。

2. 感染 与开放性伤口有关。

3. 疼痛 与开放性伤口有关。

4. 潜在并发症 窒息、休克。

5. 有创伤后综合征的危险 多与突发意外损伤有关。

6. 焦虑、恐惧 与喉气管损伤导致的呼吸困难有关。

7. 知识缺乏 缺乏疾病相关知识的认知。

五、护理措施

1. 首要措施是止血,观察有无失血性休克,尽快恢复有效循环血量是抢救的关键,在补充血容量的基础上,行颈部血管探查术。

2. 监测生命体征,全身应用糖皮质激素及抗生素消炎治疗,预防感染。

3. 术后要观察患者颈部伤口敷料的渗血情况,留置引流管者,要观察引流液的量、性质及颜色,保持引流管通畅,勿扭曲、打折,如短时间引流液较多,应警惕出血的发生。

4. 提供舒适的休养环境,评估患者对疼痛的耐受力,给予静脉止痛药物。

5. 如行气管切开,按气管切开术后护理常规护理。

6. 向患者及家属讲解术后相关知识,使其消除紧张、焦虑等情绪,以利于术后康复。

7. 耐心向患者讲解疾病的相关知识及术后康复要点,使其树立战胜疾病的信心。

六、出院指导与延续护理

1. 恢复期间,禁烟酒及辛辣刺激性饮食,应选择高蛋白、高维生素的饮食,增强免疫力,促进康复。

2. 保持良好心态,积极乐观向上,适量运动,以利于康复。

3. 定期复查。

4. 给患者及家属出院指导材料一份,告知康复热线,做好回访工作。

第三节 颈动脉体瘤

一、病因及发病机制

颈动脉体瘤(carotid body tumor,CBT)是一种副神经节瘤或化学感受器肿瘤,起源于颈动脉体,位于颈总动脉分叉处后内侧的外膜下,可发生于任何年龄,但青春期后发病者较多,多见于 30~50 岁的中青年,此瘤属良性,生长缓慢,每年生长 3~5cm,可发生恶变,但发生率不足 3%~5%。

病因不明,一般认为与慢性缺氧有关,在高原地区人群发病率较高。长期慢性低氧刺激,使颈动脉体代偿性增生,最终形成颈动脉体瘤。有家族史者多为双侧发病。

二、临床表现

因受颈动脉鞘膜的限制,一般向上生长较快,起初,肿瘤较小时可无症状,随着肿瘤的生长,颈部可出现无痛性肿块,常在数月或数年后出现主观症状,视肿瘤的生长速度、大小和发展方向症状也有不同。生长缓慢而小的肿瘤常无症状,或仅有局部压迫症状。肿瘤大者,因咽壁软组织较为薄弱,肿瘤常突向咽腔,引起咽异物感、吞咽不畅、肿瘤逐渐向上生长可侵犯颅底及后组脑神经(常为迷走神经及舌咽神经)和交感神经链,出现饮水呛咳、声嘶、舌肌萎缩、horner 综合征等,迷走神经严重受压者可伴有眩晕及亚当斯 - 斯妥克综合征,由心脏传导阻滞引起,特征为突发性意识丧失,可能伴有抽搐。颈动脉体瘤按肿瘤质地分为海绵状、橡皮状、沙粒状、混合状几种类型。

三、治疗要点

颈动脉体瘤的发病原因及机制尚不明确,肿瘤生长缓慢,但从未停止,如不治疗,死亡率可达 30%。治疗方法包括以下三点:

1. 放射治疗
2. 脑血管造影 + 栓塞术
3. 手术治疗 可采用经颌下和颈侧入路手术切口,肿瘤表面有肿大淋巴结者均行局部清扫术,暴露肿瘤后先分离其下缘,再分离其前缘及后缘,分离保留颈内静脉和迷走神经,将肿瘤四周后内侧钝性分离,再分离颈内动脉前缘,即肿瘤后缘,肿瘤包裹颈内动脉,到达或进入颈内动脉管及术中发现肿瘤质地坚硬、无法与血管分离者经 DSA 证实大脑交通支存在、无法保留颈内动脉和行血管移植者行颈外动脉结扎术、宫藤夹植入术,7 天后取出宫藤夹再行肿瘤和受累血管切除。

四、常见的护理诊断 / 护理问题

1. 疼痛 与手术创伤有关。
2. 潜在并发症 出血、脑梗死、神经麻痹、Horner 综合征。
3. 营养失调 低于机体需要量。
4. 焦虑、恐惧 担心手术风险及预后效果。
5. 知识缺乏 缺乏与疾病相关知识及术后保健知识。

五、护理措施

1. 术前护理
(1)心理护理:主动与患者沟通,消除患者紧张情绪,使患者树立战胜疾病的信心。

(2)按全麻术前护理常规。

(3)行颈动脉造影(DSA)。

(4)颈动脉压迫训练:术前两周开始,即用拇指于环状软骨平面,第6颈椎横突处,胸锁乳突肌前缘向后向内压迫颈总动脉,以阻断颈动脉血流,每日1~2次,每次5分钟逐渐延至15分钟以上,促进大脑Willis环前后交通动脉进一步开放,促进代偿性脑供血。

(5)宫藤夹植入术:颈总动脉放置宫藤夹旋紧一半(约5圈),以后每天旋小1圈直至完全夹闭颈总动脉(约5天)。

2. 术后护理

(1)按全麻术后护理常规。

(2)疼痛护理:给患者创造安静的休养环境,必要时给予口服或静脉止痛药物。

(3)床旁持续心电监测,密切观察患者的体温、脉搏、血压,如有异常及时报告医生。

(4)密切观察患者颈部伤口有无肿胀、出血及引流液的量、颜色、性质。床旁备气管切开包、口咽通气道,如有紧急情况配合医生进行抢救。

(5)观察患者有无声音嘶哑、进食呛咳、吞咽困难、说话费力、鼻唇沟变浅、鼓腮漏气等表现,一旦出现,立即通知医生处理。

(6)观察患者生命体征及意识情况,有无呼吸变浅,情绪烦躁、失语、肌张力减弱、嗜睡等症状,如发现立即通知医生,配合抢救。

六、出院教育与延续护理

1. 指导患者术后注意保护颈部,动作宜慢,不可用力转动头部,给予轴位翻身。

2. 指导患者养成良好的生活习惯,饮食清淡,以高热量、高蛋白、高维生素、易消化饮食为主,避免过热、坚硬、带刺、刺激性食物,禁烟酒。

3. 注意劳逸结合,选择力所能及的活动,避免受凉、劳累,以防机体抵抗力下降。

4. 出院带药患者,做好用药指导。

5. 告知患者复查的重要性,嘱患者定期复查CT、MRI,一旦发现复发征象,应尽早予以手术或放射治疗。

第四节 甲状腺腺瘤

一、病因与发病机制

甲状腺腺肿瘤是最常见的起源于甲状腺滤泡细胞的良性肿瘤,目前认为本病多为单克隆性。按病理分型可分为乳头状型、滤泡型和混合型三种,腺瘤具有完整的包膜。以 40 岁以下的女性多发。病因尚不明确,可能与性别、遗传因素、射线照射、TSH 过度刺激有关。

二、临床表现

大多数患者无任何不适症状,无意中或体检时发现颈部无痛性且能随吞咽上下移动的肿块,多为单发,呈圆形或椭圆形局限在一侧腺体内,位置常靠近甲状腺峡部,质地较软但较周围甲状腺组织硬,表面光滑,边界清楚。腺瘤生长缓慢。若乳头状囊性腺瘤因囊壁血管破裂而发生囊内出血,此时肿瘤体积可在短期内迅速增大,局部出现胀痛。甲状腺瘤恶变率为 10% 左右。

三、治疗要点

甲状腺腺瘤有诱发甲亢(20%)和恶变(10%)的可能,原则上应早期手术切除。一般行患侧甲状腺大部分切除,若腺瘤小可行单纯腺瘤切除,病理为恶性应按甲状腺癌治疗。

四、常见护理诊断 / 护理问题

1. 焦虑、恐惧 与颈部肿块性质不明、担心手术及预后有关。
2. 疼痛 与囊性腺瘤发生出血或手术创伤有关。
3. 自我形象受损 与手术切口影响美观有关。
4. 知识缺乏 缺乏疾病的相关知识。
5. 潜在并发症:出血、窒息、喉返神经损伤、喉上神经损伤、手足抽搐、甲状腺危象等。

五、护理措施

(一) 术前护理

1. 全麻患者术前禁食水。
2. 备颈部皮肤(上自下唇,下至乳头连线,两侧至斜方肌后缘,包括两侧腋窝)。

3. 术前一天晚上开塞露 20ml 纳肛,清洁肠道。

4. 患者做好自身清洁,取下假牙、佩戴的金属物品。

5. 准备好全麻手术所需血液检查及影像学检查资料。

6. 做好患者心理护理。

(二) 术后护理

1. 全麻术后垫枕平卧 6 小时,6 小时内禁食水。

2. 监测生命体征,吸氧,6 小时后无恶心、呕吐,可进温凉半流食。

3. 与患者加强沟通交流,给予心理支持,消除其顾虑和恐惧心理。增强患者战胜疾病的信心,积极配合治疗。

4. 给予疼痛评估,轻微疼痛者可给予心理支持,营造舒适安静的休养环境,疼痛严重者可遵医嘱给予止痛药或镇痛泵止痛,观察止痛的效果。

5. 术后并发症的观察和护理

(1) 术后出血:多发生在术后 24 小时之内,如出血量大,可因血肿压迫气管造成窒息。密切观察心率、血压、呼吸、神志、敷料渗血情况,若患者出现烦躁、心率加快、血压下降、呼吸困难或伤口敷料被渗血浸湿时应立即通知医生;注意倾听患者的主诉,注意关注伤口处有无血肿,及时发现可能发生的内出血。留置引流管者保持引流管的固定通畅,防止引流管扭曲、受压、脱管,观察并记录 24 小时引流液的量、颜色及性质。

(2) 呼吸困难:甲状腺术后患者,可因气管软化塌陷、伤口内血肿压迫、喉返神经损伤、喉头水肿或伤口敷料包扎过紧等原因,造成呼吸困难,甚至发生窒息。故床旁应常规备气管切开包,以备急用。凡有呼吸困难发生,应立即通知医生。

(3) 神经损伤:可分暂时性(2/3 以上的患者是暂时性损伤)和持久性损伤两种。一侧喉返神经损伤,主要表现有声音嘶哑、音调降低或呛咳,可由健侧声带代偿性地向患侧过度内收而恢复发声;双侧喉返神经损伤可导致双侧声带麻痹,引起失声、呼吸困难,甚至窒息,须立即通知医生做气管切开。如果患者出现声音嘶哑、失声,注意给予安慰和解释,减轻其恐惧和焦虑,使其积极配合治疗,同时应用促进神经功能恢复的药物,结合理疗、针灸,促进声带功能的恢复(暂时性损伤可在术后几周内恢复功能),注意声带的休息,避免不必要的谈话。后期要多与患者交流,并要求患者尽量用简短的语言回答或点头,亦可使用写字板,鼓励患者自己说出来,提高其自信心,促进声带功能的恢复。喉上神经外支损伤可引起环甲肌瘫痪,使声带松弛,患者发声发生变化,常感到发声弱、音调低、无力、缺乏共振,最大音量降低。喉上神经内支损伤,可使咽喉黏膜的感觉丧失,易引起误咽,尤其是喝水时呛咳,要指导患者进食,或进半固体饮食,一般理疗后可恢复。在患者全麻清醒后,可嘱患者大声说话、饮少量水,以了解有无神经损伤。

(4)甲状旁腺损伤:手术时甲状旁腺被误切、挫伤或血液供应受累,都可引起甲状旁腺功能低下。随着血钙浓度下降,神经肌肉的应激性显著提高,引起手足抽搐。症状多在术后 1~2 天出现,多数患者症状轻且短暂,仅有面部、唇或手足部的针刺、麻木或强直感;经 2~3 周后,未受损伤的甲状旁腺增生、代偿,症状消失。甲状旁腺损伤严重者可出现四肢抽搐、喉肌痉挛,发现此类情况应及时报告医生,监测血钙、磷,遵医嘱口服钙片或静脉内注射钙剂,注射时要注意切勿将药液漏于皮下,以免发生组织坏死。

(5)甲状腺危象:多发生在术后 12~36 小时,应注意患者有无体温突然升高(至 40~42℃),并伴有抽搐、烦躁不安、谵妄、脉搏增快、血压增高等,若有此类症状应及时通知医生,配合抢救。

六、出院指导与延续护理

1. 指导患者术后早期下床活动,保持头颈部舒适位置。变换体位、起身、咳嗽时用手固定颈部以减少震动。拆线后教会患者练习颈部活动,如练习吞咽动作,防止伤口粘连,促进功能恢复,指导声嘶者作发声训练。

2. 指导患者出院后经常观察颈前部、胸前皮肤有无红、肿、痛现象,经常检查颈部、耳后有无淋巴结或包块,如有异常及时就医。

3. 需服用左甲状腺素钠片者,嘱其按时按量服药,空腹服药,若出现迟缓、嗜睡、记忆力明显减退、且注意力不集中或因周围血循环差和能量产生降低而异常怕冷、无汗,应及时就诊。

4. 定期复查甲状腺功能,根据结果调整药量,不适随诊。

第五节 甲 状 腺 癌

一、病因与发病机制

甲状腺癌是最常见的来源于甲状腺上皮细胞的恶性肿瘤,约占全身恶性肿瘤的 1%,发病率女性高于男性。儿童甲状腺结节中,甲状腺癌的比例高达 50%~70%。除髓样癌外,绝大部分甲状腺癌起源于滤泡上皮细胞。其发病原因目前尚不清楚,可能与放射线、TSH 长期刺激、遗传因素、甲状腺良性病变、致癌基因和抑癌基因的激活作用有关。按病理分型可分为乳头状癌、滤泡状腺癌、未分化癌、髓样癌。

乳头状癌,约占成年人甲状腺癌的 60% 和儿童甲状腺癌的全部,多见于年轻人,常为女性,恶性程度低,生长较缓慢,较早便出现颈部淋巴结转移,但预后较好。

滤泡状腺癌多见于中年人,中度恶性,发展迅速,主要经血液循环至肺、肝和骨及中枢神经系统,预后不如乳头状癌。

未分化癌多见于老年人,高度恶性,发展迅速,早期即可发生颈部淋巴结转移,并经血液转移至肺、骨等处。

髓样癌较少见,恶性程度中等,可兼有颈淋巴结侵犯和血行转移,预后不如乳头状癌,但较未分化癌好(图 5-2-1)。

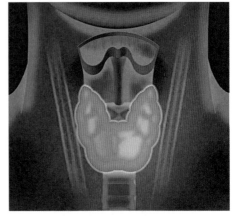

图 5-2-1 甲状腺示意图

二、临床表现

早期多无明显症状,仅在颈部发现单个、质地硬而固定、表面不平、且能随吞咽上下移动的肿块。随着肿块增大,吞咽时上下活动度降低。未分化癌可在短期内出现上述症状,除肿块增长明显外,还伴有侵犯周围组织的特性。晚期常因压迫喉返神经、气管和食管而出现声音嘶哑、呼吸困难和吞咽困难,若压迫颈交感神经节,可产生 Horner 综合征(瞳孔缩小、眼睑下垂、眼球内陷、同侧额部无汗),颈丛浅支受侵时可有耳、枕、肩等处疼痛。局部转移常位于颈部,出现硬而固定的淋巴结,远处转移多见于扁骨(颅骨、椎骨、胸骨、盆骨)和肺。髓样癌的患者可出现腹泻、心悸、脸面潮红和血钙降低等症状,还可伴有其他内分泌腺体的增生。

三、治疗要点

有手术、放疗和化疗等,其中手术为首选方法。一般多行患侧腺体连同峡部全切除,对侧腺体大部分切除,并根据病情及病理类型决定是否加行颈淋巴结清扫术或放射性碘治疗等。未分化癌通常采用放、化疗(图 5-2-2)。

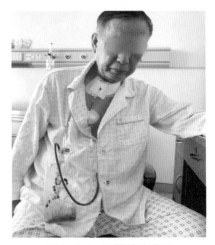

图 5-2-2 甲状腺癌术后

四、常见护理诊断/护理问题

1. 焦虑、恐惧　与罹患恶性肿瘤、担心手术及预后有关。
2. 急性疼痛　与手术引起局部组织机械性损伤有关。
3. 自我形象受损　与手术切口有关。
4. 知识缺乏　缺乏疾病的相关知识、治疗配合方式及术后保健知识。
5. 潜在并发症　切口出血、呼吸困难、喉部神经损伤、气管软化、手足抽搐、甲状腺危象等。

五、护理措施

(一) 术前护理

1. 全麻患者术前 6 小时禁食水。
2. 备颈部皮肤(上自下唇,下至乳头连线,两侧至斜方肌后缘,包括两侧腋窝)。
3. 术前一天晚上开塞露 20ml 纳肛,清洁肠道。
4. 患者做好自身清洁,取下假牙、佩戴的金属物品。
5. 准备好全麻手术所需血液检查及影像学检查资料。
6. 做好患者心理护理。

(二) 术后护理

1. 按全麻术后护理常规护理。
2. 与患者加强沟通交流,给予心理支持,消除其顾虑和恐惧心理,增强患者战胜疾病的信心,积极配合治疗。
3. 给予疼痛评估,轻微疼痛者可给予心理支持,营造舒适安静的休养环境,疼痛严重者可遵医嘱给予止痛药或镇痛泵止痛,观察止痛的效果。
4. 自我形象受损,可指导患者使用瘢痕贴,尤其女性患者,多交流沟通,减少心理负担。
5. 讲解疾病的相关知识,树立战胜疾病的信心。
6. 术后并发症的观察和护理

(1)术后出血:多发生在术后 24 小时之内,如出血量大,可因血肿压迫气管造成窒息。需密切观察心率、血压、呼吸、神志及敷料渗血情况,若患者出现烦躁、心率加快、血压下降、呼吸困难或伤口敷料被渗血浸湿时应立即通知医生;注意倾听患者的主诉,注意关注伤口处有无血肿,及时发现可能发生的内出血。留置引流管者保持引流管的通畅,防止引流管扭曲、受压、脱管,观察并记录 24 小时引流液的量、颜色及性质。

(2)呼吸困难:甲状腺术后患者,可因气管软化塌陷、伤口内血肿压迫、喉返神经损伤、喉头水肿或伤口敷料包扎过紧等原因,造成呼吸困难,甚至发生窒息,故床旁应常规备气管切开包,以备急用。凡有呼吸困难发生,应立即通知医生。

（3）神经损伤：可分暂时性（2/3 以上的患者是暂时性损伤）和持久性损伤两种。一侧喉返神经损伤,主要表现有声音嘶哑、音调降低或呛咳,可由健侧声带代偿性地向患侧过度内收而恢复发声;两侧喉返神经损伤可导致两侧声带麻痹,引起失声、呼吸困难,甚至窒息,须立即通知医生做气管切开。评估患者有无声音嘶哑、失声,如果症状出现,注意给予安慰和解释,减轻其恐惧和焦虑,使其积极配合治疗。同时应用促进神经功能恢复的药物,结合理疗、针灸,促进声带功能的恢复（暂时性损伤可在术后几周内恢复功能）,注意声带的休息,避免不必要的谈话。后期要多与患者交流,并要求患者尽量用简短的语言回答或点头,亦可使用写字板,鼓励患者自己说出来,提高其自信心,促进声带功能的恢复。喉上神经外支损伤可引起环甲肌瘫痪,使声带松弛,患者发声发生变化,常感到发声弱、音调低、无力、缺乏共振,最大音量降低。喉上神经内支损伤,可使咽喉黏膜的感觉丧失,易引起误咽,尤其是喝水时呛咳。要指导患者进食,或进半固体饮食,一般理疗后可恢复。在患者全麻清醒后,可嘱患者大声说话、饮少量水,以了解有无神经损伤。

（4）甲状旁腺损伤：手术时甲状旁腺被误切、挫伤或其他原因引起的血液供应受累,都可引起甲状旁腺功能低下。随着血钙浓度下降,神经肌肉的应激性显著提高,引起手足抽搐。症状多在术后 1~2 天出现,多数患者症状轻且短暂,仅有面部、唇或手足部的针刺、麻木或强直感;经 2~3 周后,未受损伤的甲状旁腺增生、代偿,症状消失。严重者可出现四肢抽搐、喉肌痉挛。发现此类情况应及时报告医生,监测血钙、磷,遵医嘱口服钙片或静脉内注射钙剂,注射时要注意切勿将药液漏于皮下,以免发生组织坏死。

（5）甲状腺危象：多发生在术后 12~36 小时,应注意患者有无体温突然升高（至 40~42℃）,并伴有抽搐、烦躁不安、谵妄、脉搏增快、血压增高等,若有此类症状应及时报告医生,给予对症处理。

（6）对于预防性气管切开的患者,应做好气道的护理。定时叩背吸痰,保持气道湿化,注意观察痰液的颜色、性质及量。痰液黏稠者,遵医嘱按时给予雾化吸入治疗并观察效果。指导患者有效咳嗽、咳痰的方法（深吸气后,用胸腹部的力量做最大咳嗽,咳嗽的声音应从胸部发出,避免仅在喉头上发声及无效咳嗽）。指导协助患者练习咳嗽时坐起,头颈躯干向前弯曲,用手压住手术切口部位,减少颈部震动引起的术后切口疼痛,深吸气后声门禁闭,用力咳嗽,形成气道冲击力,使痰液排出。

六、出院指导与延续护理

1. 指导患者术后早期下床活动,保持头颈部舒适位置。变换体位、起身、咳嗽时用手固定颈部以减少震动。拆线后教会患者练习颈部活动,如练习吞咽动作,防止伤口粘连,促进功能恢复。指导声嘶者作发声训练。

2. 指导患者出院后经常观察颈前部、胸前皮肤有无红、肿、痛现象,经常检查颈部、耳后有无淋巴结或包块,如有异常及时就医。

3. 需服用左甲状腺激钠片者,嘱其按时按量服药,空腹服用,若出现迟缓、嗜睡、记忆力明显减退、且注意力不集中或因周围血循环差和能量产生降低而异常怕冷、无汗,应及时就诊。

4. 定期复查甲状腺功能根据结果调整药量,不适随诊。

5. 口服 ^{131}I 患者注意事项:注意休息,特别是服药后前几天,避免剧烈运动和精神刺激,并预防感染,加强营养。勿揉压甲状腺,多饮水,及时排空小便,经常口含维生素 C,促进唾液分泌。2 个月内禁止用碘剂、溴剂,以免影响 ^{131}I 的重吸收而降低治疗效果。女患者 1 年内避免生育。为减少对健康人不必要的辐射,服药后 14 天尽可能远离他人,特别是小孩,在条件允许的情况下最好能隔离 14 天,忌随意排泄大小便,污染环境。

第六节　颈部神经鞘瘤

一、病因及发病机制

颈部神经鞘瘤是来源于颈部周围神经干神经鞘施万细胞的良性肿瘤,任何神经均可发生,其中以交感和迷走神经最多,颈部神经鞘瘤约占全身神经鞘瘤的 10%,青壮年多见,一般为单发,有完整包膜,其起源的神经纤维常在肿瘤表面与瘤体紧贴,且常被推压移位。神经鞘瘤早期为实性,好发部位是咽旁间隙和颈侧,如瘤体较大可发生中心坏死、液化。现病因尚不明确,可能与咽旁间隙和颈侧有诸多脑神经及颈交感神经通过有关。

二、临床表现

早期表现为无痛性,生长缓慢的颈侧梭形肿块,晚期肿块增大可出现邻近器官及神经受累或压迫症状,如颈神经节受压可出现 Horner 综合征,颈丛、臂丛神经受压可出现放射性疼痛;迷走神经受压可出现咳嗽、心率改变等。肿块位于咽旁间隙时可压迫气道出现呼吸困难,肿块质韧,活动度差,其活动情况与发生肿瘤的神经走向有关,可垂直于神经走向移动。病程较长,平均 3~5 年,也可长达 10 年以上。

三、治疗要点

以手术切除为主,对于位置表浅、范围较小者可局部切除肿瘤,对于位置较深、范围较大者常采用的手术入路有:经口入路、经颈入路、经颈合并下颌中线裂开入路、经颈合并耳后 C 形切口入路等。

四、常见护理诊断 / 护理问题

1. 疼痛 与肿瘤压迫相应的神经引起放射性疼痛有关。
2. 有窒息的风险 与肿瘤压迫气道或手术后引起咽部水肿、血肿有关。
3. 潜在并发症 切口出血、脑脊液漏、神经损伤等。
4. 自我形象受损 与手术切口瘢痕影响美观有关。
5. 焦虑、恐惧 与担心疾病的预后有关。
6. 知识缺乏 缺乏疾病相关的知识的认知。

五、护理措施

(一) 术前护理

1. 全麻患者术前禁食水。
2. 备颈部皮肤(上自下唇,下至乳头连线,两侧至斜方肌后缘,包括两侧腋窝)。
3. 术前一天晚上开塞露 20ml 纳肛,清洁肠道。
4. 患者做好自身清洁,取下假牙、佩戴的金属物品。
5. 准备好全麻手术所需血液检查及影像学检查资料。
6. 做好患者心理护理。

(二) 术后护理

1. 按全麻术后护理常规护理。
2. 给患者创造安静的休养环境,评估疼痛的分值及患者的耐受程度,如倾听音乐,分散患者注意力,必要时给予口服或静脉止痛药物治疗。
3. 密切观察患者呼吸情况,监测氧饱和度,床旁备气管切开包、口咽通气道等急救物品。
4. 注意观察切口的渗血、渗液情况,观察引流液的颜色、性质及量,如有异常及时通知医生处理,防止伤口出血,如引流液为透明清亮液体,不结痂,应警惕脑脊液漏的发生。少量的脑脊液漏可通过局部加压和合理使用抗生素等促进其自愈,脑脊液漏量较多时,立即平卧或头低脚高位,多饮水,增加补液量,必要时行脑脊液漏修补术。颈部神经损伤,术后观察有无神经麻痹或损伤,遵医嘱使用营养神经的药物,观察神经功能恢复情况。

5. 告知患者可以使用瘢痕贴,来减轻颈部瘢痕的形成,避免患者形成心理负担。

6. 做好患者心理护理,同时注意生活护理,讲解成功病例,使患者消除焦虑、紧张的心情,促进疾病的康复。

7. 耐心向患者及家属讲解疾病相关知识,正确对待疾病,积极配合治疗,使其树立战胜疾病的信心。

8. 颈部神经损伤 密切观察有无相应的神经麻痹及损伤,遵医嘱使用营养神经的药物,观察神经功能恢复的情况。

六、出院教育与延续护理

1. 饮食以高热量、高蛋白、高维生素、易消化食物为主,避免过热、坚硬、带刺、刺激性食物,防止呛咳或误吸。

2. 生活规律,保持乐观情绪,避免情绪激动。

3. 保护颈部伤口,活动时要慢,起床时用手托住颈部,以免伤口裂开。若伤口愈合好,出院后 3~5 天可洗澡、洗头,但需注意避免将污水浸到伤口,以免引起感染。

4. 适量运动,增强机体抵抗力,利于疾病康复。

5. 做好随访工作,如有不适请到门诊就诊,定期复查。

第七节 腮 腺 肿 瘤

一、病因与发病机制

腮腺是人体最大的一对涎腺(也称唾液腺),位于两侧面颊近耳垂处,分为浅深两叶,80% 的腮腺肿瘤(parotid tumor)位于浅叶。腮腺肿瘤中以混合瘤(又称多形性腺瘤)发病率较高,为最常见的良性肿瘤,其次是腺淋巴瘤和嗜酸性瘤,但混合瘤有 5%~10% 的恶变可能。腮腺恶性肿瘤,病因尚十分不清楚,可能与接触放射线、病毒感染、长期暴露在烟雾或灰尘中,接触化学物品等因素有关。以黏液表皮样瘤发病率最高,腺样囊性癌次之,恶性混合瘤较少见(图5-2-3)。

二、临床表现

1. 症状 耳垂周围出现无痛性渐进性生长的包块,一般为单侧发病,可合并不同程度的面瘫。局部皮肤表面充血、疼痛、麻木、张口受限等。

2. 体征　触诊包块呈结节性或囊性,边界一般不清楚,可活动或粘连固定。

三、治疗要点

1. 手术治疗为首选方式　腮腺所处的特殊颜面部位,神经分布异常复杂,血运比较丰富,术中应注意保护重要的神经及血管。

2. 放射治疗　腮腺癌对放射线不敏感,采用传统的单纯放射治疗很难达到根治效果,术后辅助放射治疗可以有效控制肿瘤并提高生存率,高能射线对腮腺癌的控制更为有效。

3. 腮腺癌有可能发生远处转移,特别是腺样囊性癌及腮腺导管癌远处转移率可达 30% 左右。因此,部分腮腺癌术后还需配合化疗加以预防,目前尚未发现有效的化疗药物。

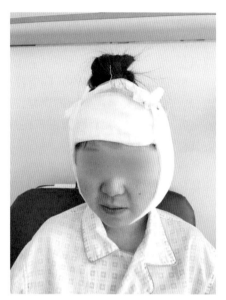

图 5-2-3　腮腺术后

四、常见护理诊断 / 护理问题

1. 自我形象紊乱　与肿瘤多发生于面颊部,常引起面瘫有关。
2. 疼痛　与手术切除有关。
3. 恐惧、焦虑　与被诊断为恶性肿瘤,对手术治疗与化疗不了解有关。
4. 知识缺乏　缺乏疾病相关知识。
5. 潜在并发症　涎腺瘘、面神经麻痹。

五、护理措施

1. 术前护理

(1)一般护理:测量生命体征,对于术前检查有异常情况者及时与医生沟通,及时对症处理以完善术前准备。

(2)口腔护理:腮腺导管开口于口腔,因此保持口腔清洁尤为重要,术前予漱口水含漱,有龋齿或口腔疾病的患者应及时治疗。

(3)皮肤准备:术前做好术区备皮,剃发至患者耳后 4 指,男患者刮胡须,女患者在术晨将头发梳到健侧,以充分暴露手术部位。

2. 术后护理

(1)按全麻术后一般护理常规:全麻未清醒者,应应头偏向一侧,及时清除口腔分泌物或呕吐物。麻醉清醒后给予半卧位,以利于伤口分泌物引流并减轻头部充血、局部肿胀。

(2)伤口观察:由于颌面颈部血管、淋巴管丰富,术后创口渗出液较多,多留置伤口引流管,术后应保持伤口引流管通畅,避免引流管被挤破、阻塞或脱出等。观察引流液及伤口敷料渗液颜色性质及量,做好记录。

(3)疼痛护理:因手术创伤及伤口加压包扎等因素,术后患者常出现伤口疼痛。可采取半卧位,以减低伤口张力及减轻伤口水肿;告知患者疼痛的原因及可能持续的时间,指导患者通过自我放松的方法减轻疼痛,如听音乐、转移注意力等,必要时遵医嘱给予止痛剂或镇静剂。

(4)加强口腔护理,保持口腔清洁,鼓励患者进食高热量、高蛋白、无渣、温凉流质或半流质饮食,勿食酸性刺激性食物,尽量减少患侧咀嚼,多用健侧,少量多餐。

3. 并发症的观察与护理

(1)涎腺瘘:多发生于术后3天,故术后应加压包扎1周,包扎期间观察患者面部有无淤血肿胀;若出现涎腺瘘,则拆线后仍应加压包扎1~2周,遵医嘱餐前口服阿托品,抑制涎液分泌。

(2)味觉出汗综合征:术后3~6周可出现,表现为当咀嚼饮食或刺激分泌唾液时,术侧局部出汗并伴有发红现象,可能与手术中刺激神经、术后局部肿胀压迫神经及瘢痕粘连等因素有关,肿胀消退即可恢复。出现这种情况应做好心理护理、饮食指导,忌食酸性或刺激性食物。

(3)面神经麻痹:腮腺与面神经在解剖上密切相连,手术常不可避免地导致面神经水肿或损伤,术后使用营养神经类药物以增加面神经周围微血管的供血量,改善局部微循环,并辅以针灸、理疗、推拿、热敷等方法促进神经功能的恢复。

(4)心理护理:由于腮腺肿瘤患者面颊部有不同程度大小包块隆起,影响患者外观,及术后可能出现面瘫等,患者普遍存在紧张、焦虑、恐惧心理,所以应做好心理护理,告知其减压方法。

六、出院指导与延续护理

1. 伤口完全愈合后两周内继续禁食酸、辣等刺激性食物。

2. 并发面神经损伤引起睑裂闭合不全者,应注意眼的保护,外出戴眼罩,每天涂抹金霉素眼膏,预防发生暴露性角膜炎、结膜炎。

3. 注意口腔卫生,坚持早晚刷牙,饭后漱口,防止继发感染。

4. 定期复查,不适随诊。

第八节　颈部转移性淋巴结癌

一、病因与发病机制

颈部转移性淋巴结癌（cervical lymph node metastatic carcinoma）约占颈部恶性肿瘤总数的 3/4，原发癌灶绝大部分来源于头颈部，尤以鼻咽癌和甲状腺癌最为多见。

颈部淋巴是全身淋巴的汇总区，全身淋巴液均可经由此处引流，如鼻咽部淋巴引流经咽后外侧淋巴结汇入颈内静脉上组淋巴结；口底部淋巴管进入颏下淋巴结，然后汇入颌下淋巴结及颈深淋巴结等，因此颈部转移淋巴结癌为其他部位的癌细胞转移所致，以头面颈部肿瘤为多数。

二、临床表现

颈侧或锁骨上窝肿块进行性增大，质硬，无压痛，活动度差。由鼻咽癌引起者，肿块常位于颈深上组淋巴结即颈上段胸锁乳突肌之深部，喉咽部恶性肿瘤所致的常位于颈侧中段，颈动脉分叉处附近，锁骨上转移性淋巴结肿大，多来自食管和肺。晚期肿块可发生坏死，以致感染、破溃出血，外观呈菜花样，分泌物带有恶臭，以中年以上的成人居多。

三、治疗要点

颈部转移性淋巴结癌应根据原发病灶不同，采取不同的治疗措施，基本方式有：手术治疗、放射治疗、手术加放化疗。

1. 鼻咽癌、扁桃体癌所致的颈部淋巴结转移癌主要行根治性放射治疗。
2. 喉癌或喉咽癌伴颈淋巴结转移时，切除原发病灶时要行根治性颈淋巴结清扫术，必要时术后行补充性放射治疗。

四、常见护理诊断 / 护理问题

1. 焦虑、恐惧　与对疾病的治疗、担心手术预后有关。
2. 疼痛　有手术损伤有关。
3. 有皮肤完整性受损的危险。与手术切口、放射治疗引起局部皮肤损伤有关。
4. 有感染的危险　与手术损伤和放射治疗使机体免疫力低下有关。
5. 潜在并发症　切口出血、感染、神经损伤、胸导管损伤等。

6. 知识缺乏　缺乏与疾病有关知识和自我保健知识。

五、护理措施

(一) 术前护理

1. 心理护理　解释手术范围、目的,安慰患者,解除患者焦虑、紧张的心情,帮助患者树立战胜疾病的信心,配合治疗及护理。

2. 全麻患者按全麻术前护理常规,完善本病术前所需各项检查。

3. 做双侧颈淋巴结清扫的患者,术前一周按医嘱用沙袋压迫患侧颈动脉处,每日数次,每次 1 小时。

4. 备皮范围上自下颌骨下缘,下至锁骨下 2cm,内侧至颈中线,外侧至斜方肌。注意头面部整洁,理发时后发际需往上推。

(二) 术后护理

1. 全麻按全麻术后护理常规。

2. 疼痛护理　给予心理安慰,疼痛严重者遵医嘱给予止痛剂或镇静剂,观察止痛效果并予舒适体位及休养环境,若有出血勿使用水杨酸类镇痛剂,以免加重出血。

3. 负压引流管的护理　对于行颈部淋巴结清扫的患者,术后应保持引流装置呈负压状态,妥善固定,严密观察引流液的色、质、量。如果短时间内引流量突然增加,超过 100ml,颜色鲜红,应考虑为内出血,要迅速通知医生做紧急处理;若引流液为褐色,并呈水样液体,应考虑为乳糜漏。正常情况下,术后 24 小时内的引流液量为 30~120ml,颜色由深红逐渐变为淡红色。术后 24~48 小时,颜色由淡红色逐渐变为淡黄色,引流量逐渐减少,当少于 10ml 时,即可考虑拔管。

4. 行补充性放射治疗的护理　①加强皮肤护理,避免局部皮肤受到冷热刺激,外出时避免阳光直接照射,不用刺激性的化学物品。保持局部皮肤清洁干燥,尤其是皮肤褶皱部,如腋下、腹股沟、会阴等处,防止皮肤破损,局部皮肤有发红、痒感时,应及早涂抹油膏以保护皮肤。②观察放射治疗照射器官的反应,如头面部放射治疗照射后可有流涎、口腔不适、中耳积液;膀胱照射后会出现血尿;胸部照射后会出现放射性纤维变;胃肠道照射后可出现出血、溃疡、放射性肠炎等。如出现上述症状,遵医嘱对症治疗,有严重副反应时暂停放射治疗。

5. 术后并发症的观察和护理

(1)出血:术后密切观察伤口敷料处渗血、渗液情况以及负压引流液的颜色、量及性质,发现有活动性出血,应立即通知医生手术探查;引流量稍多,但颜色淡红,患者一般情况好,可重新加压包扎并密切观察。气管周围出血,可导致气管受压、痉挛，引起突发性呼吸困难，应特别注意患者的呼吸情况，如有异常及时通知医生处理。

（2）切口感染：全身应用抗生素及加强营养，严格无菌操作，若敷料污染应及时通知医生更换，防止伤口感染。观察患者的生命体征尤其是体温变化，若患者体温持续升高，主诉伤口剧痛，提示可能为感染，应及时通知医生处理。

（3）神经损伤：观察有无声嘶、舌肌萎缩、伸舌偏向患侧、Horner 综合征等，若出现此类情况及时通知医生，给予处理。

（4）乳糜漏或淋巴瘘：因术中损伤胸导管或淋巴管所致，多数发生在左侧，表现为术后 2~3 天颈部负压引流管和引流瓶内引流液呈乳白色，伴有锁骨上皮肤肿胀，明显凹陷压迹等现象。出现这种情况，应立即通知医生，停止负压吸引，局部加压包扎或沙袋压迫，1 周后乳糜漏多可自愈，注意补充蛋白质、脂肪、碳水化合物、电解质等营养素，维持机体需要量。

六、出院指导与延续护理

1. 指导患者出院后用药，遵医嘱定期门诊复查。

2. 告知患者规律生活，劳逸结合，预防上呼吸道感染，加强营养，禁烟酒及辛辣刺激性食物。

3. 指导患者进行适当的锻炼，促进机体康复。

4. 指导患者进行上臂及肩部功能锻炼方法，指导家属在协助运动时观察患者的表情，以便患者控制好力度。

上臂及肩部功能锻炼的方法：

（1）颈部两侧锻炼：头部缓缓向两侧倾斜，尽可能触及肩部。

（2）颈部前屈后仰锻炼：低头使下颌解除胸部，再抬头后仰。

（3）肩部摆动锻炼：将对侧手放在椅子或者凳子上，腰稍弯摆动术侧肩及臂，自左向右再复至原位；摆动肩及臂，由前向后；旋转肩及臂，向前再向后，旋转幅度逐渐加大，并抬高至尽可能舒适的高度。

（4）肩关节旋转锻炼：在镜前进行，坐直放双手于胸前，肘关节成直角，肘向后外展，肩向前旋转并使肘恢复至原来的位置。

（5）肩关节抬高锻炼：使全身放松，手臂在肘缘交叉，对侧手支持术侧肘，并缓缓耸肩，用手协助抬高肩及臂，对恢复力量很重要。

（6）对于外臂外展受限，一般不超过 40°，手臂仅能抬高过头顶，影响患者生理和劳动能力的患者，可指导其站立时将患侧肘部三角巾悬吊或用健侧手臂抬扶，坐时用枕垫高约 20cm 或放在椅子的扶手上，防止肩部牵拉，随时注意使患肘高于健侧，以矫正肩下垂的趋势。

参 考 文 献

1. 田梓蓉, 韩杰. 耳鼻咽喉头颈外科护理健康教育与康复手册 [M]. 北京：人民卫生出版社, 2019.
2. 侯俊华, 宫琦玮. 五官科疾病护理指南 [M]. 北京：人民军医出版社, 2012.
3. 黄选兆, 汪吉宝, 孔维佳. 实用耳鼻咽喉头颈外科学 [M]. 2 版. 北京：人民卫生出版社, 2015.
4. 邵芙玲. 图解实用耳鼻咽喉科临床护理 [M]. 北京：化学工业出版社, 2017.
5. 覃相志, 雷进. 颅底脊索瘤影像特征及治疗进展 [J]. 中国当代医药, 2015, 22 (2)
6. 孙君昭, 张剑宁, 于新, 等. 伽玛刀治疗颅底脊索瘤 49 例临床分析 [J]. 立体定向和功能性神经外科杂志, 2015, 28 (4).
7. 王琦. 经鼻内镜下行颅底脊索瘤摘除术 1 例临床护理 [J]. 齐鲁护理杂志, 2015, 21 (18)
8. 孔维佳, 周梁. 耳鼻喉头颈外科学 [M]. 3 版. 北京：人民卫生出版社, 2005.
9. 席淑新, 陶磊. 实用耳鼻咽喉头颈外科护理学 [M]. 北京：人民卫生出版社, 2014.
10. 田勇泉, 孙爱华. 耳鼻咽喉科学 [M]. 5 版. 北京，人民卫生出版社, 2001.
11. 韩东一, 肖水芳. 耳鼻咽喉头颈外科学 [M]. 北京，人民卫生出版社, 2016.
12. 王建荣, 皮红英, 张雅君. 基本护理技术操作规程与图解 [M]. 北京：科学出版社, 2016.

第六篇

耳鼻咽喉头颈外科的内镜治疗

第一章

内镜室概况

一、内镜室设施

(一) 内镜中心的布局、组织与流程安排

设计要求：环境整洁、通风、照明合理。

1. 布局合理，既要方便患者就医，又要有利于检查工作的顺利开展。

2. 设备齐全，摆放位置合理。抢救器材及药品，妥善保管，定期维护保养。

3. 先进的计算机管理系统，对资料进行处理、存储、检索及分类。

4. 完善的人员管理及工作制度。

(二) 结构布局

内镜室应该具有候诊室、准备室、内镜检查室、清洗消毒室、污洗室、医护人员办公室和休息室、资料室、库房等。人员配备要具有合理性，规范性。

(三) 内镜诊室设计

室内要配备检查台、内镜设备、负压吸引装备、氧气装置、内镜储存柜、壁柜、水电装备、空调及通风系统等。

二、器械简介

1. 多功能纤维鼻咽镜是最先进、应用最广泛的导光纤维内镜，纤维鼻咽镜由冷光源照明系统、显像系统、手术系统组成，具有镜体柔软、光照度强、视野清晰、放大倍率可控，患者痛苦小、恶心反应轻的特点。

2. 鼻内镜主要由数支不同视角的硬质导光纤维组成。全套配有不同视角的内镜，以便于术中观察各种角度的视野，如直向 0°、偏向 30°、斜向 70°、侧向 90°、倒向 120° 等。

第二章

多功能纤维鼻咽喉镜操作方法

第一节　多功能纤维鼻咽喉镜介绍

多功能纤维鼻咽喉镜检查适用于对鼻咽部及喉腔结构的检查,如喉肿瘤、喉部异物取出等。

一、目的

1. 了解鼻咽部及喉腔结构、形态等。
2. 小儿鼻腔异物及喉腔异物观察及处理。

二、评估患者病情,环境要求清洁、安静、安全

三、检查前准备

1. 了解患者的病情,合作程度,适当予以解释,缓解患者不良情绪。
2. 向患者解释操作目的,操作方法及注意事项。
3. 了解患者的病情,合作程度,适当予以解释,缓解患者不良情绪。

四、计划

1. 操作者　洗手、戴口罩。
2. 用物准备　多功能纤维鼻咽镜主机 + 光源、手套、快速手消夜、纤维内镜。

五、实施

1. 戴好手套、口罩、帽子。

2. 打开内镜主机光源,连接多功能纤维鼻咽镜。

3. 通过纤维鼻咽镜检查鼻腔情况,明确病变部位等。

4. 用麻黄素喷鼻,丁卡因喷鼻及口腔麻醉。

5. 连接纤维鼻咽镜后,双手持镜直视引导下经鼻检查喉腔结构及病变部位等。

6. 清洗内镜,严格按照内镜清洗消毒规范进行内镜清洗、消毒,备用。

六、注意事项

1. 患者检查时,嘱患者低头、抬头、吞咽等动作配合操作者做出相应的动作,成像。

2. 检查后嘱患者禁食、水 1 小时,以免过早进食水导致呛咳,形成坠积性肺炎。

第二节 电视鼻内镜检查操作方法

一、适应证

鼻内镜检查是用于对鼻腔结构进行观察的一种辅助检查。

二、目的

了解鼻腔结构及疾病的外观形态、范围等。

评估

1. 了解鼻腔结构、鼻腔疾病观察、内镜下鼻出血及各种异物取出等特殊检查及治疗。

2. 治疗前准备

(1)了解患者的病情,合作程度,适当解释,缓解患者焦虑情绪。

(2)向患者解释操作目的,操作方法及注意事项。

3. 评估环境 清洁、安静、安全。

三、操作过程

1. 操作者 洗手、戴口罩。

2. 用物准备 鼻内镜主机＋光源、手套、快速手消夜、注射器、盐水、双极电凝刀、丁卡因和麻黄素棉片、明胶海绵、金霉素眼药膏等。

四、实施

1. 戴好手套、口罩、帽子。

2. 打开内镜主机光源,连接鼻内镜。

3. 通过鼻内镜检查鼻腔情况,明确病变部位等。

4. 用麻黄素和丁卡因棉片进行黏膜表面麻醉,连接鼻内镜后,一手持镜直视引导下检查鼻腔,一手用器械清理鼻腔,成像。

5. 清洗内镜,严格按照内镜清洗消毒规范进行内镜清洗、消毒、备用。

五、注意事项

1. 患者检查时,嘱患者头位固定,张口呼吸,以免造成黏膜擦伤及图像不清晰。

2. 检查后如有少量血性物,告知患者勿用力擤鼻。

第三节　硬性耳内镜检查

用多功能纤维鼻咽镜直视下予以鼓膜成像,在临床上应用于检查鼓膜及耳道情况。

一、目的

1. 耳科术前鼓膜及耳道成像。

2. 通过鼓膜成像协助临床,做好术前准备。

二、评估

(一) 评估患者

1. 了解患者的病情,合作程度。

2. 向患者解释查看鼓膜的目的,操作方法及注意事项。

(二) 评估环境

清洁、安静、安全。

三、计划

1. 操作者　洗手、戴口罩。

2. 用物准备　多功能纤维鼻咽镜主机＋光源、手套、快速手消夜。

四、实施

1. 戴好手套、口罩、帽子。
2. 打开内镜主机光源,连接鼻内镜。
3. 通过鼻内镜观察耳道及鼓膜结构、成像。
4. 评估后,一手持镜直视引导下,给予鼓膜留像。

五、注意事项

1. 鼓膜检查前,请清理耳道耵聍及干痂。
2. 如有耳道狭窄的患者,告知患者检查时,会增加不适感。

第四节 电视内镜下鼻出血辅助治疗

鼻出血是临床上常见的症状之一,可由鼻部疾病引起,也可由全身疾病所致,鼻出血多为单侧,少数患者可出现双侧鼻出血。一般情况下因鼻腔局部因素引起的出血在临床上较为多见,现将局部鼻出血的治疗进行分析、描述。

一、目的

在鼻内镜引导下观察鼻腔出血点定位及治疗,在临床上进行鼻腔出血点视觉成像,并给予相应的处理和治疗止血。

二、评估

1. 了解鼻腔结构、鼻腔疾病观察、内镜下鼻出血的治疗。
2. 通过内镜下针对出血点的观察及判断,给予相应的处理和治疗。
3. 治疗前准备
(1)了解患者的病情,合作程度,适当解释,缓解患者焦虑情绪。
(2)向患者解释电凝止血的目的,操作方法及注意事项。
(3)签字并解释电凝时可能出现的情况及副损伤,需得到患者的认同,方可以实施此项治疗。
4. 评估环境 清洁、安静、安全。

三、计划

1. 操作者 洗手、戴口罩。

2. 用物准备　鼻内镜主机＋光源、手套、快速手消夜、注射器、盐水、双极电凝刀、丁卡因和麻黄素棉片、明胶海绵、金霉素眼药膏等。

四、实施

1. 操作者　洗手、戴口罩。
2. 用物准备　多功能纤维鼻咽镜主机＋光源、手套、快速手消夜、纤维内镜。

五、实施

1. 戴好手套、口罩、帽子。
2. 打开内镜主机光源，连接鼻内镜。
3. 通过鼻内镜检查鼻腔情况，查找出血点，定位出血点。
4. 评估后，一手持镜直视引导下，用麻黄素和丁卡因棉片进行黏膜表面麻醉，连接双极电凝刀头，给予局部电凝治疗。
5. 治疗后，局部会有烧灼后的白色伪膜及少量干痂，表面给予涂金霉素眼药膏保护创面，并告知不能硬物触碰鼻腔。
6. 清洗内镜，严格按照内镜清洗消毒规范进行内镜清洗、消毒，备用。

六、注意事项

1. 保持鼻腔黏膜湿润。
2. 控制血压，保持大便通畅。
3. 勿挖鼻，勿用力擤鼻。
4. 如有口服抗凝药患者，请相关科室会诊，看是否需要更换抗凝药。
5. 治疗当天禁止用热水洗澡。

第五节　电视内镜下组织活检

组织活检是对疾病检查及治疗方法之一，有助于明确诊断所患疾病并进行干预。

一、目的

内镜引导下明确肿物位置，利用专科器械进行少量组织钳取，送到病理科进行诊断。

二、评估

1. 了解患者病情,心理状态。

2. 评估患者在内镜引导下进行活检的安全性,告知患者活检前注射阿托品的不适症状及麻药对咽部的不适感觉,请患者做好心理准备。

3. 60 岁以上患者需要心电图检查结果。

4. 了解患者病史、用药史,口服抗凝药时间。

5. 治疗前准备

(1)了解患者的病情,合作程度,适当解释,缓解患者焦虑情绪。

(2)告知患者活检当日需要禁食水,空腹 4 小时以上。

(3)如有口服抗凝药的患者,需要相关科室会诊后,停用抗凝药一周以上,方可进行组织活检。

(4)向患者解释活检的目的,操作方法及注意事项。

(5)签字并解释活检时可能出现的情况及副损伤,需得到患者的认同,方可以实施此项检查。

6. 评估环境 清洁、安静、安全。

三、计划

1. 操作者 洗手、戴口罩。

2. 用物准备 多功能纤维鼻咽镜主机 + 光源、手套、快速手消夜、注射器、一次性活检钳、丁卡因和麻黄素喷壶、滴喉管、福尔马林标本瓶等。

四、实施

1. 戴好手套、口罩、帽子。

2. 打开内镜主机光源,连接纤维内镜。

3. 通过内镜查找病变部位,钳取组织送检。

4. 钳取后,观察病变部位出血情况及患者一般情况。

5. 清洗内镜,严格按照内镜清洗消毒规范进行内镜清洗、消毒,备用。

6. 摘手套、口罩。

五、活检后注意事项

1. 活检术后需要禁食、水 2 小时,饮食需要清淡、温凉的软食。

2. 活检检查后,口腔内有少量血性分泌物是正常的。如果出血量较大时,请及时就诊。

3. 活检患者检查后,当天应禁止驾驶机动车。

4. 如果活检后有发热现象,请及时就诊。

5. 告知活检结果出来后,及时挂号就诊,找医生进行下一步治疗。

第六节　电视内镜下鼓膜置管

用鼻内镜引导下予以鼓膜成像,在临床上进行鼓膜及耳道视觉成像,清楚耳道结构及清理耳道内分泌物,并在鼻内镜下进行活检及鼓膜置管等治疗。

一、目的

1. 顺利置入,难置性鼓膜置管,提高置管成功率。

2. 通过置管可以改善听力,方便冲洗,治疗耳内科疾病等。

二、评估

(一) 评估患者

1. 了解患者的病情,评估患者合作程度。

2. 向患者解释鼓膜置管的目的,操作方法及注意事项。

(二) 评估环境

清洁、安静、安全。

三、计划

1. 操作者　洗手、戴口罩。

2. 用物准备　鼻内镜主机 + 光源、手套、快速手消夜、注射器、盐水、鼓膜通气管、穿刺针、地塞米松注射液等。

四、实施

1. 戴好手套、口罩、帽子。

2. 打开内镜主机光源,连接鼻内镜。

3. 通过鼻内镜观察耳道及鼓膜结构,再次评估鼓膜置管成功率。

4. 评估后,一手持镜直视引导下,先用注射器穿刺针抽出耳内积液,然后注射温盐水冲洗鼓室,之后鼓室内给予注射地塞米松注射液,后另一手持麦粒钳钳夹鼓膜通气管,再鼓膜穿刺,置入鼓膜通气管,观察鼓膜置管位置并给予调整。

5. 鼓膜通气管置入后评估患者不适程度。

6. 清洗内镜,严格按照内镜清洗消毒规范进行内镜清洗、消毒,备用。

7. 摘手套、口罩。

五、注意事项

1. 鼓膜穿刺后,注入的盐水及地塞米松注射液均需温度在 30~40℃,避免发生眩晕。

2. 鼓膜通气管置入后,患者洗澡水不能进入耳道,防止鼓室内感染。

3. 鼓膜通气管一般会在 1~3 个月自行脱落,如不能自行脱落,需在内镜下给予取出。

第三章

多功能纤维鼻咽喉镜的消毒介绍

第一节 多功能纤维鼻咽喉镜消毒方法

内镜检查属于侵入性诊疗技术,广泛应用于临床。内镜由于内部结构精细、材料特殊、怕热、管道细长等原因,易黏附血液、黏液等分泌物,病原微生物不易清洗,清洗消毒难度较大。因此,做好内镜清洗消毒有利于防止病原微生物经内镜传播、减少经内镜引起的院内感染、保护内镜操作人员的健康,延长内镜的使用寿命。

一、目的

1. 保证用镜患者及工作人员的人身安全,使内镜在临床上更加广泛的应用起来。

2. 清洗消毒好内镜,切断传染途径,避免院内感染。

二、准备

1. 操作者 洗手、戴口罩、护目镜、防水围裙、防水靴等。

2. 用物准备 邻苯二甲醛消毒液、多酶清洗液、过氧乙酸等。

三、清洗消毒方法

浸泡消毒法即三槽或四槽浸泡消毒法,由于操作简便,费用低,现这种浸泡法仍在使用。改良浸泡消毒法(全浸泡)又分为人工和自动消毒法两类,目前提倡全浸泡式消毒。并配有控制时间的灌流系统、高压水枪及干燥设备,使内镜清洗消毒更彻底。

四、实施方法

1. 戴好手套、口罩、帽子、防水围裙、穿防水靴。

2. 使用后内镜→清水初洗→测漏→酶洗→(10 分钟)→清水中洗→邻苯二甲醛浸泡(10 分钟)→末洗→干燥→挂镜柜储镜。

五、注意事项

1. 内镜检查及治疗前均需要血清四项结果,按照血清四项的结果,分别进行有效的清洗消毒。

2. 患者使用前需要邻苯二甲醛浸泡消毒五分钟,使用后不再使用的内镜需邻苯二甲醛浸泡 10 分钟后开始使用内镜。

3. 一人一镜,保证用镜安全。

4. 消毒池每日进行清洗消毒。

5. 自动消毒机消毒内镜不能省略手工清洗。

注:摘录自薛广波. 现代消毒学进展第一卷. 北京:人民卫生出版社,2012 :247.

第二节　多功能纤维鼻咽喉镜消毒流程

一、电子鼻咽喉镜检查镜消毒流程

1. 初次水洗　内镜使用后,立即用湿纱布擦去外表污物放入初洗槽内,在流动水下用纱布,清洗内镜的操作部分,用纱布擦干镜身。

2. 测漏　预清洗后对内镜进行漏水测试以确保其防水性。

3. 酶洗,将擦干后的内镜,酶洗槽中浸泡 10 分钟,酶洗液每人每镜更换一次。

4. 二次水洗　将酶洗槽中浸泡过的检查镜放入清洗槽内,在流动水下彻底冲洗擦干镜身。将洗冲洗及擦干的检查镜放入邻苯二甲醛浸泡 5 分钟,结核杆菌及其他分歧杆菌等特殊感染患者使用后的内镜浸泡不得少于 20 分钟。

5. 三次水洗　将邻苯二甲醛槽中浸泡过的检查镜放入清洗槽内,在流动水下彻底冲洗,擦干镜身,备检查用。

二、电子鼻咽喉镜活检镜消毒流程

1. 初次水洗,内镜使用后立即用生理盐水纱布擦去外表面污物,放入初洗槽内,这样流动水下用纱布清洗内镜的操作部位,部分取下活检入口阀门,用高压水枪彻底冲洗活检孔道,然后用高压气枪向活检管道充气,以排除活检管道内的水分,避免稀释消毒液,用纱布擦干镜身。

2. 测漏　预清洗后对内镜进行漏水测试以确保其防水性。

3. 酶洗　将擦干后的内镜置于酶洗槽内,用 50ml 的注射器抽吸酶洗液注入,注满活检管道浸泡 10 分钟。

4. 二次水洗　将酶洗槽中浸泡过的活检镜放入清洗槽内,用高压水枪反复冲洗活检管道,以去除活检管道内的多酶洗液及松脱的污物,然后用高压气枪向各活检管道充气,排出活检管道内的水分,在流动水下彻底清洗镜身,用纱布擦干镜身。

5. 邻苯二甲醛浸泡,将冲洗及擦干的活检镜放入邻苯二甲醛中,用 50ml 注射器抽吸邻苯二甲醛,灌满活检管道浸泡 10 分钟。

6. 三次水洗　将邻苯二甲醛槽中浸泡的检查镜放入冲洗槽内,用高压水枪反复冲洗活检管道,以去除活检管道内的消毒液,然后用高压气枪向活检管道充气,排出活检管道内的水分,在流动水下彻底冲洗净身,用纱布擦干镜身备下次活检用。

7. 内镜附件　消毒活检钳用一次性的、用小刷刷洗钳腔内面和关节处,清洗干净后擦干。

三、工作开始和结束时的内镜消毒

1. 每日诊疗工作开始前必须对当日使用的内镜进行再次消毒,使用邻苯二甲醛消毒 10 分钟,冲洗干燥后方可用于患者诊疗。

2. 当日不再继续使用的检查镜等需要消毒的内镜,采用邻苯二甲醛消毒时,应当延长消毒时间至 20 分钟。

3. 将消毒好的内镜储存于专用的洁净柜内,净体应悬挂至于自由位。

4. 每日诊疗工作结束后,必须对吸引瓶、吸引管,清洗槽、酶洗槽进行清洗消毒,消毒液一般用过氧乙酸。